성공적인 노화를 위한 건강관리

고성경 · 남인수 · 이종삼 · 임승현 공저

대구대학교출판부

• **고성경**

대구대학교 체육학과 교수

• **남인수**

경운대학교 사회체육학부 전임강사

• **이종삼**

대구대학교 체육학과 교수
대한선수트레이너협회 이사/학술위원장

• **임승현**

대구대학교 체육학과 교수

초　판 | 2009년 2월 27일
지은이 | 고성경, 남인수, 이종삼, 임승현
펴낸이 | 이용두
펴낸곳 | 대구대학교출판부
경북 경산시 진량읍 내리리 15 대구대학교출판부
전화 053) 850-8661~4 | 팩스 053) 850-5669
홈페이지 주소 | http://press.daegu.ac.kr/
찍은곳 | 초록뱀디지털
ISBN 978-89-7794-509-8-93370
값 13,000원

머리말

최근 들어 고령화 사회에 대비한 노인복지에 대한 문제가 한국사회의 보편적이고 중요한 사회적 이슈로 대두되고 있다. 현대사회에서의 성공적인 노화는 단순히 생존이나 수명연장에 역점을 둔 의학적 가치관에서 벗어나 차츰 생의 의미와 삶의 질적 가치를 더 중요시해야한다는 생각으로 변화되고 있다.

현대산업 사회의 특징과 과학기술의 발달은 인간의 평균수명이 급격히 늘어나 고령화 사회에 도달하였고, 저 출산은 인구의 고령화를 촉진하는 요인으로 작용하고 있다.

노인들은 사회적 역할 상실과 경제적 어려움, 노화에 따른 건강약화에 따른 문제, 가치관의 변화로 인한 소외와 고독감의 증가, 늘어난 여가시간의 활용의 문제 등 다양한 노인문제를 양산하고 있다.

인구고령화에 대처해 온 선진국과 달리 한국의 경우 고령사회에 대비한 준비가 그만큼 시급한 실정이다. 앞으로 고령사회에 체계적으로 대비하고 경제·사회적인 어려움을 해결 할 수 있는 방법의 하나가 노인스포츠의 활성화일 것이며, 노인층의 체육활동보장은 건강한 신체를 지속적으로 유지시킬 수 있으며, 건전한 여가 생활과 치료 및 재활에 많은 기여할 것이다.

또한 성공적인 노화는 노인들 스스로가 자신과 사회에 대한 성공적으로 적응해 가는 것으로 개인의 성격, 사회적 환경, 신체적 건강상태가 조화를 이루어야 한다.

노인들에게 실제적 체육활동 보장을 위한 시설, 프로그램의 개발 및 보급, 전문지도자 육성을 위한 정부와 지자체의 인프라 구축이 절대적으로 필요한 실정이다.

이 책은 노화에 따른 노인들의 사회적 문제의 실질적 해결을 위한 건강한 노화, 활발한 노화를 이끌어 낼 수 있는 지침서가 필요하며, 노인들에게 건강하게 장수를 누릴 수 있게 하는 성공적인 노화를 위한 실제적 방법을 제시하는 지침서로서 역할을 할 것이다.

따라서 이론적 근거의 전달에서 벗어나 실제적인 실천방법을 함께 제시함으로써 지도자 및 일반인들에게 건강한 장수를 위한 성공적인 노화에 대한 효율적인 지도 및 실천 지침서로서 역할을 할 것으로 기대 한다.

끝으로 이 책이 나오기까지 도움을 주신 여러 선생님께 감사를 드리며, 질타와 격려를 함께 기대한다. 앞으로 더욱 열심히 노력하여 추후 지속적으로 수정·보완 할 것을 약속드린다.

이 책을 펴도록 지원해주신 대구대학교 언론출판 문화원에게 감사를 드린다.

2009. 01.

저자 일동

목차

4장 건강장수 프로그램의 개념 · 125

5장 건강장수 운동 프로그램의 실제 · 189

6장 노인 체력측정 및 평가 · 221

7장 건강장수를 위한 관리와 적용 · 245

8장 성공적인 노화를 위한 건강관리 · 273

1장
노화의 특징

1. 노화의 생물학적 특성

인간을 하나의 생물학적 개체로 보았을 때 유전적, 기능적, 해부학적 구성단위는 세포이다 세포가 모여 형태와 기능이 유사한 조직을 만들며, 여러 가지 조직이 어울려 기관을 그리고 기관이 기관계를 구성한다(최영희, 2000).

따라서 생명의 발생과 성장, 분화와 성숙 그리고 노화와 사멸에 이르는 과정도 이러한 단계를 통하여 이해되어야 한다. 특히 노화과정에서 발생하는 현상에 대하여 세포차원에서 접근하는 것은 전체적인 인체의 노화를 완전하게 설명하지 못하더라도 국소적인 변화를 심층적으로 이해하는데 도움이 되며, 개체 차원의 해석은 세밀한 부분을 설명하는데 어려움이 있어도 전체를 통합적으로 이해하는데 도움을 준다.

따라서, 가장 바람직한 것은 여러 가지의 노화 특성을 구성단계에 따라 분자수준에서 이해하는 것과 세포수준에서 이해하는 것 그리고 개체 수준에서 이해하는 것이 모두 필요하며 함께 고려되어야 한다.

1) 분자수준의 노화 이론

(1) 유전자 이론(Gene Theory)

인간이 태어나서 사망에 이를 때 까지 신체의 모든 조직은 대부분 교체되어

원래의 것은 거의 없다. 그럼에도 불구하고 사람들은 하나의 개체로서 독창성을 유지하면서 지속적으로 생존하고 있다. 이처럼 인체 조직이 끊임없이 태어나고 사멸하는 것은 인체 내에 생성과 분해를 조장하는 유전자가 있기 때문에 가능하다는 이론이 유전자 이론이다. 즉, 활기찬 성장과 성숙을 촉진하는 유전자와 기능을 약화시키고 구조를 파괴하여 사멸하도록 하는 유전자가 동시에 존재한다는 것이다. 따라서 어린 시절에는 생성 유전자가 우세하기 때문에 성장과 분화를 통해 젊음을 유지하지만 노년기에는 분해 유전자가 우세하여 노화와 죽음에 이르게 되는 것이다.

(2) 유전자 변이와 손상 이론

세포핵은 단백질 합성을 위해 DNA의 유전 정보를 RNA에 전사하며 전사된 RNA는 전사 정보를 번역하여 리보소옴이 아미노산을 이용하여 인체에 필요한 특정 단백질을 합성하도록 한다. 그러나 수많은 전사와 번역 중에 오류가 발생할 수 있으며 그 결과 예기치 못한 돌연변이의 단백질이 생성된다. 유년기나 사춘기와 같이 신체 기능이 왕성하고 신진대사가 활발한 시점에서 이러한 오류 발생은 적지만 나이가 들어 신체 기능이 약화되었을 때에는 오류 발생 비율이 증가하며 누적된 오류량도 많아진다. 따라서 오랫동안 잘못된 단백질이 세포에 축적됨으로서 노화와 죽음을 맞게 된다는 것이 유전자 변이 이론이다.

이러한 오류 중에는 산소 전달체계가 손상되어 당분자가 몸에 축적될 수 있으며, 축적된 당분자는 단백질과 결합하여 세포의 기능을 저하시키고 노화에 이르게 한다는 주장도 있다. 또한 세포 내에서 대사과정이 반복되면서 여러가지 단백질들이 서로 가교를 놓거나 교차결합을 하는 경우, 단백질의 원래 기능은 손상되며 세포는 결국 노화로 발전하게 된다는 주장도 있다. 이러한 가교 생성이나 교차결합을 방지할 수만 있다면 인간의 수명은 지금보다 훨씬 더 연장될 것이다.

이러한 이론은 인간의 노화와 죽음이 프로그램화된 유전 정보에 의한 것이 아니라 세포 분열을 반복하는 동안 누적되는 과오와 오류 그리고 유전자 손상 때문이라는 것이다. 경미한 오류는 자가 치유와 복구에 의해 회복시킬 수 있으나 복구가 불가능한 오류가 발생하면 세포는 노화에 이르게 된다. 따라서 DNA의 오류가 복구 효소계에 의하여 수정되지 않으면, 영구적인 변이가 일어나며 변이된 체세포들은 분열이 불가능해지므로 한번 손상되거나 파괴된 세포는 다시 회복되지 못하게 된다.

(3) 수명 프로그램 이론(Programmed Theory)

자궁벽에 붙어 있는 수정난이 성숙, 분화하여 어느 부위는 골격으로, 다른 어느 부위는 근육으로 성장한다. 다양한 신체 조직으로 분화하여 성장하는 과정을 전체적으로 통제하고 조정하는 것은 아마도 내부에 체계적인 프로그램이 포함되어 있기 때문일 것이다. 이 프로그램에 따라 분화와 성장이 단계적으로 이루어진다는 것이 수명 프로그램 이론이다.

이는 비단 수정란과 태아에만 해당되는 것이 아니며 인간의 전 생애를 생물학적 관점에서 볼 때 특정 프로그램이 가동되고 있다고 할 수 있다. 예를 들면 사춘기를 전후한 어느 시점에 갑자기 시상하부로부터 성선자극호르몬 방출호르몬(인자)이 분비되며 이 정보에 따라 뇌하수체에서 성선자극호르몬을 분비한다. 그러면 호르몬 분비기관인 난소와 고환에서는 성호르몬인 에스트로겐과 프로게스테론 또는 테스토스테론을 분비함으로서 2차 성징이 발현되고 여성은 여성화되며 남성은 남성화되는 변화가 나타나는 것이다. 바로 여기에 내재된 프로그램이 있다는 것이 수명 프로그램 이론이다.

발생과 성장에서 보았던 것과 마찬가지로 인간의 노화도 예측 가능한 변화가 단계적으로 진행되는데 이것은 프로그램화되어 있는 어떤 체계에 의해 인체가 노화과정을 걷고 있기 때문이다. 결국 노화 프로그램은 전 생애를 통해 영향을 미치며 속도와 시간을 정해 놓고 노화를 진행시킨다는 것이다. 따라서 사람에 따라 노화의 속도와 시기는 다를 수밖에 없는 것이다.

대표적으로 수명 프로그램 이론을 뒷받침하는 것이 20세 이전에 노인이 되는 조로병이다. 프로제리아(Progeria)와 베르너(Werner) 증후군으로 알려져 있는 조로병 환자들의 경우 세포의 수명은 정상 세포의 절반에 불과한데 이는 조로병 환자의 노화나 수명을 결정하는 유전자가 이미 그러한 프로그램을 갖고 있기 때문이다.

사람은 어느 정도 살 수 있을 것인가? 수명 프로그램 이론에서는 세포의 수명이 분열 회수로 정해진다고 말하고 있다. 즉 세포는 40-60회 정도 분열하면 기능이 쇠퇴하고 결국 사멸에 이른다는 것이다. 인간의 염색체 양쪽 말단부에는 DNA 염기쌍 2000개 정도가 반복되어 배열되어 있는데 이것이 텔로미어(Telomere)이다. 텔로미어는 세포 분열시 복제되지 않기 때문에 세포 분열이 거듭될수록 그 길이는 짧아지는데, 평균 50회 정도 분열이 이루어진 후에는 더 이상 짧아질 수 없으므로 세포의 수명도 멈추게 된다. 이러한 텔로미어의 단축 현상은 인간뿐만 아니라 동물 세포에서도 마찬가지로 관찰되는 현상이다.

표 1-1. 세포 분열 능력과 수명

동물명	수명(년)	분열능력(회)
생쥐	2.5	14-28
닭	30	15-35
사람	90	40-60
거북	175	72-114

그런데 일부 세포에서는 50회 분열에 이르지 않았음에도 불구하고 스스로 사멸(Autolysis)하는 것이 발견되었다. 이러한 현상은 분열세포 뿐만 아니라 미분열세포에서도 관찰되었다. 특히 세포가 영양 공급을 충분하게 받지 못하는 경우 사멸을 통하여 다른 세포에게 자신을 에너지원으로 제공하는 현상이 있었으며, 스트레스나 환경 변화 시에도 사멸하는 세포가 관찰되었다. 더욱 놀라운 것은 성장과정에서 사멸하는 세포에 의해 조직의 변형되었으며 이것은 온전한 개체를 만들기 위한 과정이었다는 것이다. 이러한 세포의 사멸은 일부 유전자의 활동으로 시작되는데 이를 설명하는데 가장 적합한 방법이 수명 프로그램설이라는 것이다. 마치 내제된 프로그램이 시계처럼 자동적으로 작용하면서 노화의 속도와 시간을 조절한다는 것이다.

2) 세포수준의 노화 이론

(1) 산화기 이론(Free Radical Theory)

세포 내에 존재하는 분자들 중에 전기적인 안정을 취하지 못하여 매우 불안정한 상태에 있는 분자가 있는데 이 물질이 세포의 정상적인 기능을 방해한다. 즉, 세포 내의 소기관 중에 미토콘드리아는 에너지를 생산하는 공장으로서 탄수화물과 지방, 단백질과 같은 에너지원을 산화시켜 ATP를 합성한다. ATP는 생체 에너지로서 모든 신진대사 활동에 공급된다. 그러나 에너지원을 산화시키는 과정에서 산화기인 활성산소가 부산물로 만들어지게 되는데 이 활성산소는 세포 내 다른 소기관이나 DNA에 손상을 줌으로써 세포기능을 저하시키며 결국 노화와 사망에 이르게 한다는 것이 산화기 이론이다.

산화기는 짝을 이루지 못한 이온을 포함하고 있으며, 일시적으로 존재하는 반응력이 높은 분자이다. 이 분자의 구조는 일반 분자와 달리 자유 전자라고 하는 여분의 전하를 띠고 있다. 이러한 산화기는 정상적인 대사과정에서 생산되며 방사선이나 오염물질 및 다른 자유기에 노출되었을 때도 생산되는데 주로 ATP를 만들기 위한 유산소성 대사과정에서 가장 많이 생성된다. 산소는 인체 내에서 활성도가 높은 기체로서 존재하면서 단백질, 지방, 탄수화물을 산화시킬 때 활성산소를 생성한다. 또한 세포 내에서 이온, 효소, 세포 내 물질 등과 결합하거나 세포 분비물을 처리하는 중에도 활성산소를 생산된다.

유산소 대사과정에서 생성된 활성산소는 세포 단백질에 많은 영향을 미치는데, 세포막을 공격하여 세포막 구조를 변경시키고 세포 간 정보 전달시스템을 방해한다. 또한 자유라디칼을 포함하고 있으므로 반응성이 높아 거의 모든 단백질 분자를 산화시킨다. 당과 단백질을 산화시킬 경우 단백질 간 교차결합을 형성하며 효소를 산화시키면 세포가 손상된다. 또한 핵산에 작용할 경우 DNA가 절단되기도 한다. 지질에도 영향의 미치는데 세포막이나 세포 내 소기관의 지질성분을 산화시키고 지질산화물을 세포 내에 축적시킨다. 지질과 단백질 산화물의 화학적 반응으로 생긴 물질 중에 리포푸신이 있다. 노화 색소로 알려진 리포푸신이 연령이 증가함에 따라 세포 내에 축적되는 것은 활성산소에 의한 산화의 증거가 된다.

한편 인체는 스스로 자가 치료 능력이 있어서 불필요한 노폐물을 배출하고, 유해물질을 중화시키며 손상을 복구하게 된다. 체내에서 생성되거나 체외에서 흡수된 비타민과 효소는 산화기의 생산을 억제하는 기능을 하므로 항산화제라고 한다. 특히, 비타민 E와 Coenzyme Q는 에너지 운반자로 항산화 기능이 있으므로 산화기를 중화시킬 수 있다고 하며 비타민 A와 C, 그리고 니아신(Niacin)도 유용한 항산화제에 포함된다.

노인은 전반적으로 비타민 A와 C의 섭취가 적고 체내에서 활용될 수 있는 양도 부족하다고 알려져 있으므로 노인들이 항산화제가 포함된 식품을 섭취하도록 하는 것은 활성 산소에 의한 세포 조직의 산화를 예방하는데 도움이 될 것이다.

(2) 결체조직 이론(Connective Tissue Theory)

인체의 결체조직에는 콜라겐과 탄력섬유 그리고 망상 조직 등이 있다. 콜라겐은 세포의 구조를 유지하고 조직의 결합상태를 지속하며 조직에 탄력을 제공하기 위한 교원질로서 피부, 건, 뼈, 근육, 혈관과 심장 등 거의 모든 조직에 다량이 밀집되어 있다. 탄력섬유는 외력에 대해 유연하게 반응하여 변형을 줄이고 쉽게 원형으로 회복할 수 있는 조직에 많이 분포한다. 그리고 망상섬유는 미세한 그물 조직으로 세포들을 지지한다.

결체조직 이론은 결체조직들의 특성과 작용에 대한 이론으로서 나이가 들면, 세포 안팎에서 콜라겐의 교차연결이 증가하므로 콜라겐은 생성과 분해의 순화과정이 줄어들어 단단해진다. 탄력섬유도 교차 연결이 증가하여 탄력성이 감소하며 탄력섬유의 생성 비율도 낮아지기 때문에 탄성섬유가 분해되고 조각나는 비율이 증가한다. 특히 조직의 간질액이 감소하여 탄력성과 관련된 수분의 함량은 줄어드는 대신 칼슘과 나트륨 그리고 염소의 농도가 증가하여 피부와 같은 조직은 건조해지고 탄력성이 감소하는 현상이 나타난다.

세포 내에서 결체조직의 교차연결이 증가하면 전체적으로 세포의 투과성, 근섬유의 유연성, 근섬유의 수축력이 저하된다. 또한 말초조직에서 기체교환과 영양공급이 감소하여 신진대사 능력이 감소하는 원인이 된다. 그리고 각종 노폐물을 제거하는 능력과 항원과 이물질에 대해 대항하는 면역 능력도 약화되므로 세포의 기능 소실과 노화 현상을 심화시키게 된다. 그런데 세포를 구성하는 필수 무기질과 에너지원들이 결체조직의 교차연결을 조장하는 물질이 되므로 생명을 유지하는 것과 노화는 동시에 일어나는 현상이라고 볼 수 있다. 이러한 결체조직의 교차연결은 30대에서 50대 사이에 가장 급격하게 이루어지는 것으로 알려져 있다.

(3) 마모 이론(Wear-and-Tear-Theory)

세포는 대사과정에서 무수히 많은 대사산물을 만들어 내는데 이 과정에서 세포 자신도 손상을 입거나 마모가 된다. 세포의 일부조직이 마모되는 경우 자가 치료에 의해 대부분 회복이 되지만 기계적, 화학적으로 회복이 불가능한 불가역적 마모가 발생하였을 경우, 세포의 기능은 저하되고 생성되는 대사산물 중에 노폐물의 함량이 증가하게 된다. 이러한 이유 때문에 평활근이나 심근 그리고 골격근의 근섬유, 신경세포, 뇌세포 등이 한번 손상되면 재생되지 않는다.

세포 마모현상은 정상적인 대사환경보다는 예상하지 못한 내적, 외적 스트레스가 주어졌을 때 증가한다. 따라서 인간의 노화를 예방하고 수명을 연장시키기 위해서 세포의 마모를 줄일 수 있도록 내외적 스트레스를 줄여야 한다.

그러나 인체는 스스로 재생할 수 있는 자가 치료 능력이 있다. 또한 마모에 의해 조직이 손실되는 경우도 매우 적으며 그러한 경우에도 마모된 조직이 개선되고 강화되는 경향이 있기 때문에 이 이론은 크게 주목을 받지 못하고 있다.

3) 기관계통 수준의 이론

(1) 신경내분비 조절 이론(Neuroendocrine Control Theory)

수명 프로그램 이론을 변형시켜 인간의 노화를 설명한 이론으로서, 이 이론에서는 발생에서부터 노화에 이르는 전체 과정을 프로그램화된 신경호르몬의 신호가 조절하고 있다고 추정하고 있다. 이 신경호르몬을 조절하는 것을 Pacemaker 또는 생체시계 조절자라고 한다.

인체의 성장과 노화과정은 뇌중추에서 분비되는 신경호르몬이 프로그램을 조절하고 있으나, 신경원의 기능이 약화되거나 균형을 잃게 되면 신경과 근육 그리고 분비기능은 정상적으로 기능을 하지 못하게 되며 결국 노화현상이 발생하게 된다. 생리학적으로 인체의 자율기능을 조절하는 중추는 시상하부로서 뇌하수체에 영향을 주어 각종 내분비 호르몬의 생성과 분비를 조절하고 있다. 그러나 시상하부와 뇌하수체 사이의 신호체계가 변화되거나 효율성이 상실되면 각 기관과 조직의 기능이 감퇴되고 병리적인 퇴행성 변화가 일어난다.

인체의 모든 조직은 조직 간에 무수히 많은 교류와 상호작용에 의해 연관되어 있다. 그러므로 하나의 조직이 기능을 상실하면 전체적으로 영향을 미치며, 정상적인 신진대사와 균형 있는 성장을 저해한다. 따라서 반복적인 생체시계 조절자의 기능 약화는 인간의 적응력을 약화시키고 결국 노화와 사망에 이르게 하는 원인이 된다.

(2) 자가면역이론(Immunity Theory)

면역계는 각 세포에 대해 자기와 비자기를 감지하여 비자기를 공격한다. 자기와 비자기를 구별할 때는 대조직적합성 복합체라고 하는 MHC(Major Histocompatibility Complex)와 같은 특수 단백질 꼬리표를 이용한다. 바이러스, 기생충, 진균, 박테리아와 같은 질병을 야기하는 유기체들은 대표적인 비자기 물질들로서 면역계에서는 이를 공격하여 제거한다.

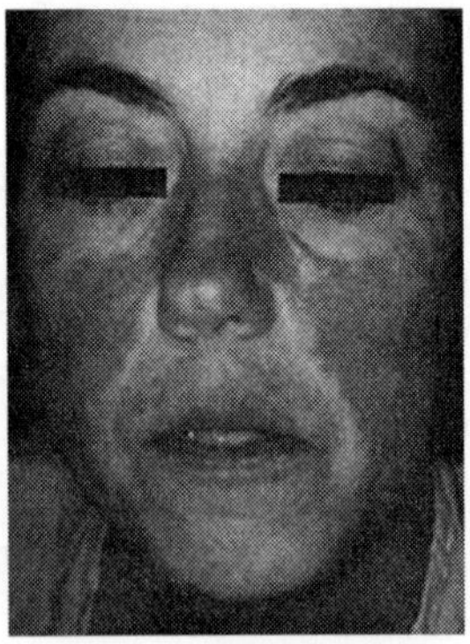

그림 1-1. 자가면역 이상에 의해 발생한 전신성 홍반성 낭창 환자

그러나 자기와 비자기를 구분하지 못하는 상황이 발생하거나 자기를 비자기로 오인하는 상황이 발생하면 자기 조직을 공격하여 염증 반응을 일으킬 수 있다. 이러한 상태를 자가면역 질환이라고 하며 류마티

스 열, 류마티스성 관절염, 다발성 경화증, 제1형 당뇨병, 중증 근무력증, 전신성 홍반성 낭창 등이 자가 면역과 관련된 질환들이다.

인체의 면역 기능은 사춘기를 전후하여 최대로 발달한 이후 20세를 지나면서 점차 약화되는 것이 일반적이다. 다양화 되었던 면역세포도 차츰 약화되어 자가 조절과 면역 기능이 감소한다. 이러한 퇴화 현상에 의하여 항원에 대한 탐식기능이 약화되며 자신의 정상세포를 이물질로 인식하는 현상이 자주 발생한다. 이와 같이 면역기능이 약화되거나 자기 신체조직을 오인하여 공격함으로서 신체적 능력이 저하되어 질병이 발생하고 결국 노화와 사망에 이르게 된다는 것이 자가 면역 이론이다.

2. 노화의 심리적 특성

사람들은 나이가 들어감에 따라 신체적 기능의 약화와 감각과 지각, 학습과 기억 능력의 저하 그리고 내적인 정서 변화와 배우자와의 사별, 가족과 사회로부터 받는 소외감 등으로 인해 심리적 갈등을 겪으며 그에 따라 행동의 변화가 발생한다. 노화의 심리적 특성에서는 노인들이 사회와 거리감을 갖게 되고 유리되어 차츰 소외되어 가는 이유를 설명하고 있다.

1) 사회유리이론

사회유리 이론은 노인들이 왜 사회의 중심권에서 벗어나는가를 설명하기 위해 개발된 이론이다. 일반적으로 노인들은 사회에 유익하지 않기 때문에 사회는 노인들을 사회로부터 분리시키며 개입을 허용하지 않는다. 노인들도 나이가 들면서 스스로 사회에서 멀어지기를 원하는 것으로 본다. 이것은 결국 노인과 사회가 타협하여 이루어낸 사회 현상으로서 노인의 사회유리는 사회와 노인 모두에게 이롭다는 주장이다.

연령이 증가하면 사람들은 점차 사회로부터 유리되는 과정을 밟게 되는데 이는 사회의 필연적, 보편적, 그리고 규범적인 현상으로서 노인과 사회 모두 만족스러운 일이다. 만약 노인이 사회로부터 자연스럽게 유리되지 못하는 것은 여러 가지 측면에서 서로에게 득이 되지 못한다. 예를 들면 노인들이 사회와 유리되어야 자유롭게 죽을 수 있다고 하는데, 만약 사회 활동에 적극적으로 개입하고 있는 중년기에 사망하는 사람들은 여러 가지 개인적, 사회적 관계들을 정리하지 못하고 남겨두게 되므로 상황을 혼란스럽게 만들게 된다.

2) 활동이론

노인들의 생활은 중년 생활의 연장선에 있기 때문에 개인적으로나 사회적으로 활동을 중단할 것이 아니며 활동을 지속하고 있는 것으로 본다. 따라서 노인들의 삶에 대한 만족도는 적당한 사회적 활동을 유지하고 있을 때 증가한다는 것이 활동이론이다.

그러므로 노인들은 계속해서 사회활동을 하는 것이 성공적인 노화를 이루는데 중요하며, 신체적, 정신적으로 다소 어려움이 있어도 사회활동에 참여하는 것이 바람직하다. 나이가 들어 친교와 여가활동 그리고 운동과 스포츠 활동에 참여하는 것은 젊은 시절 형성해 놓았던 자신의 정체성을 유지하고 노인으로서 현재 위치에서 자아개념을 긍정적으로 형성하는데 도움이 되며 신체적, 정신적 그리고 사회적인 건강을 유지하는 데에도 도움이 된다.

3) 지속성이론

노년기에 나타나는 개인의 성격은 젊을 때의 성격 성향을 지속하는 것이지 노인이 되어 새롭게 바뀌지 않았다는 것이 지속성 이론이다. 일반적으로 사람들은 누구나 과거의 방식과 새로운 요구 사이에서 갈등을 하고 있으며 젊은 사람이나 여성의 경우 비교적 새로운 것을 잘 받아들이고 현실에 적응하는 반면 노인들은 옛 것을 고집하는 경향이 강하다. 그러나 노인이 되어 옛 방식을 강조하는 것은 노화에 따라 새롭게 나타난 성격이 아니며 근본적으로 젊어서부터 그 사람이 갖고 성격이라고 보는 것이 바람직하다. 다만, 나이가 들면 남자 노인들은 대인 접촉이나 사회생활에서 인내하거나 보살피고 양육하는 역할로 전환하는 반면 여성들은 지도적이고 공격적인 역할로 전환하는 경향이 있기 때문에 나타난 현상이다.

노년기의 신체적, 정서적 역량이 감소한 것은 자기 자신에게 더 많은 관심을 두고 특정한 취미에만 몰두하기 때문에 나타난 현상이며 이러한 이유 때문에 선택적으로 사회활동에 참여하게 된다. 이는 복잡하고 산만했던 젊은 날의 삶이 정돈되고 안정화되었다는 것을 의미하기도 한다. 따라서 바라보는 시각에 따라 노인들의 이러한 행동을 마치 자기중심적이고 고집이 세며 사회에 무관심한 성격으로 변했다고 생각할 수도 있는 것이다.

4) 사회교환이론

개인과 사회 집난은 서로 상호작용을 하며 수 없이 많은 정보를 교환한다. 이러한 상호작용에 참가하여 이득을 얻는 사람들은 지속적으로 교환에 참가하지만 노인이 되면 사회적 상호작용에서 얻는 이득이 감소하므로 사회적 교환활동에 적극적으로 참여하지 않게 되는데 이것을 사회교환이론이라고 한다.

사회적 교환과정에서 발생하는 이득이란 사회적, 경제적 그리고 시간적 투자와 같은 비용에 대한 보상이나 자기만족을 의미하며 기대 수준 이상의 효과를 거두었을 때 이득을 얻는다고 한다. 따라서 노인들은 기본적으로 건강과 대인관계 그리고 경제적 수입 등 기본적인 투자 역량이 줄어들므로 사회와 노인 사이의 상호작용에서 노인들이 얻는 이득은 점차 감소하게 된다. 그 결과 노인들은 사회 내에서 상호작용에 참여하는 횟수를 줄이게 되고 결국 단절에 이르게 된다.

5) 성장발달이론

Erikson의 심리사회발달단계 이론에 의하면 인간은 출생 후 노년에 이르기까지 여러 단계에서 성장을 위한 과업을 수행해야 한다고 하였다. 그는 인간의 생활주기에 따른 성장발달과업을 8단계로 나누었는데 그 가운데 제 8단계에서는 노년기에 발달시켜야할 긍정적인 성격특성으로서 자아통합을 제시하고 있다. 물론 긍정적인 자아통합이 발달되지 못하면 절망의 태도가 형성되는 것이다.

표 1-2. Erickson의 인간의 생활주기에 따른 성장발달과업

단계	연령대	성장발달과업
1단계	출생-1세	기본적 신뢰 대 불신 (Trust vs Mistrust)
2단계	1-3세	자율성 대 수치와 회의 (Autonomy vs Shame and Doubt)
3단계	3-6세	주도성 대 죄의식 (Initiative vs Guilt)
4단계	6-12세	근면성 대 열등감 (Industry vs Inferiority)
5단계	12-20세	정체성 대 정체성 혼란 (Identity vs Identity Confusion)
6단계	20-40세	친밀성 대 고립 (Intimacy vs Isolation)
7단계	40-65세	생산성 대 침체성 (Generativity vs Stagnation)
8단계	노년기	자아통합 대 절망 (Integrity vs Despair)

자아통합은 자기의 과거와 현재의 인생을 바라던 대로 살았다고 받아들이고 만족스럽게 여기고 의미 있게 생각하며 앞으로 다가올 죽음을 인정하고 대비하는 태도를 갖는 것을 말한다. 즉, 노년기의 발달과제는 신체적인 능력과 건강의 약화에 적응하는 것, 경제적으로 약자가 된 것에 대해 적응하는 것, 배우자와의 사별에 적응하는 것, 자신과 같은 연령의 사람과 친밀한 관계를 갖는 것, 사회의 구성원으로서 의무를 수용하는 것, 육체적인 생활을 만족하게 보낼 수 있도록 준비하는 것 등이다.

노년기에 있어서 발달적 적응은 죽음에 대한 두려움과 절망감에 머무르지 않고 자신의 인생을 되돌아보고 의미를 부여하는 태도를 취하고 지혜롭게 균형을 맞추어 나감으로서 통합을 달성하게 된다.

반면에 절망은 과거와 현재의 인생을 후회스럽고 불만스럽게 생각하고 다시 한 번 기회가 주어진다면 지금과는 다르게 살겠다는 생각이며 죽음 앞에 남은 시간이 너무 짧아 어떻게 할 수 없기 때문에 불안해하고 초조한 마음이 들며 절망적인 태도를 갖게 되는 것을 말한다.

그러나 노년기에 성공적으로 과업을 수행하기 위해서는 전단계인 7단계의 과업을 어떤 형태로 완수하였는가 하는 것이 중요하다. 만약 생산성을 높여 긍정적으로 7단계의 과업을 완수하였다면 8단계의 과업도 효과적으로 수행할 수 있을 것으로 예측할 수 있으며 반대로 생산성을 높이지 못하였다면 침체성을 면하기 어렵다. 이는 8단계에도 영향을 미치기 때문에 노년기에 절망으로 이어질 가능성이 높아진다.

3. 노화의 사회·문화적 특성

인간은 사회적 동물로서 자신이 속해 있는 구성원들과 관계를 맺고 생활하며 상호작용한다. 노인 역시 자신이 속한 사회 환경과 오랫동안 관계를 유지하면서 살아오고 있다. 그러나 노화에 따라 일상생활과 생활패턴에서부터 사회관계 전반에 이르기까지 변화가 일어나며 결국 전체적인 삶은 변하게 된다.

이렇게 노인들의 삶에 변화가 일어날 수 있도록 하는 것은 당연히 자신이 느끼는 신체적, 심리적, 사회적 변화들이며 그 속에 내재된 여러 가지 변인들도 다양한 형태로 개입되어 영향을 미치므로 노인들은 스스로 늙었다고 느끼게 된다. 노인들은 자신의 신체적 능력에 한계를 느꼈을 때 주로 이러한 생각을 하게 된다. 예를 들면 자신이 질병에 걸렸을 때 누군가로부터 도움을 받아야 한다는 것에 대해 불안감을 갖고 있으며 건강해야 한다는 강박관념을 떨치지 못하게 된다. 또한 자식은 있으나 의지할 대상이 없는 것에 대한 불안과 노후 대책이 불충분한 것에 대한 경제적인 불안도 매우 크게 작용한다.

1) 연령문화이론

인간사회는 일정한 연령층을 묶어 40대, 50대, 60대 그리고 70대와 80대 등과 같이 구분하는데 이러한 연령층은 하나의 사회계층을 형성하며, 그 사회로부터 묵시적으로 사회적 지위를 부여받게 되며 지위에 따른 역할과 규범 또한 필연적으로 뒤따르게 된다. 따라서 각 연령 계층에서 이루어지는 사회화는 자신이 속한 사회가 요구하는 행동규범, 가치, 역할 등을 획득하여 가는 과정이라고 할 수 있다. 특히 성인의 사회화는 역할 취득이 핵심적인 것으로서 자발적이고 자기 주도적이며 자기발전을 위하는 특성이 강하다.

노인계층에서 이루어지는 사회화 과정에서 사회는 노인들에게 경륜과 식견을 갖춘 공경의 대상자로서의 지위를 부여하는 경우가 많다. 만약 그 사회가 독특한 문화와 전통이 있거나 독보적인 기술과 능력을 중요시 한다면 사회에서는 노인들에게 그것에 적합한 역할을 부여하게 된다. 생물학적으로 연령이 증가하는 것은 신체적, 정신적, 사회적 적응력이 쇠퇴하는 개체로 바라보지만 사회문화적인 시각에서는 신체기능 쇠퇴와 무관하게 노인의 역할과 지위를 계속 인정하는 것이 특징적이다. 동물사회에서는 신체적 힘에 의해 지위가 결정되므로 노약한 동물은 지위가 하락하거나 추방을 강요당하지만, 문화적 존재인 인간사회에서 노령이라는 조건만으로 그 역할과 지위가 쇠퇴하는 것은 아니다.

2) 현대화이론

현대사회에서 혈연중심의 가족 공동체가 해체되고 집단적 생활보다 개인 중심적인 문화와 가족 단위의 문화가 발달하였고 노인에 대한 기본적인 개념도 변하고 있다. 이에 따라 사회적으로 노인들에게 부여하였던 지위와 역할에 대한 기본관념도 변하고 있다.

과거 전통 농경사회는 가부장적 씨족 중심의 가족 공동체를 형성하였으며 이 시기의 노인들은 농사 분야의 전문가, 전통문화의 전수자, 전문정치가 그리고 종교가로서 지위와 역할을 갖고 있었다. 그러나 산업화 사회에서는 노동력보다는 고도의 기술이 사회문화를 지배하게 되었으며 그 결과 노인들이 독점하던 전문가로서의 지위는 산업 현장의 젊은 기술자들에게 이전되었고 과거 노인들이 독점하던 전통문화의 전수자와 종교가의 역할도 교사와 의사 그리고 해당분야의 전문가들에게 넘어갔다. 그 결과 노인들에 부여되었던 지위와 역할은 사라지고 대신 노인 권위에 대한 도전만 남게 되었다.

2장 노화와 여가 스포츠 활동

1. 삶의 질과 건강 수명

삶의 질은 지극히 주관적인 요소에 의하여 판단되는데, 개인적인 측면에서 일정기간 동안 스스로 인식하거나 느꼈던 욕구에 대한 만족감이라고 표현할 수 있다. 또 다른 의미에서 삶의 질이란 개인적으로 느끼는 안녕감과 생활상의 만족감으로서 주관적인 측면과 객관적인 측면에서 조망하여 종합적으로 판단한 결과라고 할 수 있다. 따라서 개인적으로 갖고 있는 요구에 대해 주관적으로 느끼는 만족감의 차이가 삶의 질을 결정한다고 할 수 있다(강수균, 2000).

삶의 질은 결정하는 가치관은 개인이 지향하는 시대적 요구와 생활환경, 종교, 이념 등으로 지극히 상대적인 것이며 일반화하거나 객관적으로 목록화하기 어렵다. 그럼에도 불구하고 학자에 따라 삶의 질을 측정할 수 있는 지표로서 노동과 일, 경제생활, 가정생활, 사회참가, 취미, 문화 활동, 여행과 여가활동, 스포츠 활동과 같이 9개 영역으로 나누어 평가한 경우가 있다. 또 다른 경우는 삶의 질의 객관적 지표로서 지역생활의 질, 작업생활의 질을 제시하였고 사회 심리적 지표와 만족도 지표로서 지역생활의 질, 작업생활의 질을 제시하였으며, 개인과 환경의 적합성과 사회 생태학적 지표로서 지역생활의 질, 작업생활의 질을 제시한 경우도 있었다. 그러나 어느 지표가 더 우수하거나 가치가 있다고 말할 수 없는 것은 삶의 질이 시대적 요구와 환경 그리고 내재된 가치에 의해 개인적으로 느끼는 것을 표현한 것이기 때문이다.

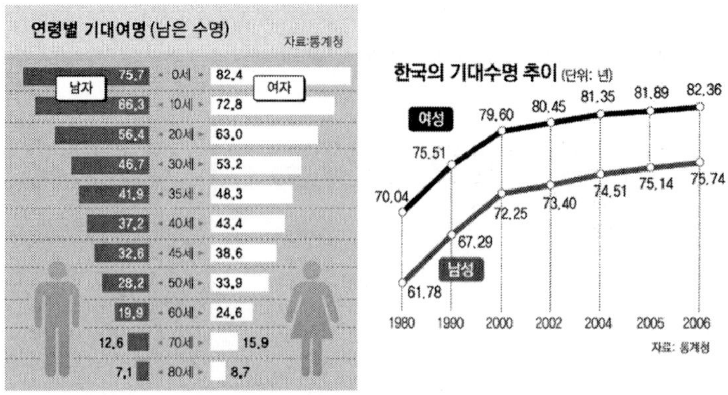

그림 2-1. 2006년 한국인의 기대수명(왼쪽)과 연도별 변화(오른쪽)

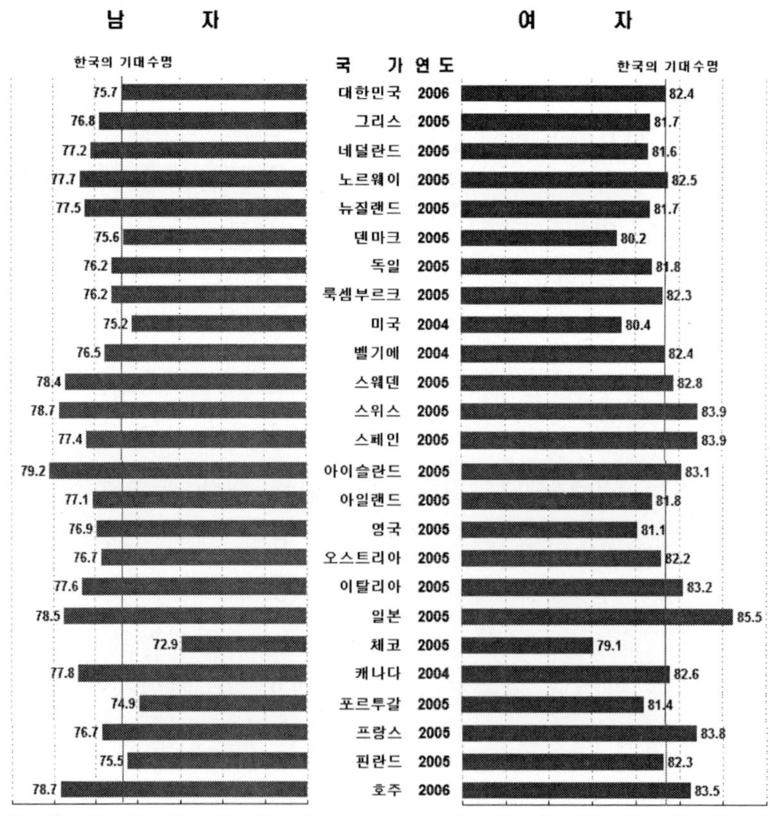

그림 2-2. OECD 국가의 기대수명(통계청, 2007)

한편, 일반적으로 연령별 사망률을 고려하였을 때, 특정 시기의 사람들이 생존할 수 있을 것으로 기대되는 수명을 기대 수명이라고 하는데 1900년대 미국인들의 기대수명은 47.3세 정도였으나 현재 약 77세 정도로 늘어났으며 우리나라 2007년 통계청 발표 자료에 따르면 2006년 현재 남자의 기대수명은 75.7세, 여자는 82.4세라고 한다. 또한 우리나라 사람들의 평균수명은 79.1세로서 경제협력개발기구(Organization for Economic Cooperation and Development; OECD) 국가의 평균수명인 78.9세를 앞지르고 있는 것으로 나타났다. 결국 우리나라의 사람들의 기대수명은 모든 연령대에서 증가하고 있으며 65세 노인들의 경우 남자는 10.7년, 여자는 17.4년을 더 생존할 수 있을 것으로 기대된다.

그러나 삶의 질을 결정하는데 있어서 중요하게 고려되는 것은 역시 건강수명이다. 건강수명은 평균수명에서 질병을 앓고 있었던 기간을 제외한 기간으로 정의되며 단순하게 수명을 연장시키는 것보다 건강수명을 늘리는 것이 삶의 질을 윤택하게 한다는 측면에서 중요하게 고려되고 있다.

약 70%의 사람들은 자신이 갖고 있는 행위적, 환경적 요인 때문에 60세에 도달하기 이전에 조기 사망함으로서 건강수명을 단축시키고 있기 때문에 건강에 대한 관심이 더욱 높아지고 있다. 건강수명은 개인의 성, 가족력, 생활의 건강 문제와 같은 생물학적 요인과 자신들이 직면하고 있는 사회적, 물리적 환경요인이 상호작용함으로서 건강에 영향을 미치고 있다. 따라서 사람들은 우선 개인들이 건강을 지키려는 노력과 의지가 필요하며 국가 사회적으로도 구성원들의 건강 증진을 위해 각종 정책을 수립하고 중재하는 노력이 필요하다. 아직까지 우리나라를 비롯한 OECD 각국에서는 자국민들의 건강수명을 체계적으로 조사하고 관리할 수 있는 시스템이 완전하게 갖추지 않고 있으나 앞으로 이러한 환경은 빠르게 개선될 것으로 전망된다.

2. 노인들의 신체활동 특징

1) 시간에 의존하는 신체활동 감소

나이가 들어감에 따라 많은 사람들은 신체기능의 저하와 만성피로 그리고 지병 등으로 인해 신체활동에 참여하는 빈도가 점차 감소한다. 연령증가에 따라 자연스럽게 나타나는 신체활동의 감소를 시간에 따라 좌우되는 노화라고 할 수 있다. 이러한 사람들은 젊은 사람에 비해 비활동적이며 균형 감각이 부족한 것이 특징이다. 적당한 수준의 운동을 수행하지 못하기 때문에 비만과 같은 퇴행성 질환에 걸릴 가능성이 현저하게 증가한다.

실제로 비활동적인 노인들은 활동적인 노인에 비해 관상동맥 질환에 걸릴 가능성이 5-8배나 높다고 한다. 특히 이러한 노인들이 질병에 걸릴 경우 독립적인 신체활동 기능이 현저하게 낮기 때문에 타인의 도움이 필요하며 그에 따라 가사도우미와 간병인의 활용, 자녀들의 경제적, 시간적 소요 등으로 인해 지출해야 하는 사회적 비용도 훨씬 높아지게 된다.

나이에 따라 신체활동량이 감소하는 과정을 살펴보면 사람들은 자신의 신체기능이 이전과 다르다는 것을 여러 가지 형태로 느끼게 된다. 그러한 느낌은 신체적으로 근력과 유연성의 약화, 만성 피로와 활력의 감소와 같은 방법으로 느낄 수 있으며, 기억력이 감퇴하고 인지능력이 흐려질 때에도 느끼게 된다. 또한 복합적으로 과거에 지나치게 의존하여 자주 상실감과 허탈감에 빠지고 심하면 우울증으로 이어질 수 있는 상황들이 노화를 느끼게 하는 것들이다.

노인들 스스로 자신이 이제 늙었다라고 생각함으로서 신체적, 정서적, 그리고 사회적인 활력이 감소하며 그 결과 신체활동도 현저하게 줄어든다. 체중은 증가하고 각종 대사성 질환을 포함한 퇴행성 질환에 걸릴 가능성도 증가한다. 특히 질병으로 입원하였거나 치료를 받은 노인들은 상황이 더욱 빠르게 나빠지는 것이 특징적이다.

신체활동의 감소는 결국 신체기능의 퇴화로 연결되고 악순환이 반복되어 노화를 촉진한다. 따라서 이러한 악순환의 고리를 끊고 노화를 예방하기 위해서 스스로 늙었다라고 생각하거나 늙었다는 사실에 쉽게 동조하지 않는 것이 중요하다. 자신의 나이에 관계없이 적극적이고 활기찬 생활을 시작하는 것은 노화로 가는 과정을 되돌리거나 중단시킬 수 있는 방편이 되는 것이다. 특히 노인들이 규칙적으로 신체활동에 참가하는 것은 시간에 따라 진행되는 자연스런 노화 현상을 극복하는데 매우 중요한 수단이 될 것이다.

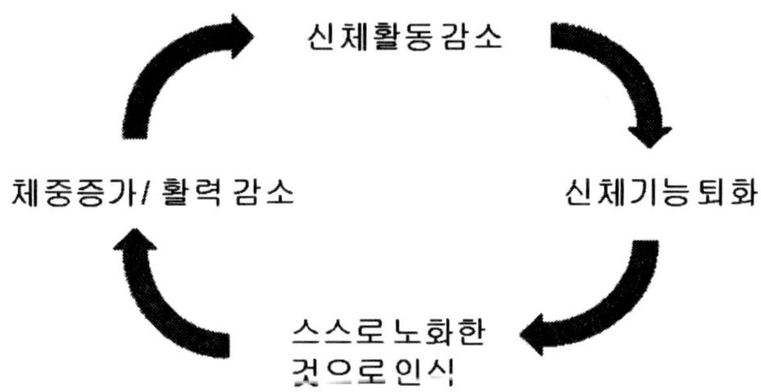

그림 2-3. 시간에 의존하는 노화과정

2) 시간과 무관한 신체활동 감소

우리 사회는 급속한 산업화의 영향으로 사회경제적으로 비약적인 발전을 이루고 있지만 아직까지 가부장적 전통 농경문화가 남아 있어서 초현대적인 과학 산업 문화와 공존하고 있다. 70세 이상의 노인들은 해방 후부터 6.25와 경제개발과정을 거치면서 우리나라의 농경문화가 빠르게 해체되는 것을 경험하였다. 이들이 어린 시절을 보내면서 형성된 가치관은 가족사회에 근간을 둔 전통적인 가부장적 사회와 연결된다. 이에 비해 현재 젊은이들은 자유와 개성이 강한 문화를 갖고 있으며 노인들과는 문화적으로나 가치관적인 차원에서 상당한 거리를 두고 있다.

그런데 흥미로운 것은 이러한 젊은이들은 나이가 들면서 자연스럽게 가부장적 사회의 가치관을 물려받는다는 것이다. 물론 그 정도는 차이가 있지만 나이든 사람에 대한 공경과 배려에 대해 거부감을 갖지 않고 실천에 옮긴다는 것이다. 이러한 과정에서 자신과 관계가 있는 노인들이 육체노동을 할 때 되면 하지 못하고 자신이 그 일을 수행해야 한다라고 생각한다. 노인들 역시 비슷한 생각과 기대를 갖고 있다. 그런데 가정에서는 50세가 아직 젊은 나이이지만 경제활동 분야에서는 명예퇴직 등으로 사회적 노년기를 맞게 되어 심리적으로 느끼는 노년기는 훨씬 빨리 시작된다는 것이 문제이다.

이처럼 우리 사회의 독특한 문화적 배경과 구도 속에서 실제적인 노화에 비해 일찍 시작되는 노화를 시간과 무관한 노화라고 한다. 이들이 적극적인 신체활동이나 여가스포츠에 참여하는 빈도는 감소하며 사회적으로도 이를 자연스러운 현상으로 용인하면서 이들의 노화는 더 빠르게 진행된다. 따라서 시간과 무관한 노화를 예방하기 위해서 스스로 늙고 약해졌다는 사실에 동조하지 않는 것이 중요하다. 생각이 변하면 규칙적인 신체활동과 적극적인 여가스포츠 활동을 행동으로 옮길 수 있는 것이다.

3) 노인들에게 권장되는 신체활동 형태

노인들이 자신의 신체기능을 증진시킬 수 있는 가장 손쉬운 방법은 일상생활 중에 신체활동 빈도를 높이는 것이다. 즉, 시간을 내어 운동하는 것보다는 집안 정리나 마당청소와 같은 일상적인 일에서부터 걸어서 출근하기, 업무상 이동할 때는 대중교통을 이용하기, 사무실을 오고 갈 때는 계단 이용하기 등과 같이 모든 일상생활을 신체활동과 연계시키는 것이다.

이러한 신체활동은 건강을 유지하는데 필요한 기본 수준에 해당하므로 적극적인 유산소성 운동을 매주 3-5회 정도 추가로 실시하는 것이 좋다. 유산소성 운동으로는 걷기와 빨리 걷기가 좋은 방법이며 수영도 권장할 만하다. 또한 노인성질환을 예방하고 노화현상을 늦출 수 있는 운동, 정신적 안정감과 주위 환경에 대한 적응력을 높일 수 있는 운동 그리고 상해위험이 적고 체력에 맞도록 운동량을 쉽게 조절할 수 있는 운동을 전문가의 도움을 받아 시행하는 것도 좋다.

그러나 유산소성 운동은 지루한 운동이며, 자신에게 끊임없이 격려와 동기를 제공해야 하므로 6개월 이상 지속하는 것은 쉬운 일이 아니다. 따라서 여가스포츠클럽이나 동호회에 가입하여 친목을 다지고 사회성을 유지하면서 여가 스포츠 활동을 계속한다면 중도에 탈락하는 경우는 많지 않게 된다.

노화 현상 중 가장 쉽게 나타나는 현상이 역시 근력이 약화되는 것이다. 따라서 매주 1-2회 정도는 근력을 강화하기 위하여 저항 운동을 수행하는 것이 좋다. 저항운동은 자신의 수준에 맞도록 중량을 정하여 단계적으로 훈련한다면 근력의 위약을 예방할 수 있다. 근력이 증가되는 것은 상해 발생 가능성을 최소할 수 있다는 점에서 중요하며, 유연성 운동과 병행하여 시행하면 더욱 바람직하다.

가장 경계해야 하는 것은 지나치게 오랫동안 신체활동을 중단하는 일이다. 피로를 느낄 때 휴식을 취하는 것은 당연하며 권장할 일이다. 그러나 지나치게 오랫동안 신체활동을 중단해서는 안 된다. 규칙적인 신체활동을 중단하게 되면 빠르게 운동 중단 효과가 나타나는데 장기간 운동을 지속하였던 사람이라도 운동을 중단하면 체력이 곧바로 감소하게 된다.

3. 노인의 여가스포츠 활동 효과

1) 신체적인 기능 발달 효과

노인들이 여가 스포츠 활동에 참여하여 신체활동량을 증가시키면 신체훈련의 효과는 골격근은 물론 호흡기와 순환기를 비롯한 전체적인 신체조직에서 변화가 일어난다. 신체 기능이 발달하면 신체활동이 효율적으로 변함과 동시에 피로와 무력감이 없어지고 활력 넘치는 삶을 영위할 수 있다.

위축되고 약해졌던 골격근은 발달되어 비대해지며 수축력이 증가되어 작업능력이 커지게 된다. 특히 노인들의 근력 증가는 독립된 삶을 영위할 수 있도록 기틀을 제공한다는 점에서 매우 중요하다.

스포츠 활동을 통해서 신경과 근육의 협응과정이 재학습되고 강화되는 것도 중요하다. 이는 중추신경계의 변화인 동시에 말초에서 운동신경과 근육 사이에 이루어지는 변화이기도 한다. 스포츠 활동에 의해 근육운동을 반복하면 적은 에너지를 이용하여 더 쉽게 운동을 할 수 있으며, 운동에 참여하는 골격근들이 주동근과 협력근 그리고 저항근으로서 제 기능을 발휘함으로서 신체적인 운동은 훨씬 부드럽고 능숙하게 된다. 그 결과 노인들은 갑작스럽게 가해지는 외력이나 균형 상실 상황에서 능동적으로 대처할 수 있는 능력이 더욱 증가하게 된다. 낙상을 비롯한 각종 상해의 원인이 노인들의 근력이 약한 것에서 비롯되기 때문에 여가 스포츠 활동을 통해 근력이 증가하는 것은 상해를 예방하는 차원에서도 중요한 의미를 갖는 것이다.

노인들의 여가 스포츠 활동 참여는 순환기 계통에도 영향을 미친다. 성장기 훈련은 심장의 용적과 두께를 두껍게 한다고 하지만 노인의 경우 그러한 변화는 관찰하기 어렵다. 그러나 스포츠 활동 중에 지속적으로 심장의 기계적인 기능이 가동되고 경우에 따라서 최대 운동 수준에서 신체활동을 하기 때문에 심장의 잠재적인 혈액 박출 능력은 향상된다. 또한 운동 중에 골격근을 포함한 말초 조직으로 혈액이 재 분포되기 때문에 말초조직에 산소와 영양 공급이 증가하며 노폐물의 제거도 용이해짐으로서 신진대사가 활성화되는 효과를 거둘 수 있다.

노인들의 신체활동이 증가하더라도 폐활량은 변하지 않지만 폐의 탄력성과 개방성은 크게 증가되어 기능적인 폐기능이 향상되기 때문에 만성폐쇄성 폐질환과 제한성 폐질환에 걸릴 가능성은 줄어든다. 지속적인 운동에 의해 호흡근이 발달하고 복근과 횡격막의 수축력이 증가함으로서 호흡에 필요한 일이 감소하므로 보다 쉽게 호흡을 하게 되고 효율성 또한 개선된다.

규칙적인 여가 스포츠 활동을 통하여 노인들의 대사활동은 크게 개선된다. 탄수화물을 이용하여 에너지를 생산하는 능력이 효율적으로 개선되고 인슐린 저항성이 감소하므로 당뇨병을 비롯한 대사성질환의 발생 가능성이 감소한다.

2) 사회 · 심리적인 효과

규칙적으로 여가 스포츠 활동에 참가하고 있는 노인들의 정신건강과 사회성이 그렇지 않은 노인에 비해 훨씬 우수하다는 것은 일반적인 사실이다. 운동에 참가함으로서 노인들은 자아개념이 증진되며 자기 효능감과 자기 만족감이 높아지게 된다.

예를 들면, 나이가 들어 지금까지 시도하지 못하였던 스포츠 기술을 신체활동과정에서 새롭게 습득하고 다른 사람들과 함께 시행하여 성공을 거두는 사례가 증가하면서 삶에 대한 희열과 애착심이 증가하게 된다. 또한 가족과 사회로부터 받는 스트레스와 소외감 그리고 우울한 감정이 있더라도 스포츠 활동 중에 그것을 잊어버릴 수 있으며, 스포츠 활동이 끝난 이후에는 기분이 고조된 상태에서 자신을 바라보기 때문에 스포츠 활동을 시작하기 전에 비해 훨씬 더 긍정적이고 낙관적인 태도로 자신을 대하게 된다. 따라서 신체활동이 증가함에 따라 심리적인 안정과 평안을 회복할 수 있게 되는 것이다.

한편 노인들은 일반적으로 사회단체에 가입하여 활동하거나 생활하지 않고 있다. 따라서 소속감을 가질 수 있는 스포츠 동호회에 참가하면 회원 자격으로 운동을 함으로서 소속감을 갖게 되어 사회로부터 받고 있는 소외감을 극복할 수 있다. 또한 스포츠 활동 중에 동료들과 끊임없이 상호작용하고 교류하며 친교를 맺어감으로서 사회의 일원으로서 자긍심을 얻게 되고 사회성을 지속시킬 수 있다. 따라서 적극적으로 스포츠 활동을 하고 있는 노인들의 삶은 더 윤택하고 행복해지며 이는 결국 그들의 삶의 질을 높이게 된다.

4. 노인 여가스포츠의 역할

여가시간을 얼마나 가치 있고 효율적으로 활용하느냐에 따라 바람직한 삶을 영위하고, 건강한 삶의 질을 높일 수 있다.

학자들(한혜원 외, 2001; 이상덕, 2003)은 활동적인 여가에 참가할수록 삶의 질을 높이 인지한다는 연구결과를 발표하였으며, 노화와 여가를 포함한 스포츠 활동이 노화와 재창조형 활동 간의 관계연구에 있어서 중년기 이후 노년기에 이르기까지 간헐적으로 여가활동에 참여한 사람보다 지속적으로 여가활동에 참여한 사람이 보다 긍정적인 상관관계를 보인다고 주장하였고, 또한 Regheb와 Griffith(1982)는 노인들의 여가활동 참가와 생활만족도 간의 관계에서 여가 활동을 통한 여가 만족이 생활만족도에 직접적이고 긍정적인 영향을 준다고 보고 하였다.

따라서 노인들은 레저스포츠 활동에 참여함으로써 노년기 삶의 질을 향상시키며 삶의 만족감을 극대화할 수 있다. 노인들은 여가 활동에 참여함으로써 심리적 안녕감을 얻으며, 개인적 욕구를 충족시키고, 나아가 노년기 생활의 만족도 및 심리적 안정감, 삶의 행복감 등을 향상시켜 가게 되는 것이다.

전통적이고 고질적인 관료주의와 교육제도의 영향으로 사람들의 의식은 다소 획일적이며, 스포츠 활동에 참여할 시간의 부족과 이용할 시설물들의 부족 등이 여전히 중요한 장애요인으로 남아있다. 이렇듯 우리나라는 여가스포츠를 통해 새로운 지식 창출과 지식 흡수에 대처할 수 있는 환경을 조성해야 할 과제를 찾고 있다(임재구, 1999).

그리고 현대사회에서 여가가 몇몇 사람들만을 위한 특권이 될 수 없으며 그것은 모든 사람들에게 광범위하게 허락되어야만 한다. 여가는 우리 사회에서 존경 받는 일과 함께 공존해야만 하고 또한 일과 의미 있는 관련성을 가지며 존재하여야 한다(Richard, 2001).

고령사회에 차분히 대비하지 않으면 경제적, 사회적으로 많은 어려움에 직면할 수 있다. 이러한 어려움을 해결할 수 있는 방법이 시니어 스포츠다. 노년층의 스포츠 활동은 건강한 신체를 지속적으로 유지 증진시킬 수 있으며, 건전한 여가 생활과 치료 및 재활에 많은 기여를 하게 되며, 이는 결국 정부는 노년층의 의료비 보장을 위한 지출을 줄일 수 있게 되는 것이다. 정부가 노년층들에게 필요한 스포츠 활동, 즉 실버스포츠의 성장을 장려해야 하는 이유인 것이다.

또한 스포츠에 참여하는 대상의 한 분류로서 노인을 다른 대상과 신체적, 심리적, 사회적으로 그 특징이 명확히 구분되므로 노인에 대한 전문적인 연구가 절실히 요구되며, 특히 노인에 대한 정책이나 복지사업이 국가·사회적 제도로 제공되고 있어야 하고, 이에 대한 방법과 프로그램이 노인들의 삶에 어떠한 기여를 하는지에 대하여 보다 구체적인 연구와 노력이 뒤따라야 할 것이다(조영복 외, 2004). 일반적으로 노인들의 여가스포츠 참여로 얻는 그들의 질적인 만족감은 일차적으로 부족사회의 연대감과 같은 성격의 즐거움을 얻는다. 이러한 연대감을 마페졸리(Maffesoli, 1991)는 다음과 같이 주장한다.

부족적인 집단화는 그들 자신만의 소수가치에 기초해서 응집한다. 끊임없이 춤을 추면서 서로 끌어당기고 또 부딪친다. 이런 과정 후 존경받는 집단으로 형성되면서 모호한 경계는 전적으로 유동적이 되는 것이다.

마페졸리가 염두에 두고 있는 예는 예술축제, 축구장 관중석, 극장객석 등과 같이 정감적인 공동체 속에서 사람들이 일시적으로 응집하는 것이다. 그는 이러한 현상을 신부족주의(neo-tribalism)로 칭하면서 포스트모던 사회에서의 일반화된 중립성과 투명성의 한 가운데서 발생하는 강하고 에피소드적인 사회적 연결을 언급하면서 부족주의를 사용하게 된 것이다.

레저스포츠 참여는 이러한 현상을 등에 업고 강력한 여가기술의 형태로 자리잡아간다. 이는 레저스포츠의 몰입과정에서 나타나듯이 지금까지의 '보는(seeing) 레저스포츠' 중심의 후진적 엘리트 패러다임에서, '하는(doing) 레저스포츠' 더 나아가서 나의 삶의 질을 높일 수 있는 존재적 관점에서의 '되기(being) 레저스포츠'의 사회체육 패러다임으로 전환되어가는 과정을 겪는다. 이를 다시 설명하면 인생의 황혼기에서 자신의 삶의 질을 위해 전혀 투자하지 못하였던 과거로부터 오는 상실감과 심리적, 생리적 환경으로부터 무엇인가 새로운 돌파구의 마련이 필요함을 느낀다는 것이다. 이러한 심리적 변화는 새로운 레저스포츠와의 만남을 주선하게 되는데 이의 동인은 주변의 중요타자(significant others) 혹은 준거집단(reference group), 즉, 동료, 가족, 교사(노인학교 혹은 노인복지재단 등)등에 의하여 이루어진다. 이것이 바로 보는(seeing) 레저스포츠 단계이다.

두 번째로 하는(doing) 레저스포츠의 단계인데 위의 단계에서 상당한 인식의 변화를 겪은 후에 직접 참여하면서 그 갈등(내가 이렇게 레저스포츠에 한가로이 참여하는 것이 마땅한가? 혹은 다른 사람들과의 만남이 너무 어색한데?) 등이 해소되고 레저스포츠 참여 자체를 즐기는 단계이다.

이와 같이 막상 보는 단계에서 하는 단계로 접어들었을 때 많은 갈등과 쑥스러움은 존재하나 거기에서 나름대로 기쁨을 찾아가는 단계임을 확인할 수 있다.

마지막으로 되는(being) 단계이다. 이 부분이 레저스포츠가 보다 실제적인 건강한 장수를 위한 구체적인 대안으로 작용할 것이다. 첫 번째와 두 번째 단계를 거치면서 그동안의 상실감과 은퇴 후 혹은 사회적 소외로부터의 해방을 위한 한 돌파구가 될 것인가의 확인이 중요하다. 노인들의 레저스포츠 참여로 얻어지는 가장 대표적인 효과는 건강에 대한 문제일 것이다. 이는 신체적인 것 만 아니라 정신적인 건강에 상당한 효과가 있음을 알 수 있다.

이와 같이 여가스포츠 참여가 심리적 안녕과 정신적 건강에 가장 많은 영향을 끼치는 것으로 보고(Coleman & Iso-Ahola, 1993)되었으며, 특히 스트레스 완충기제의 가장 중요한 변인으로 작용한다는 연구결과를 주시할 필요가 있다(Bolger & Eckenrode, 1991). 두 번째로 레저스포츠를 통한 자아의 발견과 자신감의 회복이다. 이 부분은 자아의 정체성과 상당한 관련이 깊은데, 실제로 많은 노인들은 자신을 위한 삶이라기보다 가족, 국가, 조직 등에 기여를 하는 삶이었기 때문에 이의 대상이 사라질 때 느끼는 자신의 삶의 허전함을 극복하는 것이 상당히 중요하다. 이러한 논의를 바탕으로 보다 실제적인 적용이 치료적 차원에서의 레크리에이션과 레저스포츠 참여 모형일 것이다(이영기, 1996).

그리고 이는 복지적 관점에서 삶의 질을 높일 수 있는 선진화된 여가스포츠 문화가 정착될 수 있는 노력이 뒤따를 때 가능하다는 것을 인식할 필요가 있다.

5. 여가스포츠 활동과 삶의 질

여가스포츠는 인간의 생리적, 심리적, 사회적 욕구와 가치를 충족시키고 일상생활 속에서 즐거움과 행복한 삶의 기회를 제공해주는 역할을 담당함으로써 삶의 질과 밀접한 관계를 지니게 되었으며, 스포츠 활동의 속성인 경쟁성, 규칙성, 제도화, 자발성 가운데 레저스포츠 참가의 경우 자발성의 기여도가 매우 높기 때문에 전형적인 여가활동으로 간주된다.

오늘날 삶의 질은 궁극적으로 자기 개발과 표현을 통한 여가 경험 및 레크리에이션 참여에 의해서 결정된다고 해도 과언이 아니며, 모든 사람들은 여가를 즐기고 여가에 만족스러운 경험을 누려야 할 권리가 있다. 모두를 위한 생활 체육 'Sport for All'이다. 이는 남녀노소 누구나가 스포츠에 참여할 수 있는 권리뿐만 아니라 레저스포츠를 통한 삶의 질을 추구 할 수 있는 권리가 있음을 말한다. 일반적으로 노년기 여가 활동은 신체적 건강의 증진, 사회적 접촉 기회의 제공, 삶에 대한 사기 및 만족감의 증진, 자신에 대한 신념과 자기 신체에 대한 자신감 부여, 유용감과 자기 가치성의 확신, 자율적인 생활에 대한 기술과 기능의 증진, 재미있고 즐거운 삶의 영위 등을 도모할 수 있기 때문이다(Leitner & Leitner, 1996).

국가적으로 국민의 복지향상을 위해 여가부분에 상당한 관심을 기울이고 있으며, 세계 각국은 정당하고 질적인 여가생활이 보장되도록 국민들에게 즐거움을 누릴 권리로 인정하고, 다양한 여가 공급체계를 확보하여 중간 및 저소득층이 이용할 수 있도록 정책적 배려를 하고 있고(박용범 외, 2003), 이로 인해 노년층에 대한 관심이 크게 고조되고 노인복지가 점차 정부의 주요 정책적 관심사로 등장하고 있으며 노년 인구에 대한 학문적 연구도 활발하게 이루어지고 있다. 이러한 노인에 대한 사회적 관심은 그 동안 사회적 소외집단으로 노인을 인식하여 오던 시각에서 탈피하여, 보다 적극적이고 능동적으로 대처해야 할 사회집단으로서의 노인에 대한 재조명을 요구하는 시각으로의 전환을 촉구하고 있다는 것은 결국 노인은 사회의 주요 구성원으로서 모든 인간이 지향하는 삶의 질적 향상을 추구할 수 있는 개인적, 사회적 당위성을 지닌다고 하겠다(박인환 외, 1999).

노인교육은 21세기 요구되는 노인상, 즉 주체적인 노인, 생산적인 노인, 봉사하는 노인, 정보화된 노인, 통합적인 노인으로 노인의 정체성을 확립하기 위한 중요한 수단이 되어야 하고(남기민, 2003), 여가를 체계적으로 교육시키는 전문 여가 교육 프로그램이 필요하다.

특히 노용구(2000)는 시간적, 경제적 여유를 가지고 있으면서도 여가에 대한 부정적 인식과 태도를 가지고 있는 노인층에게 무작정 여가 기술을 습득시키기 전에 먼저 여가에 대한 올바른 이해와 자기 자신의 욕구 탐색에서 출발한 자아 인식이 우선 되어야한다고 강조하고 있으며, Peterson과 Gunn(1984)은 여가 교육을 통해서 여가 참여 이전에 여가와 관련된 자원을 이해하게 되고 여가 관련 의사 결정 능력과 문제 해결 기술을 향상 강화시킬 수 있다고 주장하였다. 이러한 노인복지 서비스는 노인에 대한 긍정적 이미지 강화와 노인여가 및 다양한 문화 활동 프로그램 개발 · 보급이 우선되어야 한다.

노인들의 여가 활동을 위한 기본 방침으로서는 정부의 제도적 장치와 아울러 노인 스스로의 참여의지 그리고 노인들의 욕구를 산정하여 국민적 공감대를 형성할 수 있고 미래지향적인 역할과 관심을 가지고 지속적으로 연구 발전 실행해 감으로써 노인 여가 활동에 대한 합리적 해결방안을 모색할 수 있다. 건강한 노인들이 건강한 여가 생활을 할 수 있는 환경 및 프로그램이 개발되어야 할 것이고, 이를 위해 평생교육체계 구축에 기존하여 여가·취업·소득보장이 연속적이고 종합적으로 이루어질 수 있어야 하며(변재관, 2002), 국가 차원의 가정책을 수립하여 여가 공간 및 시설의 확충, 여가지도자의 육성, 다양한 여가 프로그램의 개발 · 보급으로 국민 여가 활동참여와 효과를 극대화시켜 나가야 한다. 이와 같이 노년층의 레저스포츠 활동은 건강을 유지 증진시킬 수 있으며, 건전한 여가 생활과 치료 및 재활에 많은 기여를 한다(김창우 외, 1999).

또한 생활환경 · 교육 · 문화 등 서비스 시설의 확충과 다양한 프로그램의 개발 · 보급 및 정부의 노인 복지 시스템의 구축으로 노인의 삶의 질을 높일 수 있는 종합적인 복지방안을 추구해야 한다. 노인들은 여가활동을 통해 첫째, 신체적 건강의 증진 둘째, 사회적 접촉기회의 제공 셋째, 노후 삶에 대한 사기 및 만족감의 증진 넷째, 노인 자신에 대한 신념과 신체에 대한 자신감 부여 다섯째, 유용감과 자기가치성의 확신 여섯째, 자율적인 생활에 대한 기술과 기능의 증진 일곱째, 재미있고 즐거운 삶 등을 얻을 수 있으며, 신체적 건강의 증진, 사회적 접촉기회의 제공, 노후 삶에 대한 사기 및 만족감의 증진, 노인 자신에 대한 신념과 자기 신체에 대한 자신감 부여, 자기 가치성의 확신, 재미있고 즐거운 삶 등을 얻을 수 있다고 한다(Leitner & Leitner, 1985).

여가스포츠 제공의 목적은 노인의 건강 수준을 증가시키고, 더불어 삶의 질을 개선시키는데 있다. 그리고 건강증진에 가장 영향을 미치는 주요인은 건강행태이며, 이는 개인의 안녕, 자아실현, 자기성취를 유지 및 증진시키는데 목적이 있다. 따라서 건강행태는 수명을 연장시키고 삶의 질을 향상시키는 기본행위인 것이다(Pender, 1987; Walker, Sechrist & Pender, 1987).

여기서 그는, 생의 초기에 여가교육을 시작해야 함을 강조하였는데, 그 이유는 인생초기의 여가에 대한 자각은 중년과 그 이후 성인기의 능동적인 여가 참여의 긍정적인 결정요인이 되기 때문이라고 하였다. 이상의 결과로 미루어 볼 때, 능동적인 여가 참여가 전체적인 생활의 질에 긍정적인 영향을 끼친다는 사실을 알 수 있다.

Ray(1979)도 65세 이상의 노인들에게서 여가활동참여와 생활만족간의 상관을 연구한 결과, 활동수준이 높은 피험자일수록 생활만족도가 높은 반면, 만족도가 낮은 사람들은 활동수준이 낮은 경향이 있음을 지적하였다.

따라서 이러한 사회병리의 예방을 위해서는 중·장기적으로 여가스포츠 프로그램을 통한 노인의 "삶의 질" 향상에 대한 실제적인 대안책이 강구되어져야 한다.

따라서 노인들에게 실제적 레저스포츠 활동 제공을 위한 다양한 시설, 프로그램의 개발 및 보급, 전문지도자의 육성이 시급한 실정이며 정부의 체계적 시스템을 위한 인프라의 구축이 절대적으로 필요한 시점으로서 고령사회를 대비한 체계적이고 현실적인 실천방안이 마련되어야만 건강 장수를 위한 생활스포츠는 실천할 수 있을 것이다.

3장

노인들의 신체기능과 노화

1. 심혈관계의 특징과 질환

1) 심혈관계의 구조와 기능

(1) 심혈관계 구조

심장은 4개의 방실 구조로 좌우 심방과 좌우 심실이 있다. 좌심실에서 박출된 혈액은 골격근과 같은 신체조직으로 이동하는 체순환을 하며 우심실에서 박출된 혈액은 폐순환을 한다. 심장에서 혈류 방향은 판막들에 의해서 통제되고 있다. 우심방과 우심실 사이에는 삼첨판이 있고 좌심방과 좌심실 사이에는 이첨판(승모판)이 있다. 판막은 개폐시 소리가 나는데 이를 심음이라 하며 판막이 손상되거나 정상적으로 닫히지 않으면 혈액이 역류하며 소리가 나는 경우도 있는데 이와 같은 종류의 소리를 '심잡음'이라고 한다(김영곤, 2000).

심근은 모든 섬유와 세포가 해부학적으로 상호 연관되어 있다. 심근의 모든 섬유들이 서로 연결되어 있기 때문에 심장은 마치 하나의 큰 섬유처럼 활동한다. 이것은 하나의 근섬유가 수축할 때 심장 내 모든 근섬유가 수축한다는 것을 의미한다. 이러한 심근섬유를 기능적 합포세포라고 한다. 이것은 한 개의 근섬유가 수축할 때 모든 세포가 수축을 한다는 면에서 기능적이며, 모든 세포가 상호 연결되어 있다는 점에서 합포세포이다. 실제로 2개의 기능적 합포세포가 있는데, 하나는 심방이며 다른 하나는 심실이다. 이것은 심방이 함께 수축한 후 심실이 나중에 수축한다는 것을 의미한다. 이러한 구성 때문에 심장은 가장 효율적으로 혈액을 박출하게 된다.

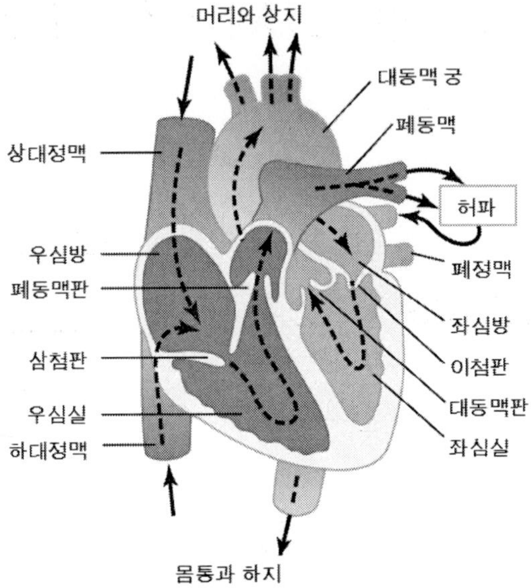

그림 3-1. 심장의 구조와 심장 내에서 혈액의 흐름

심장은 고유한 수축리듬을 가지고 있는데, 이 리듬은 동방결절(Sinoatrial node; SA node)이라 불리는 조직의 특수한 영역에서 발생하며, 또 모든 심장 조직도 이러한 속성을 가지고 있다. 동방결절로부터 발생된 신경충격은 심방 전체에 퍼져 심방을 수축시킨다. 방실결절(Atrioventricular Node; AV node)을 통하여 심실에 전달된 신경충격은 곧 심실로 전달되어 심실을 수축시킨다.

심장에 산소를 공급하고 노폐물을 제거해 주는 순환을 '관상순환'이라고 한다. 심근은 두 개의 동맥, 즉 왼쪽 관상동맥과 오른쪽 관상동맥에 의해서 혈액을 공급받는다.

(2) 안정시 심혈관계 기능

혈액순환은 조직세포에 영양물질과 산소를 공급하여 조직의 대사, 성장 그리고 재생을 위한 원료가 되게 한다. 또한, 세포 내에서 생성된 이산화탄소와 노폐물을 처리하고, 체온을 전신에 전달하며 발산하게 하다. 그리고 여러 기관의 활동을 조절하는 호르몬을 운반하고, 감염에 저항하는 항체와 백혈구를 운반하는 등 다양한 기능을 수행한다.

혈액순환의 원동력은 심장의 혈액 박출이다. 이것이 혈압을 발생시키고, 또 혈액이 흐름으로써 혈류 저항이 있게 한다. 그런데 혈관의 압력은 소동맥, 모세혈관으로 이동하면서 낮아지는데, 저항이 크면 그 곳에서 혈압은 낮아지며 저항이 작으면 혈압은 별로 감소하지 않는다. 혈액이 흐를 때 가장 큰 저항을 받는 곳은 소동맥과 모세혈관이다. 이는 혈관이 많은 가지로 나뉘어 전체 면적이 넓어진 반면 혈관 내경은 좁아졌기 때문이다. 이에 대해 대동맥과 정맥에서는 혈류 저항이 작아서 혈압이 크게 감소하지 않는다.

(3) 운동시 심혈관 기능

유산소성 운동시 심혈관계통의 생리적 변화는 잘 알려져 있는 것과 같이 심박출량과 심박수는 운동 강도에 비례하여 증가하며 혈관의 저항은 현저하게 감소한다. 이 때 수축기 혈압은 증가하나 확장기 혈압은 일관된 변화 양상을 나타내지 않는다. 유산소성 운동시 산소섭취량은 안정시에 비해 좌식 생활자의 경우 10배 이상 증가하며, 우수선수들은 20-30배 정도 증가한다고 한다.

① 심박출량

유산소성 운동시 심박출량이 증가하는 것은, 첫째 운동시 혈관 저항이 감소하여 혈액 순환이 가속되기 때문이다. 또한 운동시 활동 근육 내의 혈관은 확장되며, 혈관의 저항은 감소하게 된다. 이러한 현상은 운동이 시작된 직후 운동 강도가 낮을 때 현저하게 발생되며, 최대 운동에 접근하게 되면 운동 초기에 비해 변화가 적다.

두 번째 이유는 정맥환류량이 증가하기 때문이다. 심박출량은 어떠한 이유이든지 간에 심장으로 들어오는 양 만큼 박출하게 되어 있다. 결국 심박출량은 정맥환류량에 의존한다고 할 수 있다. 그러므로 최대 운동시 심박출량이 분당 30-35ℓ 또는 그 이상으로 증가하는 데에는 정맥환류량도 그만큼 증가해야 한다는 것을 의미한다. 운동시 정맥환류량이 증가하는 데에는 몇 가지 이유가 있다. 이 중의 하나가 근육에 의한 박출인데, 근육이 수축하면 근육 내에 있는 정맥혈관이 압박을 받아 혈액이 심장 쪽으로 이동하며, 근육이 이완되면 혈액은 다시 정맥혈관 내로 들어온다. 이때 근육이 수축하면 혈액은 심장 쪽으로 이동한다. 근육에 의한 박출은 안정시에 근육의 미세한 수축 작용에 의해 이루어지나 운동 중에는 보다 적극적으로 이루어진다. 그러나 중량운동과 같이 저항운동을 할 경우 지속적인 근 수축으로 박출 작용이 방해를 받아 정맥 환류가 예상만큼 증가하지 않을 때도 있다. 정맥환류량을 증가시키는 또 다른 이유는 호흡에 의해 이루어진다. 숨을 들이마실 때 흉곽 및 복부의 정맥혈액은 심장 쪽으로 빠져나가고 숨을 내쉬면 혈관 내에는 다른 정맥혈액으로 채워진다. 이는 숨을 들이마실 때 흉곽 내 압력이 감소하여 정맥혈이 우심방으로 빨려 들어가기 때문이며, 횡격막이 아래로 쳐져 복강 내 압력을 높이는 것은 가중 효과로써 작용하게 된다. 숨을 내쉴 때 이것은 반대로 작용하게 된다. 운동시 호흡수와 호흡량이 증가하는 것은 정맥환류량을 증가시키는데 중요하게 작용하며 특히 숨을 내쉴 때에도 노력이 가해지는 것은 정맥혈의 이동을 가속화시키게 된다. 정맥환류량이 증가하는 마지막 이유는 정맥혈관이 수축하기 때문이다. 정맥 혈관의 수축은 온몸의 정맥 내 혈액량을 감소시키므로 혈액이 심장으로 빠져 나간다. 이러한 과정에 운동 중추 신경계도 관여하여 정맥환류량을 증가시키게 된다. 결국 이러한 정맥 환류과정에 의해 심박출량이 증가하게 되는 것이다.

세 번째 이유는 혈류분포가 달라지기 때문이다. 운동시 혈류의 재분포는 근육의 산소요구량 증가를 해결하기 위한 것이다. 즉, 근육의 혈류량을 늘리는 것이다. 안정시 근육의 혈류량은 전체 혈류량(심박출량)의 15% 수준이나 최대 운동시에는 85% 정도로 증가한다. 이는 운동시 혈액은 비활동 조직으로부터 근육으로 향하기 때문인데, 실제로 피부, 신장, 간 등의 혈류량이 안정시 50% 정도로 감소하게 된다. 그런데 활동 근육의 혈류량이 증가하는 이유는 두 가지로 나눌 수 있다. 첫 번째 이유는 피부, 신장, 간장과 같은 비활동적인 신체부위에 분포되어 있는 세동맥이 수축하는 협착 반사 때문이다. 이 때문에 운동시 내장과 신장을 순환하는 혈류량은 감소하게 된다. 두 번째 이유는 골격근에 분포되어 있는 세동맥이 확장되는 확장 반사 때문이다. 혈관을 확장시키는 데에는 앞에서 언급한과 같이 조직 내 산소 분압의 감소와 이산화탄소의 분압의 증가 그리고 아데노신과 젖산의 변화가 국부적인 조절기능에 영향을 미쳐 혈관 확장을 유도한 것으로 보인다. 결국, 운동시 혈류의 재분포로 증가된 근육 내 혈액은 근육의 수축력에 의해 심장으로 되돌아가는 속도가 빨라지게 된다. 이것은 Frank-Starling 가설에 따라 1회 박출량이 증가하는 원인이 되며 심박출량을 증가시키는 근거가 된다.

넷째로, 심박출량을 증가시키는 것은 심박수의 증가 때문이다. 심박수는 심박출량과 산소섭취량의 변화에 직접적인 영향을 주는데, 주로 교감신경의 작용 때문에 증가하며 부교감신경의 작용 감소도 약간의 영향을 미쳐 심박수를 증가시킨다. 심박수는 운동시작과 함께 증가하여 최대 운동에 도달할 때 까지 계속 증가한다.

나섯째, 심박출량을 증가시키는 것은 1회 박출량의 증가 때문이다. 1회 박출량은 심실을 채우는 혈액의 양과 관계가 있는데, 혈액을 채우는 양은 심장 이완기 중에 심실 안팎의 압력 차이, 심실 벽의 확장에 대한 저항성 그리고 심방에서 심실로 유입되는 혈액량으로 결정된다.

유산소성 운동시 혈관의 저항은 감소하고 근육에서 심장으로 유입되는 혈류는 빨라지므로 정맥환류량이 증가하게 되는데, 정맥류가 증가한 만큼 동맥류가 증가하여 심박출량은 증가한다. 1회 박출량은 낮은 운동 부하에서 심박출량 증가에 영향을 주는데, 1회 박출량은 최대 산소섭취량(VO_2max) 40%에 도달할 때까지만 운동 강도에 비례하여 증가한다. 이 후에는 운동 강도가 증가하더라도 더 이상 증가하지 않으며, 이 때 심박출량의 증가는 심박수에만 의존하게 된다.

② 산소소비량

인간의 운동 수행 능력은 근육에 산소를 공급할 수 있는 능력과 근육에서 산소를 이용할 수 있는 능력에 따라 결정된다. 운동시 산소소비량은 신체 조직에 산소를 공급할 수 있는 심혈관 및 호흡 계통의 능력과 관계되며 최대 산소소비량은 능력을 평가하는데 중요한 자료로 인식되고 있다. 운동시 산소소비량은 운동부하에 따라 직선적으로 증가하지만 최대 운동에 도달한 다음에는 운동 부하가 증가하더라도 더 이상 증가하지 않으며 오히려 감소하는 경우도 있다.

활동 근육에 산소를 공급할 수 있는 능력을 평가하는 측면에서 산소소비량은 심박출량과 혈액 안에 들어 있는 산소의 양에 의해 결정된다. 심박출량은 다시 심박수와 1회 박출량에 의해 결정되므로, 수식으로 표현하면 다음과 같다.

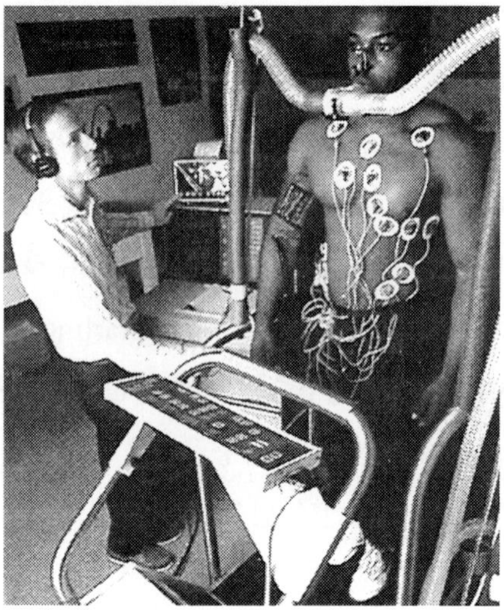

그림 3-2. 운동시 심폐 기능을 평가하기 위한 운동부하검사

산소소비량 = 심박출량 × (동맥의 산소 - 정맥의 산소)

심박출량 = 심박수 × 1회 박출량

결국, Fick의 원리에 따라 산소소비량은 심박수, 1회 박출량 그리고 동정맥 산소 분압의 차이에 의해 결정된다. 여기서 동-정맥 산소 분압의 차이가 크다는 것은 근육의 산소 추출 양이 증가하였다는 것과 활동 근육 중심으로 혈류 분포가 이루어졌다는 것을 의미한다.

한편, 최대하 운동시 골격근의 대사는 대부분 유산소적으로 이루어진다. 그러나 운동 부하가 증가하면 심박출량의 증가와 혈류의 재분포로 근육의 산소 추출 가능성은 높아지지만, 운동 부하를 감당해 내기 위한 산소는 부족하게 된다. 계속적으로 이러한 현상이 반복되면 골격근은 구조적, 기능적으로 적응 현상을 나타낸다. 골격근의 변화는 유산소 능력 증대를 위한 것으로 조직 내 산화효소의 활성 증가와 단위 조직당 미토콘드리아 수 증가가 특징적이다. 또한 운동 강도가 높아짐에 따라 1회 박출량이 증가하면 심장의 확장기 말 용적은 증가하고 수축기 말 용적은 감소한다. 확장기 말의 용적이 증가하는 것은 심장이 한 번에 박출해 낼 수 있는 혈액량이 증가했다는 것을 의미하며 좌심실 비대의 한 원인이 된다. 또한 수축기 말의 용적이 감소한 것은 심장의 수축시 내부의 혈액을 완전히 박출한다는 것을 의미하는 것으로써 심근의 수축력이 커졌고 심장 내부에 어떤 적응과정이 있었음을 추론할 수 있게 해 준다. 이러한 골격근과 심장 용적의 변화는 심박출량을 증가시키기 위한 반응으로써 운동 능력의 발달과 직접적으로 연관되는 중요한 사항이다.

③ 혈압 변화

유산소성 운동 중에 비운동 조직의 혈관은 수축되어 저항이 증가하나, 활동 근육 내 혈관은 확장되므로 운동 중 동맥의 저항은 감소한다. 그러나 운동시 심박출량이 증가하므로 활동 근육 내 혈관 확장으로 인한 혈압 감소 효과는 없어지게 된다. 그 결과 운동시 수축기 혈압은 심박수, 심박출량과 함께 증가하며, 확장기 혈압은 변화가 없거나 일관되지 않은 변화를 나타낸다. 하지만 평균 혈압은 약간 증가하며 맥압도 폭이 넓어진다. 유산소성 운동시 수축기 혈압이 상승하는 것은 심박출량의 증가에 따른 것이며, 확장기 혈압의 변화가 적은 것은 혈관의 말초저항이 감소하였기 때문이다.

한편, 저항 운동을 포함한 국부적인 운동은 혈압을 현저하게 상승시킨다. 이는 혈관의 낮은 확장 비율로 혈액 순환이 크게 증가하지 못하여 근육 내 화학물질의 농도가 변함으로써 혈관 내압을 높이는 조절이 이루어졌기 때문이다.

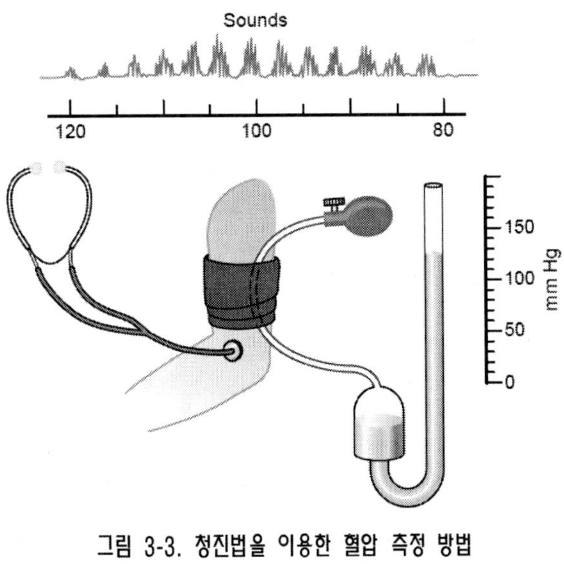

그림 3-3. 청진법을 이용한 혈압 측정 방법

④ 운동에 의한 적응

규칙적인 유산소성 운동으로 신체는 운동 능력 향상, 근육 발달, 폐 기능 발달 및 심혈관 기능 향상 등 다양한 적응 현상을 나타내게 된다. 반복된 운동은 적응 속도를 빠르게 하며 적응 능력을 증가시킨다. 인간의 운동 수행 능력이 심폐계의 산소 공급 능력과 근육계의 산소 이용 능력에 의해 결정되므로 신체 훈련에 의한 우리 몸의 적응 상태는 최대 산소소비량을 측정함으로써 판단할 수 있다. 현재, 최대 산소소비량은 심혈관계의 기능을 조사하는데 가장 좋은 단독 지표로써 가장 널리 이용되고 있다.

운동부하의 증가에 따라 최대 산소소비량은 점진적으로 증가하는데 대체로 그 증가량의 절반은 말초의 산소요구량의 증가 때문이며 나머지는 심혈관 요소 때문이다. 양팔 또는 양쪽다리의 어느 한쪽만을 훈련시킬 경우에도 훈련에 참가하지 않는 부위에서도 50-75%의 산소소비량의 증가 효과가 발생한 것은 말초조직의 적응현상이며, 안정시 심박출량이 증가하고 심장의 수축 및 확장기에 혈액 수용 능력과 심장지수가 커지는 것은 심혈관 요소의 적응 때문이다.

신체 훈련을 통하여 말초조직이 변화한 것은 여러 가지 방법으로 조사할 수 있다. 대체로 산소 추출력의 증가, 골격근의 구조 및 대사의 변화, 골격근의 모세혈관 밀도와 근섬유 비율의 증가 그리고 근조직에서 myoglobin과 산소교환을 원활하게 하는 색소의 증가, 근세포 내에서는 미토콘드리아 수와 크기의 증가, 호흡 효소의 활성 증가가 여기에 포함된다. 선천성 심장 질환이 있는 환자가 운동능력을 향상시키기 위해서는, 활동 근육의 산소 섭취 및 이용 능력을 키워야 한다. 이를 위해 말초 근육의 무산소적 역치를 높이는 훈련을 통하여 심장기능을 늘려 나가야 한다. 이러한 말초 근육의 훈련은 안정시에 심박수의 감소를 가져올 뿐만 아니라 운동 부하에 대한 심박수의 반응을 낮추어 혈압의 감소를 가져올 수 있게 한다.

우수선수는 최대하 운동 때에 좌식생활을 하는 사람보다 심박수는 다소 낮아도 심박출량은 같은 수준을 유지하며, 최대 운동 때에는 심박수는 같아도 월등하게 많은 심박출량을 갖게 된다. 또한 지속적으로 훈련을 하고 있는 우수선수의 경우, 동년배의 좌식생활을 하는 사람들에 비해 50% 이상 좌심실이 비대해졌는데 보통 확장기 말 용적의 증가와 함께 조사되었다. 또한 중격막 및 후벽이 두꺼워지기도 하는데 수영이나 달리기처럼 유산소 운동을 하면 심실의 확장기 용적을 60-70% 늘릴 수 있었으며 저항훈련을 하면 심장의 벽이 두꺼워지는 것을 볼 수 있었다. 그러나 훈련을 중단하면 즉시 훈련 중단에 따르는 효과가 나타나는데, 훈련 중단 3주 때에도 훈련 효과는 급격하게 감소하였다. 지구력 훈련이나 등척성 훈련을 했던 선수의 확장기 말 심장 용적은 증가하고 수축기 말의 심장 용적은 변화가 없거나 감소하며 심장의 무게도 20-30% 증가하는 것을 볼 수 있었다. 그러나 최대 운동량의 70%를 넘지 않는 훈련을 통해서는 이러한 변화가 미미하거나 변화가 거의 없었으며 등척성 훈련을 지속적으로 행하면 후벽과 중격의 벽이 현저하게 두꺼워졌다.

심장비대의 원인은 여러 가지가 있으나 주요한 요소는 첫째 부교감 신경의 작용이 촉진되어 서맥이 발생하였고 두 번째로는 심장(실) 용적의 커짐으로 확장기 말에 심상에 혈액이 채워지는 시간 지연 그리고 등장성 운동시의 과도한 심실의 용적 부하 때문에 심실 세포에 미토콘드리아가 수적, 양적으로 증가하였기 때문이다. 그 결과 수축기 때 심장의 수축력은 커지고 완전하게 혈액을 박출할 수 있게 된다.

신체 훈련으로 심장의 구조적 변화도 일어나는데, 관상순환을 주도하는 심장막 혈관의 직경이 확장되며 비대된 조직에서는 모세혈관 밀도와 단위 근섬유에 대한 모세혈관 비율이 증가하게 된다. 이는 생리학적으로 용적 부하를 받는 심근에 산소 전달을 증가시키기 위한 변화이다. 그 밖에도 호흡 효과를 최대화하기 위한 심근세포의 크기 증가, 근원섬유의 비율과 미토콘드리아 수의 증가, 락트산 탈수소 효소의 증가와 초성포도산염 활성효소의 활성도 증가에 의한 호흡 능력의 증가를 볼 수 있으며 근장에서 근세망과 근초기능의 변화를 볼 수 있다.

표 3-1. 1996년과 2006년도 우리나라 사망 원인 비교(통계청, 2007)

1996년	순위	2006년
암(110.1)	1위	암(134.8)
뇌혈관 질환(74.7)	2위	뇌혈관질환(61.4)
교통사고(38.3)	3위	심장질환(41.5)
심장질환(35.7)	4위	당뇨병(23.7)
간질환(27.3)	5위	자살(23.0)
당뇨병(17.4)	6위	교통사고(16.0)
자살(14.1)	7위	간질환(15.6)
만성 하기도질환(14.0)	8위	만성 하기도질환(14.5)
고혈압성질환(13.8)	9위	고혈압성질환(9.5)
호흡기결핵(7.3)	10위	폐렴(9.4)

* 만성 하기도질환 : 기관지염, 천식, 폐기종 등
* ( ) 인구 10만명 당 사망자 수

2) 노화와 심혈관계의 변화

65세 이상의 노인들은 주된 사망원인은 심혈관계통의 질환이다. [표 3-1]을 통해서 볼 때 악성신생물질(암)에 의한 사망률이 가장 높으며 실제 사람들이 느끼는 사망원인 중에 가장 두려운 존재이다. 그러나 뇌혈관질환과 심장질환, 그리고 고혈압성질환은 심혈관계통의 질환들로서 이들에 의한 사망률도 암에 의한 사망만큼 위협적이라는 사실을 어렵지 않게 알 수 있다. 특히 [표 3-2]와 같이 65세 이상인 노인들의 경우 순환계(심혈관계)질환에 의한 사망률이 증가하는 반면 암에 의한 사망률은 낮아지고 있으므로 노인들에게 심혈관계통의 질환은 암보다 더 위협적인 사망원인이 되고 있다.

표 3-2. 특정 사인에 의한 연령별 사망확률 및 성비 (통계청, 2007)

사 망 원 인	남 자 (%)		여 자 (%)		사망확률 성비
	0세	65세	0세	65세	
감염성 질환	2.3	2.3	1.7	1.6	1.4
악성 신생물(암)	27.6	26.5	15.3	13.5	1.8
위암	4.7	4.6	2.5	2.2	1.9
간암	4.1	3.0	1.6	1.3	2.6
폐암	7.6	7.9	2.6	2.4	2.9
내분비, 영양 및 대사 질환	4.3	4.3	4.8	4.8	0.9
당뇨병	4.1	4.1	4.5	4.5	0.9
순환기계 질환	22.3	23.8	27.5	28.4	0.8
뇌혈관 질환	12.3	13.3	14.0	14.4	0.9
고혈압성 질환	1.6	1.7	3.2	3.4	0.5
심장 질환	7.9	8.0	9.6	10.0	0.8
호흡기계 질환	9.0	10.4	6.4	6.7	1.4
폐렴	2.7	3.2	2.7	2.8	1.0
소화기계 질환	3.9	2.8	2.4	2.3	1.6
간 질환	2.5	1.4	0.9	0.7	3.0
사망의 외인(사고사 등)	9.4	6.6	6.1	5.0	1.6
운수사고	2.4	1.5	1.1	0.7	2.3
자살	3.2	2.0	1.6	1.1	1.9
3대 사인(암,순환기계질환,사고사)	59.4	56.9	48.9	46.9	1.2

3) 노화와 관련된 심혈관계 질환

(1) 동맥경화증(Atherosclerosis)

여러 가지 노인성 질환 가운데 대표적인 심혈관계통의 질환은 동맥경화증이다. 동맥경화증은 초기에 특별한 증상이 없이 시작되나 점차 탄력을 잃고 혈관 내경이 좁아지는 것을 말한다.

이러한 동맥경화증은 형태에 따라 중피층 석회화경화증(Medialcalcific Sclerosis)과 소동맥경화증(Arteriolosclerosis) 그리고 죽상경화증(Atherosclerosis)으로 구분된다. 중피층 석회화경화증은 동맥의 중피층에 석회침착이 심하게 된 경우로서 폐쇄성 혈관질환을 유발하는 원인이 된다. 이에 비해 소동맥경화는 적은 혈관벽의 경화와 비후가 일어나는 경우이다. 이에 비해 죽상경화증은 가장 일반적인 질환으로 통상 동맥경화증이라고 부르는데, 혈관의 내경을 좁히는 누런색의 죽상종(Atheroma)이 중간 이상의 크기를 갖는 동맥들의 중피층에 침착되어 발생한다. 죽상종은 콜레스테롤과 여러 가지 지방세포 그리고 지방분을 탐식한 세포들로 이루어져 있다.

혈관 내막에 있는 죽상반에는 처음에 지방성분이 축적되기 시작하며 증세가 발전하면 칼슘이 침착되어 딱딱하게 변한다. 이를 플라크(Plaque)라고 한다. 플라크가 형성된 혈관의 내경은 좁아지게 되는데 그 곳에서 혈압은 상승하고 혈류 속도는 증가하게 된다. 높은 압력과 빠른 혈류에 의해 딱딱해진 죽상반이 파열되면 이때 손상된 혈관내막에 혈소판이나 지방 등 여러 성분 등이 달라붙게 된다. 또한 파열된 플라크는 혈액 중에 떠다니다가 좁은 혈관을 막게 함으로서 2차적으로 심근경색이나 뇌경색을 일으키는 원인이 된다.

이러한 동맥경화를 유발하는 주된 원인은 당뇨병, 고혈압, 흡연, 비만이 있으며 고지혈증과 연령, 성별, 스트레스, 유전적 요소 등도 영향을 주어 동맥경화증이 발생되도록 한다. 그런데 비만과 흡연, 스트레스와 신체적인 비활동은 생활 습관과 연관된 발병 원인으로서 노인들 스스로 의지를 갖고 극복할 수 있다.

이러한 동맥경화는 전신의 혈관에서 나타나는데 특히 중요 장기의 혈관이 좁아지고 나중에 막힘으로서 증세가 새로운 합병증으로 발전된다. 뇌에서 발생하는 동맥경화의 증상을 뇌졸중이라고 하며 뇌혈관이 막히는 것을 뇌경색, 뇌혈관이 파열되는 것을 뇌출혈이라 하여 구분하고 있다. 뇌졸중이 발생하면 발병 부위에 따라 편마비, 안면마비, 두통, 어지러움, 인지장애 등 여러 가지의 증상들이 나타난다. 만약 뇌간 부위의 혈압이 상승하고 뇌압이 증가하여 뇌가 압박을 받거나 손상을 받으면 생명이 위험할 수도 있다. 동맥경화가 눈의 망막에 분포하는 혈관에 발생하여 혈관이 막히거나 출혈이 발생하면 망막의 시신경이 손상되고 출혈에 의한 삼출물 등으로 시력은 급격하게 떨어진다.

심장에 산소와 영양을 공급하는 관상동맥이 좁아지거나 막히게 되면 협심증이나 심근경색이 발생하는데 이 경우 흉통이나 폐부종을 동반한 호흡 곤란이 발생한다. 특히 좌측 관상동맥의 경색으로 심근이 괴사되면 혈압유지가 안되며 쇼크 상태에 빠지고 생명이 위독하게 된다. 신장을 관류하는 신장의 동맥이 좁아지거나 실질 안에 있는 미세한 동맥들의 혈류가 줄어들면 악성 고혈압이 생기거나 신장의 노폐물 제거 기능이 약화된다. 이 경우 신부전증이 발생하여 만성 피로와 전신부종과 같은 증세가 나타난다.

하지 동맥에 동맥경화가 발생하여 60% 이상 혈관이 좁아지면 하지 혈류의 불량으로 운동시 하지에 통증이 발생하며 오래 걷거나 서있을 수 없는 내성약화 증상이 니타난다. 발과 깉이 사지 말단 부위의 혈류가 불량하거나 막히면 작은 상처도 잘 낫지 않기 때문에 심각한 상황으로 발전할 수 있다.

동맥경화 예방을 위해 균형 있는 식사가 필요하며 적당한 운동과 금연, 음주 조절 등을 통해 비만, 고혈압, 고혈당 등을 예방하여야 한다. 만약 혈당이 높다고 한다면 전문 의료기관을 이용한 치료가 필요하다. 이때 공복시 혈당은 70~120㎎/dℓ, 식후 2시간 이내에는 140㎎/dℓ이하로 유지할 수 있도록 약물 복용과 중등도의 규칙적인 운동, 그리고 식생활 개선을 병행하는 것이 필요하다.

혈압 또한 동맥경화와 관련이 있으므로 수축기 혈압은 120㎜Hg 미만, 확장기 혈압은 80㎜Hg 미만으로 관리해야 하며 만약 혈압이 120-139㎜Hg/80-90㎜Hg인 사람은 고혈압 전 단계에 해당하므로 활발한 신체활동과 식생활 습관을 개선하여야 한다.

(2) 협심증(Angina Pectoris)

협심증은 통증 때문에 가슴을 움츠리면서 고통스러워하는 환자의 모습을 연상시키는 병명이다. 협심증의 주된 이유는 심장에 공급되는 혈액 부족 때문에 발생하는 증상으로서 동맥경화로 인해 관상동맥의 혈관 내경이 좁아진 것이 주된 원인이다. 혈관이 좁아진 이유는 아직 확실치 않지만 고혈압과 당뇨병을 포함한 만성 퇴행성 질환과 흡연, 고콜레스테롤혈증, 협심증이나 심근경색에 대한 가족력이 협심증 발생과 관련이 깊다고 알려져 있다.

협심증은 갑작스럽게 운동을 시작하거나 심리적으로 스트레스를 받을 때 수초에서 1, 2분 또는 5-15분간 발생하는 예리한 흉통으로서 안정을 취하면 증상이 사라지는 것이 특징이다. 이러한 협심증은 두 가지로 분류하는데 먼저 안정성 협심증은 2개월 이상 특별한 변화 없이 흉통이 반복되는 질환을 말하며, 불안정성 협심증은 최근에 새롭게 발생하였거나 증세의 강도와 빈도가 점점 심해지는 흉통, 또는 수면 시나 휴식 시에도 흉통이 발생하는 질환을 말한다.

안정성 협심증은 증상이 안정되어 있어서 상대적인 위험성이 낮지만 불안정성 협심증은 예후를 알 수 없으므로 위험성이 높다. 특히 불안정성 협심증은 원인을 알 수 없는 급사(sudden death)와 관련된 심근경색의 전구 질환으로 인식되고 있기 때문에 특별한 관리가 필요하다.

그러나 안정시 흉통이 있는 사람이 운동을 수행하면 운동 중에 흉통이 사라지는 경우가 있는데 이는 협심증과 무관하다고 할 수 있다. 반대로 안정시 증세가 없던 사람이 운동이나 신체활동을 할 때 흉통이 나타난다고 하면 협심증을 의심하고 정밀하게 진단을 받을 필요가 있다.

(3) 심근경색증(Myocardial Infarction)

심근경색증은 심근에 혈액을 공급하는 관상동맥이 막힘으로서 산소와 영양공급이 차단되어 심근조직이 괴사하는 질병이다. 혈관의 협착과 막힘은 동맥경화나 혈전에 의한 경우가 많으며 심근경색증 발생 시 흉통과 호흡곤란 등의 증세가 나타난다.

주된 증상으로 극심한 흉통과 호흡곤란이 나타나며 발한과 오심도 나타난다. 또한 통증과 압박감이 팔, 등, 턱으로 퍼져나가기도 하며 소화 장애, 폐부종, 기절, 혼수 등의 증상도 볼 수 있다. 협심증이 짧은 시간에 발생한 통증이라고 한다면 심근경색증의 통증은 20-30분 이상 지속되는 것이 특징이다.

이러한 심근경색증의 주된 원인은 동맥경화이며 동맥경화를 유발할 수 있는 요인들은 모두 심근경색증의 잠재적 위험요인이 된다. 고지혈증, 고혈압, 흡연, 당뇨와 같은 질환과 관상동맥질환에 대한 가족력, 비만, 운동부족 그리고 여성의 폐경기이후 등이 위험요인으로 작용한다, 위험요인들이 한 개나 두 개 있을 때에 비해 그 수가 증가할수록 질병이 발생할 가능성이 높아지므로 규칙적으로 신체활동을 하고 금연을 하는 등 식생활 습관을 개선하여 위험요인을 줄이는 것이 중요하다.

심근경색증 환자가 발생하였을 때 신속하게 처치하는 것은 환자의 생존율을 높일 뿐만 아니라 심장의 손상 부위와 범위 그리고 합병증을 예방하는데 매우 중요하다. 급성 심근경색증은 심실세동이나 심실성빈맥이 발생한 후 1시간 이내에 나타날 가능성이 있으며 전형적인 증상이 나타난 후 3시간 이내에 적절한 치료가 이루어져야 한다. 따라서 빠르게 의학적 처치를 받는 것이 환자의 생존 여부를 결정하므로 급성 심근경색증이 나타났을 경우는 즉시 환자를 병원 응급실로 이송하여 치료를 받도록 해야 한다.

만약 심근경색증이 의심되는 환자가 흉통이 발생한 후 6-12시간 이내에 병원에 도착하여 막힌 관상동맥을 개방하며 심근이 완전히 괴사하는 것을 예방할 수 있다. 이때 심전도 검사와 혈액 검사를 통해 심근경색증 여부를 판단할 수도 있다. 즉, 혈중 크레아틴키나제(CK), AST, LDH와 같은 효소들은 심근경색에 의해 심근이 괴사할 때 혈중 농도가 증가할 수 있으므로 진단에 유용하게 활용할 수 있다.

(4) 심부전(Heart Failure)

심부전은 노인심장질환으로 신체 조직이 요구하는 만큼 혈액을 박출하지 못하여 나타나는 질환으로 여러 가지 원인에 의해 발생한다.

심부전은 발생 원인에 따라 증상에서 다소 차이가 있는데 폐울혈에 의해 발생한 심부전의 경우 호흡곤란이 대표적으로 나타나는 증세이다. 초기에는 운동을 할 때만 이 증상이 나타나지만 질병이 발전하면 가벼운 신체활동 시에도 호흡곤란을 느끼며, 누운 자세나 야간에 수면 중일 때 증세가 더 심해질 수도 있다. 심박출량의 감소에 의해 심부전이 발생한 경우 피로감이 빨리 오는데 관상동맥질환이 있는 환자라면 협심증의 증상이 악화될 수 있으며 뇌동맥경화에 취약한 노인들은 의식장애로 이어질 수 있다. 전신 울혈에 의해 심부전이 발생한 경우에는 흔히 간종대와 말초부종이 나타나면 어린이의 경우는 손등, 발등, 눈 주위와 같이 국소부위에서 부종이 나타난다.

심부전은 형태상 급성 심부전과 만성 심부전으로 나누는데 급성 심부전은 급성 심근경색증에 의해 광범위하게 심근괴사가 발생하거나 판막이 파열되었을 때 발생하며 악성 저혈압 이후 전신적 부종이 나타난다. 이에 비해 만성 심부전은 확장성 심근증이나 심장판막증 환자들과 같이 심장의 수축능력에 문제가 발생하여 나타나는 질병으로서 전신 부종은 심하지만 혈압은 유지된다. 좌측 심장에서 발생하는 심부전은 대동맥 판막증이나 협심증, 심근경색과 같은 허혈성 심질환이 원인으로 좌심실 기능부전과 폐울혈이 나타난다. 우측 심부전은 폐동맥색전증이나 폐동맥 판막증에 의해 우심장 기능부전이 발생하며 전신부종, 울혈성 간종대 등이 심하게 나타난다.

2. 호흡계의 특징과 질환

1) 호흡계의 구조와 기능

코나 입을 통해 흡입된 공기는 인두, 후두, 기관, 기관지 그리고 및 소기관지 등의 기도를 차례로 거쳐 비로소 폐포에 도달한다. 폐포에 도달한 공기는 폐포 주위를 관류하는 모세혈관의 기체들과 교환되는데 이때 이산화탄소가 폐포로 이동한 후 산소가 모세혈관으로 이동한다. 이러한 과정을 우리는 좁은 의미에서 호흡이라고 한다. 그러나 넓은 의미에서 볼 때 호흡은 폐포에서 기체 교환을 통해 혈액 안으로 들어온 산소가 혈액을 통해 말초조직까지 운반되는 것과 말초조직에서 조직으로 산소가 이동하고 이산화탄소가 혈액으로 나오는 과정을 모두 포함하여 호흡이라고 한다.

허파는 크고 탄력성 있는 기관으로 좌우에 원추 모양을 하고 있으며 상단은 약간 둥근 첨부를 이루어 쇄골보다 3-5cm위로 솟아 있고, 하단은 넓은 기저로서 원형의 횡격막 위에 놓여 있다. 오른 쪽의 폐는 왼쪽 보다 크며 3엽으로 구성된 반면 왼쪽은 오른쪽에 비해 작고 2엽으로 이루어져 있다. 폐에서 기체교환이 이루어지는 폐포의 표면적은 70cm^{2}로서 몸 전체 표면적의 약 40-50배나 되는데 표면에는 매우 얇은 점막과 폐모세혈관이 안팎에서 감싸고 있다.

(1) 호흡과정

흉곽의 팽창과 수축에 따라 공기가 이동하는데 흉곽 내부의 압력이 대기압보다 높을 때 허파에 있는 공기는 밖으로 빠져 나오며 이를 호기라고 한다. 반대로 흉곽 내부의 압력이 대기압 보다 낮아 공기가 몸 안으로 들어갈 때 이를 흡기라고 한다.

호흡이 이루어질 수 있도록 흉곽 내부의 압력을 형성하는 조직에는 늑골과 흉골 그리고 흉추로 구성된 흉곽과 흉강과 복강을 경계 짓는 횡격막이 포함된다. 흉강 내부의 압력을 높이기 위해 늑골은 하강하고 횡격막은 이완되지만 압력을 낮출 때에는 의도적으로 늑골을 상승시키고 횡격막을 수축시켜 편평하게 해야 한다. 즉, 흡기 때에는 늑골 사이에 있는 근육들이 수축하여 늑골을 상승시켜야 하고 횡격막도 수축시켜야 하므로 흡기과정은 능동적 운동이 된다. 그러나 호기 때에는 근육의 이완에 의해 자연스럽게 늑골과 횡격막이 제자리로 되돌아오는 과정이므로 수동적 운동이다.

이와 같이 호흡에 관여하는 흉부의 근육을 호흡근육이라고 하는데, 흡기에 관여하는 근육은 늑골사이에 위치한 외늑간근으로서 흡기 때에 늑골을 전후좌우로 들어 올려 흉곽을 확대시킨다. 이 때 흉강과 복강 사이를 횡단하는 횡격막도 수축하면서 편평해지므로 흉곽 내부는 급속하게 압력이 낮아지며 기도를 여는 순간 외부의 공기가 허파 안쪽으로 빠르게 유입된다. 이러한 과정을 볼 때 허파는 스스로 움직일 수 있는 어떠한 근육도 갖고 있지 않지만 생존 기간 동안 끊임없이 수축과 이완을 반복하고 있는 것은 대단히 신비로운 일이다.

(2) 폐환기

폐환기는 흡입된 신선한 공기가 허파로 들어와서 기존에 폐에 남아있던 탁한 공기와 혼합되는 과정으로서 폐환기 능력은 허파로 유입될 수 있는 공기의 양으로 평가된다. 폐의 크기는 흡입과 호기를 구성하는 기본 단위들로 이루어진 폐용적과 2개 이상의 폐용적으로 구성된 폐용량으로 구분된다.

폐용적(Lung Volume) 요소로서, 1회 호흡량(Tidal Volume, TV)은 안정 상태에서 매 호흡 주기마다 흡입 혹은 호기하는 공기량을 말하며 성인의 경우 평균 500㎖ 정도이다. 흡기예비용적(Inspiratory Reserve Volume, IRV)은 안정시 1회 호흡량을 흡입한 후 더 들어 마실 수 있는 공기량으로서 약 3000㎖이다. 호기예비용적(Expiratory Reserve Volume, ERV)은 안정시 1회 호흡량을 흡입한 후 호기를 끝낸 편안한 상태(End Tidal)에서 추가로 더 내쉴 수 있는 공기량으로서 약 1100㎖ 정도가 된다. 잔기량(Residual Volume, RV)은 안정시 최대로 호기한 상태에서도 여전히 폐에 잔류하고 있는 공기량으로서 잔기량은 전체 폐용량의 20% 정도로 약 1200㎖를 차지하고 있다. 연령에 따라 잔기량은 증가하지만 지나치게 잔기량의 비율이 증가하여 35% 수준에 이르면 기체교환에 기능적 장애가 발생한 것으로 진단한다.

폐용량(Lung Capacity) 요소로서, 흡기용량(Inspiratory Capacity, IC)은 안정시 호기가 끝난 상태에서 최대로 들어 마실 수 있는 공기량으로 일회호흡량과 흡기 예비용적의 합으로 이루어진다. 기능적 잔기용량(Functional Residual Capacity, FRC)은 안정시 호기가 끝난 상태에서 폐에 남아 있는 공기량으로 호기예비용적과 잔기량의 합으로 이루어진다. 기능적 잔기용량은 호흡에 따르는 폐포 내 산소 및 이산화탄소분압의 변동을 완충하는 역할을 하며 연령에 따른 허파의 변형과 기능 약화, 허파의 구조적인 변화 그리고 폐의 부분적 절제나 흉곽의 변형 등에 의하여 그 크기가 변하게 된다. 폐활량(Vital Capacity, VC)은 최대 흡기상태에서 최대로 호기하였을 때 호기되는 전체 공기량으로 흡기예비용적과 1회 호흡량 그리고 호기예비용적의 합으로 이루어진다. 총폐용량(Total Lung Capacity, TLC)은 최대로 흡입하였을 때 폐 내의 있는 공기의 총량으로 폐활량과 잔기용적의 합으로 이루어진다.

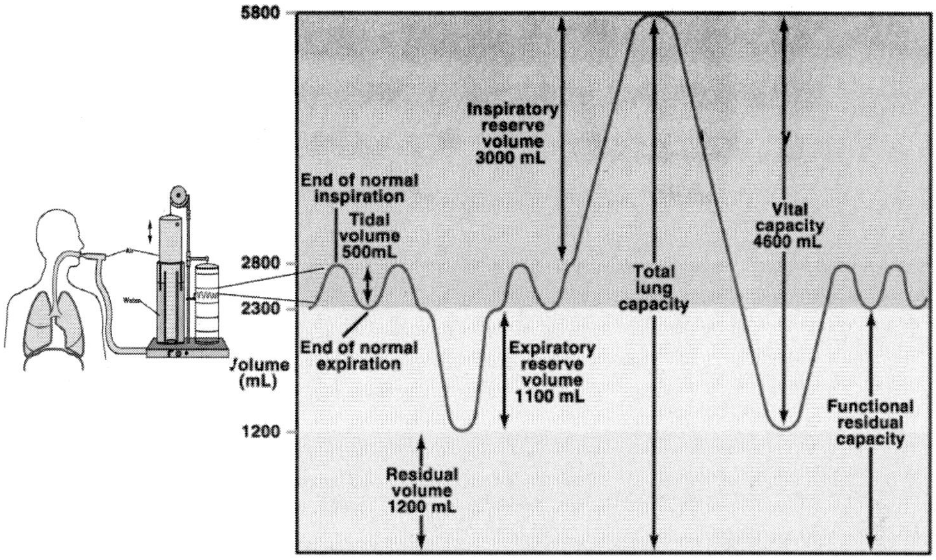

그림 3-4. 폐용적과 폐용량의 비교

(3) 호흡사강

기도에서 폐포에 이르는 공간 중에 기체교환에 참여하지 않는 부분이 있는데 이곳을 호흡사강이라고 한다. 호흡사강은 해부학적으로 기도의 구조적인 특성에 의하여 나타나는 것으로서 비강에서 기관 및 기관지까지의 공간 안에 들어 있는 공기량을 말하며 해부학적 사강이라고 한다. 이에 비해 생리학적 사강은 해부학적 사강을 포함하여 혈액이 순환하지 않는 폐포 내의 공기용적 그리고 폐포에서 기체교환에 필요한 것보다 많은 공기가 존재하는 과잉 호흡용적 상태까지 포함하여 생리학적 호흡 사강이라고 한다.

호흡사강은 1회 호흡량의 30% 정도로서 약 150㎖이다. 따라서 1회호흡시 실제로 기체교환이 이루어지는 공기량은 약 350㎖이며 이것을 기체교환에 직접 참여하였다는 의미에서 폐포환기량이라고 한다. 이러한 호흡사강은 환기 측면에서 호흡의 효율을 70%로 낮춘다는 면에서 비효율적으로 보이지만 폐로 들어가는 공기의 온도와 습도를 인체에 맞도록 조절하는 완충지대로서 기능을 하고 있기 때문에 그 존재 자체만으로도 큰 의미를 갖는다.

(4) 폐포와 말초조직에서의 기체교환

폐포와 모세혈관 사이에서 산소와 이산화탄소는 확산에 의하여 수동적인 방법으로 이동한다. 기도를 통하여 폐포에 도달한 산소는 폐포 안에서 폐포 막 쪽으로 이동하고 폐포 막에 도달한 산소는 폐포 표면의 조직액에 용해된 다음 폐포 막을 통과하여 적혈구내의 혈색소와 접촉하고 혈색소와 결합한다. 이산화탄소는 반대로 폐동맥 모세혈관에서 폐포로 확산된다. 이때 기체의 확산 속도는 폐포와 폐모세혈관에 있는 기체들의 분압 차와 기체의 분자량 그리고 기체의 용해도에 따라 달라진다.

건조한 대기에서 산소의 분압은 760×0.2094=159mmHg이나, 폐포에서의 산소 분압은 약 100mmHg이다. 이는 체내에서 공기는 체온 36.5도에 해당하는 수증기압 47mmHg이 포함되므로 대기압에서 수증기압을 뺀 나머지 713mmHg에 대해 분압을 계산했기 때문이다. 또한 폐포 내에서 산소의 비율은 약 14%이므로 결국 폐포에서 산소분압은 (760-47)×0.14=99.8mmHg로서 약 100mmHg이 되는 것이다. 그러나 정맥혈의 산소의 분압은 약 40mmHg로서 폐포에 비해 60mmHg의 분압차가 있으므로 결국 산소는 폐포에서 정맥혈로 확산되게 된다. 이에 비해 이산화탄소는 폐포에서 분압이 40mmHg이지만 정맥혈에서는 46mmHg이므로 정맥혈에서 폐포로 확산이 된다.

이처럼 폐포에서 기체교환이 이루어졌을 때 생성된 이산화탄소량을 소비된 산소량으로 나누어 기체교환율(Gas Exchange Ratio 또는 Respiratory Quotient, RQ)로 표현할 수 있다. 이렇게 계산된 RQ는 섭취하는 영양물질에 따라 차이가 있으며 인체 내부에서 일어나는 생리적 현상을 나타내는 지표가 되므로 운동 수행시 호흡역치를 추정할 때 활용하고 있다.

말초조직에서 산소 분압은 신체활동 여부에 따라 달라지므로 정확히 말하기 어렵지만 일반적으로 안정상태에서 조직의 산소분압을 30mmHg라고 할 때 동맥혈의 산소 분압이 100mmHg이므로 70mmHg의 분압 차이로 인해서 산소는 혈액에서 조직으로 확산된다. 그 결과 정맥혈의 산소분압은 약 40mmHg까지 낮아지게 된다. 이산화탄소의 분압도 조직에 따라 다르지만 약 50mmHg라고 할 때 동맥혈의 분압인 40mmHg보다 10mmHg 정도 높기 때문에 조직에서 혈액으로 확산되며 그 결과 정맥혈의 이산화탄소 분압은 46mmHg까지 증가한다. 이와 같이 폐포와 조직에서 일어나는 산소와 이산화탄소의 기체교환은 분압 차이에 의해 발생하는 확산현상이며 이를 조직호흡 또는 내호흡이라고 한다.

(5) 기체의 운반

혈액에서 산소는 혈장에 용해되거나 혈색소와 결합한 상태로 운반이 되는데 대부분 혈색소와 결합된 상태로 운반된다.

혈장에 의해 운반되는 혈액의 양은 Henry법칙에 따라 용해도 상수와 산소 분압을 곱하여 계산된다. 37℃에서 체내 혈액의 용해도 상수는 0.021㎖ of Blood/760mmHg 또는 0.003㎖/100㎖ of Blood/mmHg이다. 기체교환이 이루어진 폐정맥 모세혈관에서는 100㎖ 혈액에 용해된 산소량이 0.003㎖/100㎖ of Blood/mmHg×100mmHg=0.3㎖/100㎖ of Blood 정도 밖에 되지 않는다.

혈색소는 산소와 결합 [$(Hb_4)+4O_2 \rightarrow Hb_4O_8$]하여 운반되는데 이 때 혈색소의 분자량은 66,800g이고 1개의 혈색소는 4개의 Heme를 갖고 있으므로 산술적으로 1개의 Heme(1/4개의 혈색소)은 산소 1분자인 22.4ℓ와 결합한다고 할 수 있다. 따라서 1g의 혈색소가 운반하는 산소량은 다음과 같이 계산된다.

산소운반량 = 22,400㎖/(66,800g/4) = 22,400㎖/16,700g = 1.34㎖/g

결국 혈액 100㎖에는 약 15g의 혈색소가 들어 있으므로 100㎖의 혈액은 15g×1.34㎖/g=20.1㎖의 산소를 운반하게 된다.

물리적으로 볼 때 15g의 혈색소와 산소가 100% 결합을 하면 20.1㎖의 산소가 운반되지만 산소의 분압과 이산화탄소의 분압, 혈액의 pH, 체온에 따라 결합 비율은 달라진다. 이러한 관계를 그래프로 나타낸 것을 Hb의 산소포화곡선(Dissociation Curve)이라 하는데 여기에는 Hb의 특성이 잘 나타나 있다. 이것은 S자형(Sigmoid)의 그래프인데 산소분압이 높아짐에 따라 혈색소와 산소의 결합 비율이 증가하며 산소분압이 낮아질수록 산소의 해리 비율이 증가한다. 폐 모세혈관에서 산소분압은 약 100mmHg이며 말초조직에서는 약 40mmHg인데

이 때 혈색소와 산소의 결합과 해리는 주목할 만하다. 산소분압이 100mmHg일 때 혈색소와 산소는 100% 결합(100% 산소포화도)을 할 수 있으므로 혈액의 산소 수용능력은 최대가 되는 반면 산소분압이 40mmHg일 때는 75% 정도만 결합할 수 있으므로 나머지 25%의 산소는 해리되어 말조조직으로 이동하게 된다. 만약 중등도 수준에서 운동을 하면 골격근 모세혈관 산소분압은 20mmHg 이하로 낮아지는데 이때 혈색소의 산소포화도는 약 30%로서 70%의 산소가 해리되어 말초조직에 공급된다.

Hb의 산소해리 곡선에 영향을 주는 것에는 온도, pH 및 이산화탄소 분압 등이 있으며, 이들에 의하여 산소해리곡선은 좌우 방향으로 이동하게 된다. 동일한 산소분압인 상태에서 산소해리곡선이 오른편으로 이동하는 것은 산소와 혈색소의 결합 비율이 감소하고 해리 비율이 증가하는 것이며 반대로 왼편으로 이동하는 것은 결합 비율이 증가하고 해리 비율이 감소한 것을 의미한다. 또한 산소해리곡선이 위로 이동하는 것은 결합 비율이 증가하고 해리 비율이 감소하는 것이며 곡선이 아래로 이동하는 것은 그 반대의 경우가 된다.

이산화탄소는 약 90%가 적혈구와 결합하여 운반되며 10% 정도만 혈장에 용해되어 운반된다. 이산화탄소가 운반될 때 대부분 중탄산이온(HCO_3^-)의 형태로 운반되며 그 양은 적지만 혈장단백질이나 혈색소 등 각종 단백질과 결합하여 운반되기도 한다.

이산화탄소는 혈장의 물과 결합하여 다음과 같이 중탄산염을 형성한다.

$$CO_2 + H_2O \rightleftarrows H_2CO_3 \rightleftarrows H^+ + HCO_3^-$$

적혈구에서는 효소(Carbonic Anhydrase)가 많기 때문에 이 반응은 빠르게 진행되지만 혈장에서는 효소가 없기 때문에 반응속도가 느리다. 중탄산염은 혈장에서 수소이온(H^+)과 중탄산이온(HCO_3^-)의 형태로 존재하며 이는 산-염기 평형에서 영향을 미치게 되며 특히 중탄산이온은 산-염기 조절의 완충제로서 그 역할을 하게 된다.

(6) 호흡조절

호흡중추는 연수(Medulla Oblongata)에 있다. 연수의 앞쪽이 흥분할 때 흡기가 일어나므로 이곳을 흡식중추라 하며, 뒷쪽 부분이 흥분되면 호기를 일어나므로 이곳을 호기중추라고 한다. 연수에서 나오는 원심성 신경은 운동신경으로서 횡격막의 운동을 지배하는 횡격막 신경과 늑간근의 운동을 지배하는 흉신경이 있으며 모두 척수신경들이다. 호흡 중추로 들어가는 구심신경은 감각신경으로서 미주신경 내에 들어 있는데 주로 폐에서 시작되며 일부는 피부, 비강, 후두 및 복부 내장에서 시작하여 호흡 중추에 이른다.

동맥 혈관에는 화학수용기(Chemoreceptor)가 있어서 산소나 이산화탄소의 분압과 수소이온 농도와 같은 혈액의 화학적 환경을 감지하여 그 정보를 뇌에 제공함으로서 호흡 조절에 관여한다.

말초화학수용기로서 총경동맥의 분기점에 경동맥소체가 있고 대동맥궁에는 대동맥소체가 있다. 이에 비해 중추화학수용기는 화학적 성분에 예민한 부위로써 연수에 있다. 말초화학수용기의 정보들은 호흡조절에 관여하는 여러 중추로 직접 전달되며 중추에서는 이들 정보를 분석하고 통합하여 호흡을 조절하게 된다. 그런데 재미있는 사실은 혈중 산소분압이 감소한 경우 호흡반응은 무뎌서 약 50mmHg까지 감소하여야 호흡은 증가하지만, 이산화탄소의 분압 증가에 대해서는 매우 민감하게 반응하여 분압이 1mmHg 증가할 때마다 호흡량은 평균 약 분당 2.5L씩 증가한다. 이것은 이산화탄소가 혈액 내에서 중탄산이온으로 존재하면서 화학수용기를 쉽게 자극할 수 있기 때문에 나타난 현상이다.

2) 노화와 호흡계의 변화

호흡계 노화의 공통적인 특징은 폐포에서 폐동맥 모세혈관으로 산소를 공급할 수 있는 능력과 혈액을 통해 산소를 말초조직으로 운반할 수 있는 능력이 감소하는 것이다. 이러한 증세가 유발되는 것은 장기간 흡연이 가장 큰 이유이며 환경적으로 유해한 기체나 오염된 공기에 오랫동안 노출된 직장과 주거

환경도 중요한 원인이 될 수 있다(한국해부생리학교수협의회, 2005).

(1) 기관지와 폐포

나이가 들어감에 따라 기관과 기관지에 있는 말굽 형태의 연골들이 칼슘 축적 과정을 거쳐 점진적으로 탄력을 잃고 견고해진다. 기관지의 평활근 또한 섬유성 결체조직으로 대체되면서 수축과 확장이 어렵고 탄성이 없는 상태로 발전된다. 이러한 이유 때문에 호흡시 허파에는 항상 많은 양의 공기가 남아 있어서 뚜렷하지는 않지만 지속적으로 산소부족증에 노출되기 때문에 일상생활에서 활기가 줄어들게 된다.

또한 기관지 벽에 발달해 있는 섬모의 활성이 감소하기 때문에 세기관지 벽과 폐포 막에서 분비된 점액이나 이물질을 배출하는데 어려움을 겪게 되며 먼지세포와 대식세포의 기능도 약화되므로 호흡기 질환이 발생하는 횟수가 점차 증가한다.

폐포는 연령 증가에 비례하여 폐포를 감싸는 활성물질의 기능이 약화되면서 표면장력이 줄어들게 되고 그 결과 인근 폐포와 서로 합쳐지는 현상이 발생한다. 폐포의 크기가 커지는 것은 모세혈관과 접하는 폐포의 단면적을 줄이게 되므로 기체교환 능력을 감소시키는 원인이 된다. 또한 폐포 벽을 형성하는 콜라겐섬유도 점차 탄성을 잃게 되어 숨을 힘껏 들이마시더라도 폐포를 확장시키기가 쉽지 않기 때문에 호흡을 하는데 더 많은 에너지를 소비하게 된다.

폐포와 모세혈관의 거리가 짧을수록 기체교환에 소요되는 시간을 단축시킬 수 있는데 나이가 들면서 폐포와 모세혈관 사이를 채우는 물질의 화학적 성분이 변하게 되어 결국 모세혈관을 관류하는 적혈구 중에서 기체교환에 실패하는 경우가 증가하게 된다. 그 결과 동맥혈액의 산소포화도는 낮아지며 이는 신체 전반적인 기능과 신진대사를 위축시키는 원인이 된다.

(2) 폐 기능

노화에 따라 흉곽과 늑골 그리고 횡격막의 탄력이 감소하므로 1회 호흡량은 큰 변화가 없으나 흡기예비량과 호기예비량이 감소하여 전체적인 폐활량은 감소한다. 또한 척주 측만증이나 후만증 또는 전만증과 같이 흉곽의 크기에 영향을 미치는 골격계의 변화도 폐활량을 감소시키는 원인이 된다.

노화에 따라 늑간에 있는 호흡근이 약해짐으로 최대호기능력과 최대흡기능력 모두 저하되는데, 폐활량계를 이용하여 기계적인 폐기능을 측정하였을 때 1초율과 호흡기 유속, 그리고 최대환기능력이 감소하는 결과로 나타난다. 1초율과 최대환기능력은 폐의 탄력성과 기도의 개방율을 나타내는 지표이므로 이들 값이 감소한다는 것은 노화에 따라 숨을 들이마시고 내쉬는데 어려움을 겪고 있다는 것을 의미한다. 호기가 어려운 대표적인 노인성 질환은 만성폐쇄성 폐질환이며 흡기가 어려운 질환은 제한성 폐질환이다.

근골격계와 순환계에 나타나는 노화 현상은 규칙적인 운동을 통해 어느 정도 지연시킬 수 있다. 그러나 호흡계통의 노화 현상은 운동에 의해 어느 정도 지연될 수 있는가에 대해서 학자들 간에 의견이 일치되고 있지 않다. 규칙적인 운동을 통해 폐기능이 향상된다는 연구가 있지만 그것이 호흡근과 횡격막과 같은 근육계의 발달과 자세 교정과 흉곽의 확장 효과가 폐기능의 발달로 간주되는 착시 현상일 수 있다는 것이다. 분명한 것은 폐활량의 경우 사춘기 이후에는 더 확장되지 않으며, 신체훈련을 하더라도 폐포와 폐 모세혈관과의 간격은 좁아지지 않는다는 것이다.

3) 노화와 관련된 호흡계 질환

(1) 만성폐쇄성 폐질환(Chronic Obstructive Pulmonary Disease, COPD)

만성폐쇄성 폐질환은 흡연과 같이 유해한 기체를 반복적으로 흡입할 때 발생한다. 유해 기체에 대해 폐와 기관지는 과민하게 반응하고 염증 반응을 일으키며 호기가 어려워지므로 폐기능은 저하되고 호흡이 곤란해지는 증세가 나타나는데 폐기종과 만성 기관지염이 여기에 속하는 질환들이다.

주된 원인은 흡연으로서 유전적인 특징과 기도의 과민 반응 정도 그리고 분진과 화학물질, 실내 외 대기오염 등이 관련이 있다. 만성폐쇄성 폐질환은 대부분 40대 이후에 발병하며 초기에는 증상이 없거나 가벼운 기침을 하는 것으로 나타나지만 발전하면 만성적인 기침과 호흡곤란으로 이어진다. 아침에 기침할 때 객담은 양은 적지만 끈적끈적하여 배출이 잘되지 않는 특징이 있으며, 이로 인해 천명음이 들리고 운동시에는 호흡이 곤란해질 수 있다.

치료와 예방을 위해 금연을 해야 하며 일상생활 중에 오염된 대기에 노출되지 않도록 주의하여야 한다. 또한 독감 인플루엔자도 발병 위험요소이므로 주의하여야 한다.

(2) 제한성 폐질환(Restructive Lung Disease)

제한성 폐질환은 폐조직이 섬유화되어 발생하는 내재적인 원인에 의한 폐질환과 상해 등으로 인해 흉곽의 확장성을 저하시키는 외부질환에 의한 폐질환으로 구분된다. 이러한 폐질환은 폐의 탄력성이 감소하고 흉곽을 확장시키는데 저항이 크기 때문에 흡기 때 어려움이 있다. 따라서 이들 환자들이 호소하는 주된 증상은 가쁜 호흡과 기침이며 호흡곤란이 발생하기도 한다.

표 3-3. 만성폐쇄성 폐질환자 제한성 폐질환자의 폐기능 비교

구분	만성폐쇄성 폐질환	제한성 폐질환	
		간질성	외부질환 관련
총폐용량	변화가 없음/증가	감소	감소
잔기용적	증가	증가	정상
잔기용적/총폐용량	증가	증가	증가
기능적 잔기용량	증가	감소	감소
폐활량	감소	감소	감소

(3) 폐기종(Emphysema)

세기관지의 종말부분에서 공기 공간이 파괴되어 비정상적으로 말초 기도와 폐포가 확장되는 상태를 말하는데 한번 확장된 폐포는 다시 회복되지 않으므

로 영구적인 증세로 나타난다. 주된 발병 원인은 유해 기체의 흡입과 흡연이며 분진이나 화학물질, 대기오염 등에 지속적으로 노출되는 것도 이 질환의 원인으로 작용할 수 있다. 이러한 환자들의 전형적인 증상에는 만성적인 기침과 가래, 호흡곤란 등이 있다.

발병과정을 보면 흡연 등으로 폐포와 소기관지의 조직들이 자극을 받으면 허파조직은 과도하게 점액을 분비하는데 이를 배출하기 위해 반사적으로 그리고 반복적으로 기침을 하게 된다. 그러나 점액과 염증 등으로 기도를 통한 공기 흐름은 불량하여 신선한 공기의 흡입이 곤란하며, 폐포와 소기관지의 종말부위가 확장되어 그 곳에 갇혀있는 공기의 배출도 어려운 상태가 지속된다. 이러한 증세가 악화되면 폐포는 비후되고 팽창되며 과도하게 섬유화되기 때문에 기체교환 면적은 더욱 감소하여 산소부족증에 의해 청색증을 유발되기도 한다. 이러한 증세가 지속될 때 산소부족 현상을 만회를 위해 과도하게 심장을 가동시기지만 이는 심장기능을 서하시키는 원인으로 작용하며 결국 폐기종 환자들은 대부분 심부전증으로 발전하게 된다.

폐기종 환자는 금연이 무엇보다 중요하며 실내외에서 오염된 공기를 마시지 않도록 생활환경을 개선하는 것이 필요하다.

(4) 만성기관지염(Chronic Bronchitis)

만성 기관지염이란 객담과 기침이 지속적으로 진행되는 질환으로서 흡연, 대기 오염에 의해 기관지가 손상되어 2년 연속, 1년에 3개월 이상 기침과 객담이 지속되는 질환이다. 만성기관지염은 흡연이나 감염 등으로 기관지가 자극을 받아 부종이 발생하며 그 부위에 점막이 발달하여 과도하게 점액이 분비된다. 그러나 대식세포의 식작용이 감소하여 염증은 반복적으로 발생하고 기도가 좁아져 호흡곤란이 오며 청색증으로 발전하게 된다.

기침과 객담만으로 모두 만성기관지염으로 진단하지 않기 때문에 이러한 증상이 지속되는 경우 정밀 검사를 받는 것이 필요하다.

(5) 폐렴(Pneumonia)

폐렴은 폐의 경화를 동반하는 염증상태로서 폐포에 점액과 혈액세포 등 산출물이 축적되어 공기의 흐름이 차단되어 호흡 곤란을 동반하며 고열과 기침, 객담 증가현상이 나타난다. 폐렴은 전염성이 있으므로 환자와의 접촉을 차단하는 것이 필요하므로 인플루엔자 바이러스, 폐렴쌍구균에 의해 집단적으로 환자가 발생한 곳은 피하는 것이 바람직하다. 또한 노인들은 면역체계가 떨어져 있기 때문에 장기 입원 중에 병원에서 감염될 수도 있다.

증상이 더욱 발전하여 폐를 둘러싸고 있는 흉막까지 염증이 침범한 경우 호흡 시 통증을 느낄 수 있으며 그 밖에도 구역질과 구토 그리고 설사가 나타날 수도 있다.

3. 신경계의 특징과 질환

1) 신경원의 구조와 기능

(1) 신경원(Neuron)

신경세포는 신경계를 구성하는 구조적, 기능적 단위로서 인간은 약 14조개의 신경세포가 있다. 신경세포는 물리적 화학적 자극에 반응하여 흥분하고 그 흥분을 근육과 분비선 또는 다른 신경세포에 전달함으로서 신체 내에서 정보가 교류되도록 하는 기능을 수행한다. 또한 간뇌에 있는 시상하부와 뇌하수체에 있는 특수 신경세포는 분비기능이 있어서 호르몬을 분비하는 기능을 수행하기도 한다.

신경원은 세포체와 수상돌기, 축삭으로 구성되는데 세포체는 돌기를 제외한 핵과 세포질로서 구형, 타원형, 별 모양과 같이 형태가 다양하며 다른 세포보다 크고 핵을 포함하고 있다. 핵은 세포체 중앙에 위치하며 뚜렷하게 구분되는 핵소체를 함유하고 있는데 여성의 신경원에는 바르소체(Barr's Body)라고 하는 성염색질이 들어 있다. 염기성으로 염색되는 과립형 RNA의 집합체를 니슬소체(Nissl Bodies)라고 하며 휴식, 피로 등 생리적 상태에 따라 모양이 변하며 세포질 내에서 단백질을 합성하여 영양을 공급하며 세포체 재생에 관여한다. 그밖에도 세포질 내에는 일반 세포와 같이 미토콘드리아, 골지체, 용해소체 등과 같은 소기관들이 포함되어 있다.

수상돌기는 원형질 돌기로서 비교적 그 길이가 짧다. 그러나 세포체에서 굵게 시작하여 끝이 급격하게 좁아짐으로서 다른 세포의 축삭 종말들과 결합할 때 자극이나 정보의 수용 면적을 넓게 한다. 구성물질은 대부분 세포체의 세포질과 동일하여 니슬소체나 미토콘드리아, 그리고 신경세사와 미세소관을 볼 수 있다.

축삭은 가늘고 긴 미세소관의 다발로서 길이는 1mm-1m 정도이다. 축삭의 형질은 약간의 미토콘드리아와 미세소관, 과립형질내세방 등이 있으나 니슬소체가 없어 단백질의 합성이 불가능하므로 세포체에서 단백질을 공급받고 있다. 따라서 축삭이 손상된 경우 자체적으로 회복에 필요한 단백질을 재생하지 못함으로 손상을 회복하고 재생시키는데 시간이 걸리게 된다. 중추신경계의 축삭에는 희돌기교세포가, 말초신경계에서는 지질단백질인 수초(Myelin Sheath)가 얇은 피막이 되어 축삭을 덮고 있기 때문에 축삭을 통하여 정보가 전달될 때 정보와 자극이 손실되는 것을 방지한다. 축삭을 맨 바깥에서 감싸고 있는 슈반세포(Schwann's Cell)는 신경초라고도 하는데 축삭을 덮고 있는 Myelin 수초를 한번 더 감싸고 있으며, 신경 조직의 재생에 관여한다. 축삭에는 수초나 신경초로 덮인 유수신경섬유와 그렇지 않은 무수신경섬유가 1.5mm 간격으로 반복적으로 나타나는데 이를 랑비에 절(Node of Ranvier)이라고 한다. 이곳에서는 신경자극이 점프해서 이동함으로서 신경전달 속도를 빠르게 한다.

축삭이 끝나는 곳에서 신경종말단추라고 하여 발달된 부위가 있으며 이곳에서 다른 수상돌기나 세포체, 축삭을 포함한 말초 조직들과 결합하며 시냅스(Synapse)를 이루고 있다. 시냅스에는 아주 작은 틈이 있는데 이것이 시냅스 간격으로서 20-30nm 정도가 된다.

시냅스에서 감각신경종말은 신경원의 수상돌기에 해당하며 외부로부터 지극을 받아들이는 역할을 하는데 감각신경종말은 촉각에 관한 정보를 수용하는 Meissner소체와 Merkel's Disk, 압각 수용체인 Pacinian 소체, 냉각 수용체인 Krause 종구, 온각 수용체인 Ruffini 소체, 그리고 근섬유의 긴장도와 수축 속도에 대한 정보를 수용하는 근방추 등과 연접하고 있다. 이에 비해 운동신경종말은 신경세포의 축삭 끝에 해당하는데 중추의 전기적 정보를 화학적으로 전환하여 근육세포로 전달하는 장소이다. 특히 운동신경 섬유의 경우 신경섬유의 끝과 만나는 근섬유의 경계에 작고 많은 핵과 미토콘드리아가 집중되어 있는 덩어리가 있어서 운동종판을 형성한다.

신경원은 기능에 따라 감각신경원과 운동신경원 그리고 개재신경원으로 구분한다. 감각신경원은 감각기관의 수용기에서 획득한 정보를 뇌와 척수로 입력하는 구심성 신경원으로서 보고 듣고 냄새 맡는 등 느낌과 감각에 관한 정보 전달하는 신경원이다. 이에 비해 운동신경원은 뇌와 척수의 명령을 근육으로 전달하여 움직임을 유발하는 원심성 신경원으로 근육의 수축 속도와 강도에 관한 정보를 근섬유에 전달하여 근수축이 일어나도록 한다. 개재신경원은 연합신경원이라고도 하며 뇌와 척수에서 구심성 신경원과 원심성 신경원 사이를 연결하는 신경원으로서 서로 다른 신경들 사이에서 정보를 전달하는 신경원인데 뇌와 척수에서만 관찰되는 특징이 있다.

(2) 신경세포의 정보전달 원리

안정시 세포는 전기적 분극 상태에 있으며 세포 내부는 음성, 세포외부는 양성을 띤다. 이렇게 세포가 전기적으로 분극될 수 있는 것은 세포막이 선택적으로 물질을 투과시키는 성질이 있기 때문이다. 즉 세포막을 중심으로 세포 내부에는 K^+와 단백질이 다량으로 존재하고 세포외부는 Na^+와 Cl^- 이온이 많이 존재하는데, 세포막이 Na^+와 K^+의 이동을 통제하여 세포 안팎에 농도차이를 형성하기 때문에 전기적인 분극 현상이 나타나는 것이다.

그러나 세포가 자극을 받으면 전기적인 분극이 소실되어 탈분극현상이 발생한다. 즉, 자극이 수상돌기에 도달하면 세포막의 반투과 성질이 소실되어 세포 안팎의 전해질이 농도 평형을 위해 이동하므로 세포 안쪽과 바깥쪽에 형성되어 있던 전위 차이는 사라지게 된다. 안정시 전위 차이가 역치(Threshold)이하로 줄어들면 갑자기 전기적 스파이크(Spike)가 발생하는데 이것이 활동전압(Action Potential)이다. 세포 내에서 활동전압은 수상돌기에서 축삭종말단추 쪽으로만 이동하면서 자극을 전달한다. 의학적으로 피부를 포함한 세포외부에서 활동전압을 측정할 수 있는데 이를 활용하여 조직의 건강 상태를 진단할 수 있도록 개발된 장비가 근전도나 심전도 그리고 뇌전도와 같은 기록 장치들이다.

한편 활동전압이 발생한 후 세포막의 반투막 성질이 회복되며 시간이 경과하면 또다시 세포 내·외부 사이에는 분극이 형성되는데 이를 재분극이라고 한다. 재분극이 이루어지기 위하여 세포막을 경계로 전해질을 이동시켜야 한다. 이 일을 수행하는 것이 세포막에 있는 Na-K 펌프이다. 이 펌프는 세포안쪽에 있는 Na^+를 세포 밖으로 이동시키고 K^+를 세포 안쪽으로 이동시키는데 이때 3:2의 비율로 Na^+를 다 많이 이동시킨다. 이렇게 전해질을 이동시키는 것은 농도 평행에 역행하여 이동시키는 것이므로 이 과정에서 생체에너지가 소비된다.

한편 활동전압의 형태를 보면 자극이 주어진 후 탈분극이 일어날 때까지를 잠복기라고 하며 자극의 크기가 역치에 이를 때까지 걸리는 시간과 관련이 있다. 탈분극 때 활동전압은 세포 안쪽이 양성으로 바뀌는 Overshoot 현상이 발생하며, 재분극 때에는 안정시 전위차보다 더 큰 차이를 나타내는 과분극 상태가 발생하는 것을 볼 수 있다. 특히 과분극 상태는 재분극 초기에 나타나는 현상으로서 이때에 외부에 자극이 오더라도 반응을 하지 않는다. 이를 불응기라고 하며 신경세포에서 전기적 흥분이 한쪽 방향으로 이동할 수 있게 하는 이유가 된다.

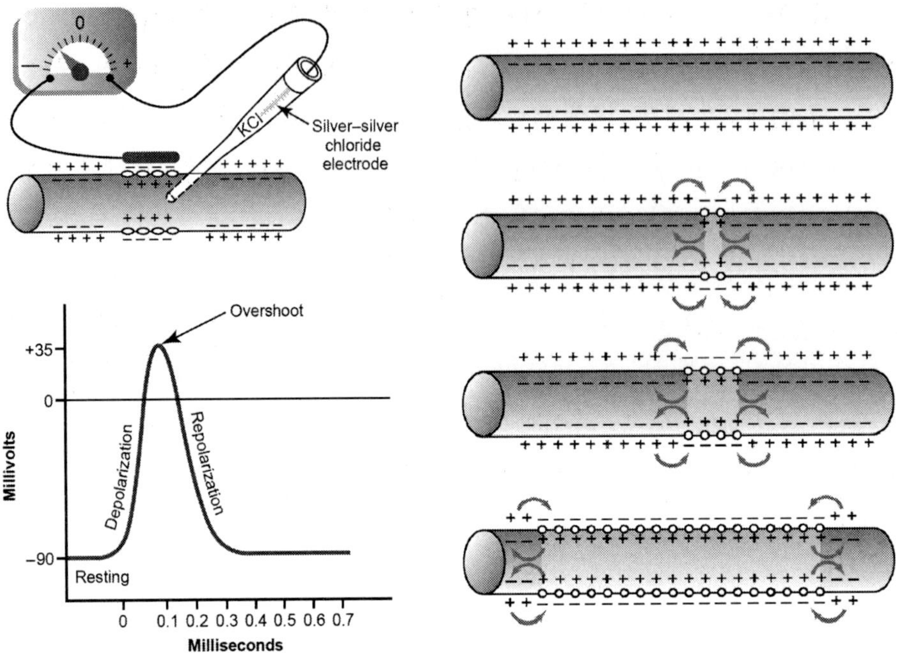

그림 3-5. 세포에서 활동전압을 측정할 수 있다(왼쪽).
활동전압의 불응기 때문에 전기적 흥분은 한쪽 방향으로만 이동한다(오른쪽).

(3) 시냅스(Synapse)

시냅스는 신경세포가 다른 신경세포와 만나는 부위이며 신경세포와 근육세포, 신경세포와 선세포가 만나는 장소이기도 한다.

시냅스는 결합 형태에 따라 축삭과 세포체, 축삭과 수상돌기, 수상돌기와 수상돌기, 수상돌기와 세포체, 축삭종말들과 축삭 등 여러 가지의 시냅스가 가능하다.

정보 전달 방법에 따라서 시냅스를 분류하면 전기적 시냅스와 화학적 시냅스로 나눌 수 있다. 전기적 시냅스에서는 세포와 세포의 형질막이 교통반으로 연결되어 있기 때문에 활동전압에 의해 생긴 국소전기가 연접세포로 직접 전달된다. 주로 심장근과 내장의 일부 평활근에서 이루지는 시냅스의 형태이다. 이에 비해 화학적 시냅스는 신경말단에서 분비되는 신경전달물질이 다음 조직에 작용하여 정보나 신호를 전달하는 연접구조로서 신경전달물질에 따라 흥분성 시냅스와 억제성 시냅스로 구분된다. 흥분성 시냅스에서는 신경전달물질이 시냅스 후 막에 Na^+통로를 만들어 세포 밖의 Na^+를 세포 내로 이동하게 함으로서 탈분극과 흥분성 전압이 형성되도록 하며, 억제성 시냅스에서는 신경전달물질이 K^+와 Cl^-의 이동을 자유롭게 하고 Na^+이동을 계속 통제하여 세포 내부가 과분극되고 흥분이 억제되도록 한다.

신경원이 흥분하여 축삭의 종말까지 정보가 전달되면 종말단추의 소포에서 시냅스 간격으로 신경전달물질이 분비된다. 아세틸콜린(Acetylcholine, Ach)은 흥분성 신경전달물질로서 척추동물의 운동신경, 자유신경의 절전섬유, 부교감신경의 절후섬유, 중추신경계의 일부에서 분비된다. 아세틸콜린이 분비되는 시냅스는 대부분 하나의 탈분극으로 하나의 시냅스 후 전압을 형성하며 시냅스 간격 안에 Ach 분해효소가 있기 때문에 아세틸콜린이 빠르게 분해되어 흥분의 지속시간이 짧다. 그밖에도 신경전달물질로서 노르에피네프린(Norepinephrine)과 에피네프린(Epinephrinc), 도파민(Dopamine), 세로도닌(Serotonin) 등이 있다.

시냅스에서 이루어지는 정보의 전달과정은 다음과 같다.

신경종말에 활동전압이 도달되면 신경종말은 탈분극이 되는데 이때 축삭 종말의 막은 활동전압에 반응하여 Ca^{++}통로를 개방한다. 그러면 Ca^{++}는 세포 밖에서 축삭 종말 안으로 유입되어 신경전달물질이 들어있는 소포들을 시냅스 간격으로 이동시킨다. 시냅스 간격 쪽으로 이동한 소포는 막이 터지게 되고 그러면 신경전달물질은 시냅스 간격으로 퍼져나가게 된다. 시냅스 간격에 유입된 신경전달물질은 시냅스 후 막의 수용체와 결합하고 특정 이온이 세포막을 통과할 수 있도록 통로를 개방한다. 이에 따라 시냅스 후 막에 탈분극이 발생하는데 이는 신경정보가 시냅스를 통해 성공적으로 전달되었음을 의미한다.

한편, 축삭 종말에 남아 있는 칼슘은 칼슘-ATP분해효소에 의해 제거되며, 시냅스 간격에 있는 신경전달 물질도 분해 효소에 의해 분해되어 제거 되면 모든 정보 전달 과정은 끝이 난다.

이러한 시냅스는 시냅스 전 신경원에서만 신경전달물질을 분비하므로 일방향성 전도가 이루어진다는 특징이 있다. 또한 시냅스 간격에서 정보가 전달될 때에는 0.5-1m/sec 정도의 시간적 지연이 발생하며, 온도가 낮을 경우 정보의 전달시간은 더욱 길어진다.

2) 신경계의 구조와 기능

신경계는 중추신경계와 말초신경계로 구분된다. 중추신경계는 뇌와 척수로 이루어지며 말초신경계에는 체신경계와 자율신경계가 포함된다.

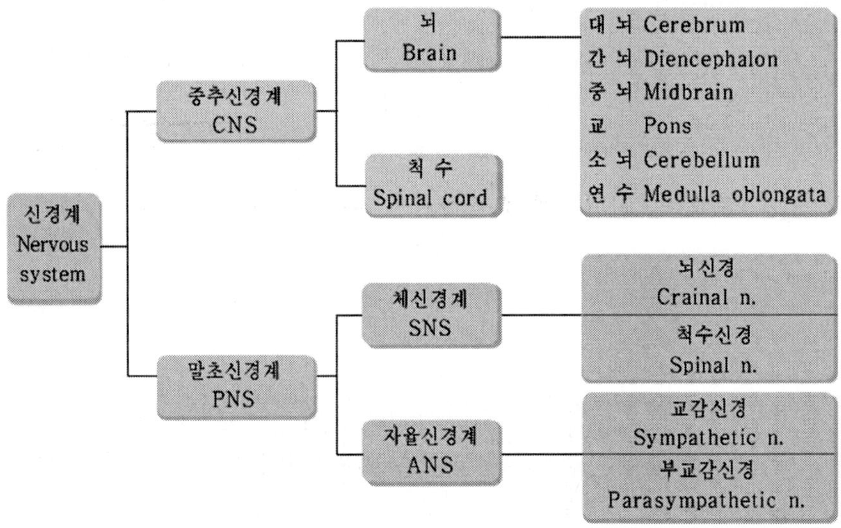

그림 3-6. 신경계의 구조

(1) 말초신경계

말초신경계는 중추신경계와 신체 말초부위를 연결하는 신경계로서 뇌신경과 척수신경으로 이루어진 체신경계와 교감신경과 부교감신경으로 이루어진 자율신경계로 구성된다. 뇌신경은 중추신경계의 뇌에서 나오는 뇌신경 12쌍이 포함되며 체신경계는 척수에서 나오는 척수신경 31쌍을 말한다.

말초신경계는 감각신경섬유와 운동신경섬유 그리고 혼합신경섬유로 이루어져 있는데, 감각신경섬유는 중추신경계 밖에 있는 지각신경세포에서 시작하여 뇌 또는 척수에서 멈추며, 운동신경섬유는 중추신경 내의 운동핵 내에서 시작하여 근섬유와 연접하여 시냅스를 형성하는 곳까지 이어진다.

뇌신경 12쌍은 뇌 표면의 위치(전후 및 내외의 순서)에 따라 로마숫자로 표시한다.

- · Ⅰ 후신경(Olfactory Nerve)
- · Ⅱ 시신경(Optic Nerve)
- · Ⅲ 동안신경(Oculomotor Nerve)
- · Ⅳ 활차신경(Trochlear Nerve)
- · Ⅴ 삼차신경(Trigeminal Nerve)
- · Ⅵ 외전신경(Abducent Nerve)
- · Ⅶ 안면신경(Facial Nerve)
- · Ⅷ 내이신경(Vestibulocochlear Nerve or Statoacous Nerve)
- · Ⅸ 설인신경(Glossopharyngeal Nerve)
- · Ⅹ 미주신경(Vagus Nerve)
- · Ⅺ 부신경(Accessory Nerve)
- · Ⅻ 설하신경(Hypoglossal Nerve)

척수신경은 척수에서 나가는 말초신경은 31쌍으로 위치에 따른 분류는 다음과 같다.

- · 경신경(Cervical Nerves) 8쌍
- · 흉신경(Thoracic Nerves) 12쌍
- · 요신경(Lumbar Nerves) 5쌍
- · 천골신경(Sacral Nerves) 5쌍
- · 미골신경(Coccygeal Nerves) 1쌍

자율신경계는 교감신경계(Sympathetic)와 부교감신경계(Para-Sympathetic)로 구성되며 내장, 혈관, 내분비선 등과 같이 불수의적인 장기에 분포하며 호흡, 소화, 순환, 흡수, 분비, 생식 등 직접 생명유지에 필요한 작용을 무의식적, 반사적으로 조절하고 있다. 뇌나 척수와의 연락은 미약하지만 자율신경계는 여전히 중추신경계와 연락을 하고 있다. 대뇌피질이 시상하부를 통해 자율신경계에 영향을 주고 있으나 생리학적으로 자율신경계의 최고위 중추는 시상하부라고 볼 수 있다.

(2) 중추신경계

중추신경계는 척주관 안에 있는 척수와 두개강 안쪽에 있는 뇌로 구성된다. 척수와 뇌는 대후두공에서 서로 만나며 좌우 대칭적인 구조를 하고 있다.

척수는 척주관 내에 있는 길이 약 43-45cm, 무게 약 30g, 직경 약 1cm의 연한 백색 신경다발로서 위쪽은 제 1 목뼈와 후두골 사이에서 연수에 결합하며 아래는 제 1-2 허리뼈에서 원추와 같은 모양을 하면서 끝나고 있다. 이러한 척수는 경막, 지주막, 연막과 같은 3층으로 된 수막이 신경을 보호하고 있다.

척수의 횡단면을 보면 전면 정중선에 있는 깊은 전정중렬과 후면 정중선에 있는 얕은 후정중구를 기준으로 좌우로 나누어진다. 척수에 출입하는 신경의 위치는 운동신경과 감각신경에 따라 서로 상이한데 앞쪽 외측구에서는 운동신경이 나가며, 뒤쪽 외측구로 감각신경이 들어오고 있다.

뇌는 생체 정보를 처리하고 생성하는 기관으로서 구심성 정보를 통합, 분석하며 원심성 정보를 생성하여 신체 반응을 유도해 낸다. 뇌는 척수에서 시작하여 교, 연수, 소뇌, 중뇌, 간뇌, 대뇌로 이루어져 있다.

교(Pons)는 중뇌와 연수 사이에 불룩하게 튀어 나온 부위로서 좌우 양측 표면에 신경 섬유가 발달하여 근육의 협응 수축시 중요한 기능을 한다.

소뇌(Cerebellum)는 좌우 폭은 약 10cm, 높이는 약 3cm, 무게는 140-150g의 뇌이다. 소뇌는 신체운동의 권고와 조정에 관여하는 대뇌의 자문 기관으로서 역할을 수행하며 눈, 귀, 골격의 정보들이 소뇌에 집중되어 있어서 이 정보를 통합하여 신체의 자세를 정밀하게 조정함과 동시에 공간에서의 평형을 유지하도록 한다. 또한 골격근의 긴장성과 말초 조직의 구심성 정보 그리고 대뇌운동성 자극을 비교하여 가장 효과적인 근육의 움직임이 발생할 수 있도록 협응반응을 유도한다. 운동 중에는 운동의 속도와 위치 그리고 방향과 관성을 고려하여 유연한 동작이 이루어지도록 신체를 적절하게 통제하거나 흥분하도록 유도한다. 그 밖에도 소뇌는 골격근에서 신근과 굴근의 긴장성을 적절하게 조절하여 자세를 유지하게 하며 고유감각을 조절하여 자세를 변형하도록 한다. 그리고 시각, 청각, 체성감각의 되먹임 기전에 따라 말초에서 유입된 감각정보와 대뇌에서 내려온 수의적 운동 정보를 비교, 분석하며 가장 적당하게 교정된 정보를 대뇌에 되돌려 보내는 기능을 한다.

뇌간(Brain Stem)은 중뇌, 교, 연수로 구성되는 뇌의 줄기이며 내부에 망상체가 형성되어 있다. 이 망상체는 신경세포와 섬유가 복잡하게 얽혀 연수에서 중뇌를 거쳐 간뇌의 시상까지 연결되어 있다. 망상체는 골격근이 긴장과 평형을 유지하도록 조절하며 호흡과 심장의 활동 그리고 혈압을 조절한다. 또한 기침과 재채기 그리고 연하작용과 같이 본능적인 반사적 행동을 조절하는 기능을 수행한다.

뇌간을 구성하는 중뇌, 교, 연수가 수행하는 공통된 기능에는 고유 중추와 말초의 정보를 전도하는 구심성, 원심성 신경섬유들의 통로이며 중계 역할을 담당한다. 그리고 뇌간은 시각 정보를 이용한 자세 반사와 신체의 균형과 자세에 대한 반사, 호흡과 소화 등 생명유지에 관련된 반사, 그리고 내이의 평형과 균형에 관련된 반사와 같이 각종 신체 반사과정을 조절한다. 뿐만 아니라 생명활동의 중추가 있어서 심장, 호흡, 혈관운동, 발한, 구토, 연하, 위액과 타액 분비에 관여하는데 이들의 기능을 엄밀하게 구별하기 어렵기 때문에 뇌간에 포함시켜 설명하고 있다.

연수(Medulla Oblongata)는 소뇌 앞쪽에 있으며 앞뒤로 길쭉하여 원추형으로 비후된 부위로서 아래로는 제1목뼈에서 척수와 연결되며 위로는 교와 연결되어 있다. 전면의 원추체는 대뇌피질에서 척수로 가는 운동신경의 통로가 되며 그 하단에서 추체교차가 발생하므로 왼쪽과 오른 쪽에서 오는 정보가 교차되어 대뇌로 이동하며 대뇌에서 내려온 정보도 이곳에서 교차하여 반대쪽으로 향하게 된다. 연수는 호흡과 심장활동, 타액분비, 기침 등 생명에 중요한 반사중추로서의 기능을 수행한다.

중뇌(Midbrain)는 전뇌와 교 그리고 소뇌를 연결하는 뇌간의 잘록한 부분으로 신경 전도의 중개소 역할을 한다. 중뇌수도의 뒤쪽에는 상구 및 하구와 같이 두 쌍의 사구판이 있어서 시각과 청각의 전도에 관여하는데, 상구는 시각반사 중추가 되며 하구는 청각반사의 중추가 된다.

간뇌(Diencephalon)는 대뇌 반구에 의해 덮여 있어서 아래쪽에서 쳐다볼 때만 관찰이 가능한 뇌이다. 시상을 중심으로 하부와 후부로 구성되며 시상하부에는 뇌하수체가 연결되어 있다.

간뇌의 시상(Thalamus)은 달걀모양의 구조물로 회백질로 이루어져 있는데 후각을 제외한 모든 감각을 종합하여 대뇌 피질로 전송하는 기능을 한다. 시상 후부는 중뇌 하부에서 오는 청각과 시각 정보를 대뇌로 전송하는 기능을 수행한다.

시상 하부는 망상체와 연결되어 있어서 체온조절, 체액 및 전해질의 균형과 조절, 식욕의 조절 등과 같이 항상성을 유지하도록 조절하며, 변연계 조직과 연결되어 있어서 본능적 반응을 제어하는 기능을 한다. 또한 뇌하수체와 연결되어 있어서 뇌하수체에 내분비에 관한 정보를 제공하고 신경성 호르몬을 분비하도록 조절하는 기능을 하게 된다. 시상하부의 주요한 기능은 다음과 같다.

표 3-4. 시상하부의 주요 기능

주요 기능	세부 내용
본능적 욕구 조절	· 개체유지를 위한 섭식 등 본능적 행동을 하며 내적 조건 변화에 적응하기 위한 조절과 항상성 유지의 기능을 수행 · 시상하부와 변연계, 자율신경계의 통합조절로 외부행동을 유발
수분 대사 및 음식물 섭취 조절	· 혈중 삼투질 농도 상승 시 갈증중추를 자극하여 수분을 섭취하게 함으로서 물과 전해질 균형 유지 · 항이뇨호르몬 분비 후 신장에서 수분 재흡수를 촉진 · 외측부의 기아중추와 복내측핵의 포만중추를 자극하여 섭식조절
체온조절	· 혈액의 온도가 상승하면 열발산 기전을 촉진하며 온도가 하강하면 체온 보존 기전이 작용
정서적 행동 조절	· 보상과 처벌중추가 신체활동 욕구, 불쾌감, 공포반응을 나타냄 · 반복된 자극으로 강화 또는 기억되어 선택의 학습이 이루어짐 · 동물실험에서 처벌중추 자극 시 발톱과 털을 세우고 으르렁거리는 등 공격반응을 보이나 반대의 경우에 온순하고 차분해짐
심혈관계 조절	· 연수와 교의 조절중추와 연합으로 심혈관 활동을 조절
뇌하수체의 통제	· 뇌하수체 문맥계을 통하여 뇌하수체 전엽호르몬의 분비를 자극하거나 억제함 · 뇌하수체 후엽을 자극하여 자궁수축 및 유즙 분비를 촉진하는 옥시토신을 분비하도록 함

대뇌(Cerebrum)는 좌우 대뇌반구로 구성된다. 대뇌반구의 바깥은 회백색의 피질로서 피질의 주름이 튀어나온 곳은 회, 들어간 부분은 구(열)라고 하며, 구를 경계로 전두엽, 두정엽, 측두엽, 후두엽으로 구분한다. 발생학적으로 원시피질, 고피질, 신피질로 구분하며 원시피질과 고피질을 합하여 변연계라고 한다. 대뇌반구의 안쪽은 백색의 수질로서 뇌의 각 부분을 연결하는 섬유가 발달되어 있는데 투사섬유는 대뇌피질과 뇌간, 척수를 연결하는 섬유이며, 교련섬유는 반대쪽 대뇌반구끼리 서로를 연결하는 섬유이다. 그리고 연합섬유는 같은 쪽 대뇌반구 피질들을 연결하는 섬유이다.

대뇌의 좌뇌는 일반해석영역과 언어중추가 있어서 읽고 쓰기, 말하기를 처리하며 수학적 계산과 논리적인 결정에 관여한다. 또한 모든 감각영역의 정보를 통합하여 판단하므로 이 뇌가 손상을 입으면 개별적인 이해는 가능하지만 종합하는 능력은 저하된다. 따라서 좌뇌를 분류반구라고도 한다. 이에 비해 우뇌는 감각정보를 분석하고 신체 감각과 환경을 연계시키는데 관여한다. 접촉, 맛, 냄새를 느끼고 3차원적 공간을 이해하며 정서적인 정황을 인지하기 때문에 이 뇌가 손상되면 감정의 이입과 전달이 안 된다. 따라서 우뇌를 표현반구라고 한다.

대뇌피질은 신피질을 의미하며 분자층, 외과립층, 외추체층, 내과립층, 내추체층, 다형층과 같이 6개의 층으로 구성된다. 대뇌피질에는 부위에 따라 특징적인 기능을 수행하며 해당기능의 중추가되 는 곳이 있는데 기능에 따라 운동영역, 감각영역 그리고 운동과 감각기능을 모두 수행하는 연합영역으로 구분된다. 신체운동을 주관하는 부위는 운동영역이며 체성과 특수감각을 감지하는 부위는 감각영역이다. 그리고 언어, 기억, 상상, 감각, 학습, 이성, 인격 등을 주관하는 부위는 연합영역인데 사람은 전체의 대뇌피질의 86%가 연합영역으로 이루어져 있다.

기저핵(Basal Nuclei)는 대뇌피질의 운동수행을 보조하는 기능이 있다. 즉, 운동 전 운동과 관련된 생각, 판단 등에 관련된 기능을 하므로 이전에 수행한 운동과 관련된 기억이나 여러 가지 감각정보를 이용하여 지금 수행하는 운동의 빠르기와 크기를 효율적으로 조절할 수 있도록 도움을 준다. 따라서 기저핵의 피각이 손상을 입으면 글쓰기, 종이 자르기, 공 던지기 등과 같이 일상적인 운동부터 전문적인 동작까지 전체적으로 서툴게 된다.

변연계(Limbic System)는 정서적 행동과 동기유발을 조절하는 전체 신경회로로서 해마, 시상핵, 대상회 등으로 되어 있고 피질하 핵군에는 편도핵, 중격핵, 시상전핵군, 기저핵을 포함한다. 변연계 손상시 동물실험에서 다음과 같은 본능행동 조절이 실패하는 것으로 보아 그러한 기능들과 관련이 있는 것으로 보인다. 즉, 변연계가 손상을 입으면 음식을 과도하게 섭취하려는 반응이 유발되며, 성행위의 증가가 일어나는 한편 암컷 원숭이는 모성 본능이 소멸되었으며 신체 적응력이 약해지고 부적절한 행동이 발생하는 것으로 나타났다.

정상적인 동물에서 변연계를 자극하면 정서와 관련된 행동 조절 반응이 발생하였는데, 안면이 창백해지거나 홍조를 띠고 웃거나 우는 행위 그리고 화를 내는 정서 반응과 불안에 의해 안구가 확대되고 두리번거리며 털을 세우고 몸부림치면서 발톱을 노출시키는 행동 반응이 유발되었다.

3) 노화와 신경계의 변화

(1) 신경세포

노화과정에서 신경세포는 불가피하게 죽게 되는데 체세포와 다르게 신경세포는 유사분열을 하지 않기 때문에 나이가 들수록 신경세포의 수는 줄어든다. 결국 노화에 의해 말초신경과 중추신경 모두 신경세포가 감소하는 것이다. 그런데 우리의 몸의 신경조직은 필요한 것보다 훨씬 더 발달되어 있기 때문에 성장과정이나 정상적인 노화과정에서 일부 신경세포가 손실되어도 신경계에는 큰 영향을 미치지 않는다.

그러나 신경세포의 손실은 전신에 걸쳐 균형 있게 감소하지 않고 부위에 따라 차이가 있다. 어떤 뇌 조직에서는 아주 미세한 손실이 있는 반면 소뇌의 경우는 노화과정에서 약 25%의 신경세포가 손실된다고 하며 이로 인해 노인들은 신체균형을 유지하기 어렵고 이동 중에 균형을 유지하는 것도 힘들게 된다.

신경세포의 세포질 내에서 볼 수 있는 노화의 현상으로 리포푸신이 나타난다는 것이다. 리포푸신은 단백질과 지질이 교차결합에 의해 생성된 노화색소로서 노화에 따라 심장근육과 피부 등 여러 조직에 광범위하게 나타난다. 세포질 내에 생성된 리포푸신은 세포질의 대부분을 채움과 동시에 다른 소기관들의 기능을 억제할 것으로 보인다. 리포푸신과 함께 니슬소체에서도 변화가 나타난다. 니슬소체는 신경세포의 세포질 내에서 단백질을 합성하고 영양을 공급하는 역할을 하는데, 노화에 의해 단백질을 합성하는 니슬소체의 조면소포체가 소실되는 것이다. 따라서 이러한 현상을 통해서 볼 때 노화에 의해 신경세포의 기능이 억제되고 활성이 감소되는 것으로 생각할 수 있다.

신경세포의 전도율은 노화에 따라 뚜렷하게 감소하는 현상이 있으므로 정상적인 정보전달을 위해 젊은 사람에 비해 더 크고 강한 자극이 주어져야 한다. 이렇게 신경의 전도율이 감소한 원인은 신경세포의 축삭을 감싸고 있는 축삭과 슈반세포가 손실되었기 때문이다.

시냅스에서 이루어지는 정보전달 능력도 노화에 따라 감소한다. 이는 시냅스 간격으로 분비되는 신경전달 물질이 감소하였기 때문이다. 뿐만 아니라 시냅스 후막에 있는 수용기의 수도 감소하여 신경전달 물질에 반응하는 능력이 줄어들었기 때문이다. 실제로 60-90세 노인의 경우 시냅스 후막에 있는 수용기는 젊은 사람들에 비해 40% 정도 밖에 되지 않는다고 한다.

(2) 뇌

뇌의 무게는 뇌의 실질적인 변화를 알 수 있게 해 주는데, 30세까지는 뇌의 무게가 증가하나 60세를 넘게 되면 급격하게 감소한다고 한다. 이러한 이유 때문에 노인의 뇌를 관찰하면 뇌실은 증가하고 뇌의 표면에 있는 주름은 축소되어 보인다. 또한 주름진 사이가 넓어져 홈이 깊어져 있으며 회백질 부분과 백질 부분 역시 줄어든 것을 볼 수 있다. 이러한 이유에서 노인들은 기억력이나 언어 표현력이 유지되더라도 정보를 통합하는 능력은 상대적으로 감소하는 것을 알 수 있다.

(3) 자율신경계

노화에 따라 외부환경에 능동적으로 적응하는 자율신경의 조절능력이 감소하는데, 그 중에서 온도 변화에 대처하는 능력이 약화된 것을 볼 수 있다. 기온이 20℃ 이하로 감소하면 열생산을 증가시켜야 하지만 열생산 능력이 감소되어 있으므로 이것이 쉽지 않다. 또한 기온이 급격이 상승할 경우 열 발산 능력이 약하여 전체적인 신체기능이 무기력해지게 된다. 이러한 자율신경의 조절기능 약화는 운동 후 회복 시간을 지연시키거나 환절기에 적응능력을 약화시키며 그에 따라 질병의 발생 가능성을 높이게 된다.

노화와 함께 나타나는 일반적인 현상으로 반사 능력의 감소가 있다. 반사능력의 감소는 60세까지 크게 나타나지 않지만 70세가 되면 상당부분 감소하고 90세 이후에는 대부분 사라지는 것을 볼 수 있다. 이러한 현상은 발목, 이두근, 삼두근 등 모든 반사조직에서 공통적으로 나타나고 있다.

4) 노화와 관련된 신경계 질환

(1) 알츠하이머 질환(Alzheimer's Disease)

알츠하이머 질환은 증상이 모호하여 확실하게 구별하기 어렵고 환자 자신도 건강상의 다른 문제로 치부함으로서 치료시기를 놓치는 경향이 있다. 하지만 가장 뚜렷한 알츠하이머병의 초기 증상은 기억장애이다. 주로 최근에 경험한 바를 기억하지 못하여 같은 질문을 반복하거나 대화 도중에 주제를 잊어버리는 경우가 많다. 따라서 이시기에 환자들은 자신이 익숙한 일과 장소에만 머무르는 경향이 있으며 새로운 일이나 생소한 상황을 피하려 한다. 자신의 기억력이 약해졌다고 느낄 때 자신에 대한 분노와 좌절감 또는 무력감을 나타낼 수 있으며 우울증으로 발전할 수도 있다.

알츠하이머 질환이 더욱 진행되면 기억력 감퇴와 더불어 판단력이 흐려지며 명철한 생각을 할 수 없게 되고 언어장애가 시작되어 대화를 유지하기 어렵게 된다. 계산력이 필요하거나 계획성이 요구되는 일 처리가 힘들고 공공장소에서 부적절한 행동을 하거나 안절부절 못하며 초조해하는 증상이 나타난다. 결국 생각과 추론 능력, 그리고 기억과 대화 능력이 사라지면서 거의 모든 일상생활을 타인의 도움 없이 지낼 수 없다. 이러한 환자들은 신체적으로 쇠약해지고 면역력이 저하되어 요로감염, 폐렴, 욕창 등의 합병증에 의해 사망에 이르게 된다.

알츠하이머병은 노령자들의 치매를 유발하는 질환으로서 원인이 불분명하고 일단 발병하면 계속 진행되는데 아직까지 근본적인 치료법이 없는 실정이다. 이러한 알츠하이머 질환은 65세 이후 나이가 5세 증가할 때마다 발병률은 2배씩 높아진다고 한다.

4. 골계계의 특징과 질환

1) 골격계의 구조와 기능

뼈는 출생 시 270여 개로서 유아기 때에 골화의 영향으로 300여 개로 증가하였다가 성인이 되면서 뼈끼리 유합되면서 206개로 굳어진다. 골격은 뼈들이 연결된 상태를 말하는데, 뼈와 연골 그리고 인대가 관절을 형성하여 뼈를 연결시키기 때문에 전체적인 틀이 형성되어진다.

골격은 인체의 틀을 형성하고 지지하는 역할을 하며 중요 장기를 보호하는 기능이 있어서 두개골은 뇌를, 늑골은 심장과 폐를, 그리고 골반 뼈는 내장과 성 기관을 보호하고 있다. 또한 골격과 근육이 결합하여 인간 지렛대를 형성함으로서 신체적인 활동을 가능하게 한다. 뼈는 조혈 기능이 있어서 출생 후에 골수에서 적혈구와 백혈구 그리고 혈소판과 같은 혈액 세포를 만들며 T임파구와 B 임파구의 전구체를 만들어 면역 기능을 수행하도록 한다. 특히 뼈는 칼슘을 포함한 각종 무기질을 저장하는 창고로서 역할을 하는데 뼈 안에는 칼슘의 약 99%, 인산의 약 90%가 저장되어 있다.

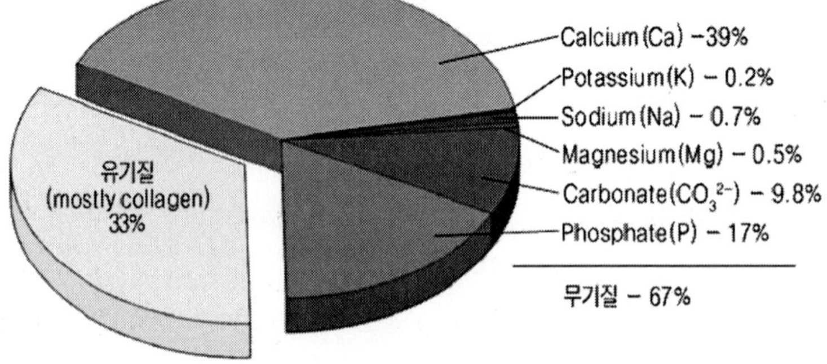

그림 3-7. 뼈를 구성하는 성분

골격은 위치에 따라 주축골격과 부속골격으로 나누며 형태에 따라 장·단골, 편평골, 불규칙한 골로 분류한다.

장골은 긴축의 뼈로서 상완골, 요골, 척골, 대퇴골, 경골, 비골이 여기에 해당된다. 장골의 안쪽 공간을 골수강이라 하며 그 공간에 골수(Red Bone Marrow)가 들어 있어서 조혈작용을 한다. 그러나 성인의 뼈는 골수에 지방이 침착되어 황색을 띠므로 황골수라고 하는데 황골수는 조혈 기능을 잃게 되며 대신 편평골 안쪽에 있는 골수에서 조혈작용을 하게 된다.

단골은 넓이와 폭이 짧으며 골수강이 없는 뼈로서 족근골, 수근골이 여기에 해당한다. 편평골은 바깥 면이 치밀골 구조를 하고 있어서 앞뒤 면의 판을 형성하고 있으며, 판 안쪽은 해면골 구조로 되어 있어서 그 곳에 골수가 들어 있다. 편평골에는 견갑골과 늑골 그리고 두개골의 일부가 포함된다. 한편 불규칙한 뼈는 모양이 일정하지 않은 뼈로서 척추뼈와 골반 뼈가 여기에 해당한다.

(1) 뼈의 생성과 파괴

골모세포는 골기질을 생산하여 뼈를 생성하는 세포로서 신생 뼈의 표면에 주로 존재한다. 뼈를 만드는 과정에서 골모세포는 골기질을 형성하며 자신이 만든 골기질 안쪽에 갇히게 되는데 이 때 골기질에 갇힌 골모세포를 골세포라고 한다. 골세포와 골기질은 칼슘이나 인과 같은 무기질로서 콜라겐과 같은 유기물과 결합하여 뼈를 완성시킨다. 그러나 체내에 공급되는 칼슘의 양이 적거나 뼈에 부과되는 하중이 적을 때에 뼈에서 무기질이 빠져 나가는 재흡수 현상이 생기며 이로 인해 뼈는 약화된다. 특히 파골세포는 노화되거나 약화된 뼈 그리고 하중을 받지 않는 뼈를 제거하는 기능을 하며, 정상적인 뼈에서는 골조직을 흡수하여 골수강이나 혈관과 신경의 통로인 하버스관 또는 볼크만관을 만든다.

뼈가 성장하기 위하여 적당한 자극과 비타민 D를 포함한 영양공급이 필요하다. 호르몬의 작용으로 갑상선호르몬에 의해 분비되는 칼시토닌(Calcitonin)은 뼈에 칼슘을 저장하는 기능을 수행하지만 부갑상선호르몬(Parathormone)은 반대로 뼈에서 칼슘을 재흡수하여 혈액의 칼슘 농도를 높이는 기능을 수행한다. 이때 신장에서 분비되는 칼시트리올(Calcitriol)은 칼시토닌과 부갑상선호르몬을 조절하는 기능을 수행하여 뼈에 무기질이 과도하게 빠져나가는 것을 예방한다. 그 밖에도 뇌하수체 전엽에서 분비되는 성장호르몬과 난소와 고환에서 분비되는 에스트로겐(Estrogen)과 안드로겐(Androgen)도 뼈의 성장에 관여하고 있다.

(2) 뼈의 구조

장골은 골단과 골간으로 이루어져 있다. 골단에는 성장판이라고 하는 골단판이 있는데 나중에 성인이 되면 골단선으로 변한다. 골단에는 관절의 연골을 이루는 초자연골이 붙어 있다. 골간은 뼈의 몸체로서 골소관을 비롯한 여러 가지 구조를 갖고 있다.

골막은 뼈를 맨 밖에서 감싸고 있는 막으로서 외층과 내층의 2겹 구조로 되어 있다. 즉, 골막은 관절의 연골면을 제외한 나머지 전 부분을 덮고 있는 결합 조직성 이중 막으로 외층은 혈관과 신경이 발달되어 있고 근육의 부착 장소가 된다. 이에 비해 내층은 교원 섬유다발로서 관통섬유가 뼈 속까지 뻗어 들어가 있으므로 골막과 뼈가 분리되지 않도록 한다.

골막은 뼈를 보호하는 기능이 있으며 근육과 연결될 때 건(힘줄)이 골막과 결합하여 근육의 부착 장소가 되고 있다. 특히 골막에는 많은 골세포가 있어서 뼈가 성장하고 재생할 수 있게 한다.

골막 안쪽은 치밀골 구조로서 원주층판과 골소관이 발달되어 있다. 골소관은 골세포와 하버스관을 연결하는 작은 관으로서 혈액을 통해 골세포에 영양과 산소를 공급하고 있으며, 인근 조직과 연결하여 물질을 교환하는 등 서로 교통하는 통로가 된다. 하버스관은 뼈 내부에서 혈관과 신경이 지나가는 종적 배열관으로서 이곳에 골세관이 부착되며 모세혈관이 발달되어 있어서 뼈에 산소와 영양을 공급하고 노폐물을 제거하는 통로가 된다. 볼크만 관은 혈관과 신경의 통로로서 횡적 배열을 하고 있으며 외부에서 뼈 안쪽으로 신경과 혈관이 유입되는 통로가 된다.

치밀골 안쪽에는 해면골 구조로 이루어진 골소주가 있다. 골소주는 해면골 구조의 작은 기둥으로 골수강을 형성하고 있는데 신체에 외부로부터 압력과 장력이 주어졌을 때 유연하게 이를 흡수하는 역할을 한다. 골수와 골수강 사이에는 골내막이 형성되어 있다.

골내막의 안쪽에는 골수가 들어 있는데, 성장기에는 적골수로서 조혈기능이 있으나 성장기를 지나면서 지방세포로 대체되어 황색의 황골수로 변한다. 이때 성인의 단골이나 편평골 안쪽에 있는 해면골의 적골수에서 조혈기능을 담당한다.

2) 노화와 관련된 골격계의 변화

노화에 따라 척추사이에 있는 추간판이 압축과 골량의 상실로 얇아지므로 키가 적어지고 골다공증의 발생 가능성은 증가하는데 이는 여성들에게서 흔히 볼 수 있는 증상이다. 그러나 골량이 상실되는 현상은 남성이나 여성 모두에게 발생할 수 있으며 인종과 지리적 위치에 관계없이 빠르면 20대 초, 중반 늦어도 20대 후반부터 발생하기 시작한다. 따라서 사람들은 나이가 들수록 자세가 구부정해지고 가슴이 좁아지는 등 전형적인 노인의 자세로 변모해 간다.

이러한 골량의 감소 현상은 뼈의 성장과 발달에 관여하는 호르몬의 분비량 감소와 기능 변화에서 원인을 찾을 수 있다. 즉 노화에 따라 갑상선이 위축되는 것은 어떤 형태로든 칼시토닌의 분비량이나 기능에 영향을 미치는 것이며 이로 인해 무기질이 뼈에 침착되는 현상이 줄어든 것으로 추론할 수 있다. 골량 감소에 영향을 주는 다른 요인으로서 노인들의 불충분하고 균형이 잡히지 않은 영양섭취를 들 수 있다. 노화에 따라 식욕이 감소하여 충분한 영양을 섭취하지 못하며, 칼슘과 비타민 D를 충분하게 보충하지 못하는 것도 골량 감소에 영향을 미치고 있다. 또한 노화에 따라 신체활동량이 감소하여 뼈에 적당한 자극을 주지 못한 것 역시 뼈의 무게와 밀도의 감소를 초래하고 결합구조의 약화를 가져오는 것으로 볼 수 있다.

남성에 비해 여성의 무기질이 빠르게 재흡수되는 것은 근본적으로 여성의 골기질이 남성보다 약한 것도 있지만 갱년기를 거치면서 남성에 비해 내분비계통의 변화가 격심하기 때문이다. 이를 예방하기 위해 폐경기를 전후하여 에스트로겐을 투여하고 있으나 완전한 예방 방법이 될 수는 없다. 따라서 뼈가 약해지는 것을 지연시키는 방법은 뼈에 자극을 줄 수 있는 저항운동과 충분하고 균형 잡힌 영양섭취, 그리고 에스트로겐 투여를 함께 고려하는 것이 바람직할 것이다.

골격계의 노화에 국한된 것은 아니지만 노인들의 신체적인 기능 상실과 상해 발생의 주된 원인이 되는 것이 유연성의 감소이다. 유연성 운동을 꾸준하게 시행하지 않는 사람은 관절의 가동범위가 현저하게 줄어들어 가벼운 외부 충격에도 심각한 상해가 유발될 수 있다.

노인들의 유연성을 저하시키는 원인은 일차적으로 신체활동 부족을 들 수 있다. 신체기능의 감소와 스스로 신체활동을 포기한 것이 상승작용을 하여 유연성을 현저하게 약화시키게 된다. 또 다른 요인으로 골관절염의 발달을 들 수 있다. 이것은 퇴행성 관절 기능의 상실로서 관절의 기능을 약화시킬 뿐만 아니라 통증으로 인해 고통을 받게 된다.

3) 노화와 관련된 골격계 질환

(1) **퇴행성관절염**(Degenerative Arthritis 또는 Osteoarthritis)

퇴행성관절염은 관절을 이루고 있는 연골이 점진적으로 손상되거나 퇴행성 변화가 발생하여 뼈와 인대가 손상됨으로서 염증과 통증이 생기는 질환이다. 주요 원인은 노화, 성별, 유전적 요소, 비만 등과 같은 소견이 원인이 되는 관절염으로 일차성 또는 특발성 관절염이 있으며, 외상이나 질병 또는 관절의 기형에 의해 발생된 이차성 또는 속발성 관절염이 있다.

척추에 발생한 관절염은 직업적으로 반복되는 작업이나 그러한 생활습관 등이 원인이 될 수 있다. 엉덩이 관절의 관절염은 무혈성 괴사와 엉덩이 관절 이형성증이 주된 원인이며, 발목 관절에 발생한 관절염은 발목 관절의 골절 또는 주변 인대의 손상이 퇴행성관절염을 유발하는 주된 원인이 된다.

퇴행성 관절염의 증상은 발병한 관절 부위의 국소적인 통증으로서 류마티스 관절염과 구별되는 증상이다. 처음 통증은 해당 관절을 움직일 때 심해지는 양상을 보이나 증세가 발전하면 움직임 여부에 관계없이 통증이 나타난다. 통증으로 인해 관절 운동 범위는 감소하고 부종이 발생하며 관절 주위에서 압통이 느껴진다. 관절 연골이 심하게 마모되고 변형이 발생하여 관절면이 불규칙해지면 관절 운동시 마찰음이 들리기도 한다.

완전한 치료는 불가능하며 질병의 진행을 막고 추가적인 증세로 발전하지 않도록 생활 습관을 개선하는 것이 필요하다. 즉, 나쁜 자세나 습관을 개선하고, 생활이나 직업에서 과다한 신체활동과 육체적인 노동을 피하여야 관절의 추가적인 손상을 방지할 수 있다. 비만은 과다한 체중 때문에 퇴행성관절염을 유발하고 악화시키는 원인이 되므로 체중을 줄이는 것이 바람직하다.

(2) 류마티스 관절염(Rheumatoid Arthritis)

류마티스 관절염은 원인이 불분명한 만성 염증성 질환으로 자가 면역이상과 관련이 있다. 또한 유전적인 소인이 있거나 세균이나 바이러스에 감염되어 류마티스 관절염이 발생하기도 한다. 신체적, 정신적 스트레스에 노출되거나 폐경 초기에도 발병률이 높아지는 것으로 볼 때 내분비계통의 이상과도 연관이 있는 것으로 보인다.

류마티스 관절염의 전형적인 증상을 살펴보면 먼저 관절내 활막에 염증이 생기면서 혈액 내의 백혈구들이 관절로 모여들게 된다. 이 때 관절액이 증가하여 관절은 붓고 통증이 나타나며 염증 반응이 일어난다. 염증이 지속되면 염증성 활막 조직들이 점차 자라나면서 뼈와 연골을 파고들어 관절의 모양을 변형시키기 때문에 관절을 움직이는 것이 어려워진다.

류마티스 관절염은 손가락, 손목, 발가락 관절 등에 주로 발생하며 팔꿈치관절, 어깨관절, 발목관절, 무릎관절 등으로 발전한다. 침범된 관절을 만지면 아프고 움직임이기 어려우며 손바닥에 홍반이 생기기도 한다. 손목이나 손가락을 굽히기 어렵고 주먹을 힘주어 쥐기도 어렵다.

초기 증상은 피로감과 식욕 부진, 전신 쇠약감 등이 있으며 이후에 활막염이 발생한다. 아침이나 오랜 시간 동일한 자세로 있을 경우 관절을 움직이기 힘들다가 시간이 조금 지나서야 움직이는 것이 나아지는 조조강직 현상이 나타난다.

(3) 통풍성 관절염(Gouty Arthritis)

특정 관절에 급성 관절염 형태로 나타나는데 엄지발가락이나 발목, 무릎 관절에 많이 발생한다. 발생 원인은 유전적인 요소가 있으나 고칼로리 식품을 선호하거나 과음, 비만과 같은 식생활 환경이 발병에 영향을 미치기도 한다. 주로 40대 이상 남성에게 많이 발생한다.

통풍성 관절염은 급성으로 나타날 때 혈중 요산 수치가 갑자기 상승하며, 해당 관절이 붉게 변하면서 붓고 심한 통증이 나타난다.

약물처치를 통해 완치가 가능하지만 과음이나 고칼로리식사와 같은 식생활 습관을 개선하지 않으면 재발하는 빈도가 높아진다. 또한 치료하지 않을 경우 요산결정체가 피하조직에 쌓여 혹처럼 존재하며 혹이 전신에 퍼지면 만성적인 관절염 증세로 발전된다.

5. 근육계의 특징과 질환

1) 근육계의 구조와 기능

근육은 가늘고 질긴 섬유형태의 근섬유로 구성되는 조직으로서 힘을 발현하고 유지하는 기능을 한다. 우리 몸에는 약 650여개의 근육이 있으며 이 가운데 400개 정도가 건강과 관련되고 그 중에서도 신체활동이나 운동과 관련된 핵심 근육은 100여 개 정도라고 한다. 근섬유는 현미경적으로 평활근과 횡문근으로 구분되며 의지적인 움직임 여부에 따라 수의근과 불수의근으로 구분된다. 또한 구성 위치에 따라서 내장근(평활근)과 심장근 그리고 골격근으로 구분이 된다(곽현, 김상범, 2007).

(1) 근육의 종류

평활근과 심장근 그리고 골격근을 비교하였을 때 평활근은 방사상 배열로서 골격근이나 심장근육과는 다른 구조를 나타낸다. 평활근은 내장기관과 혈관벽에서 볼 수 있으며 이들의 수축작용으로 장내에 있는 물질이 이동하게 된다. 평활근의 수축은 근육 자체의 요인에 의해 이루어지는데 호르몬이나 자율신경조직을 통해 전달된 자극에 의하여 지배를 받게 된다.

심장근은 섬유들이 서로 평행하게 진행하지만 나무 가지와 같이 다른 한쪽이 중첩되어 진행하는 특징을 보인다. 골격근과 같은 줄무늬를 보이고 있으나 평활근과 같이 자율신경의 지배를 받는 불수의근이다. 근육 조직이 결합될 때에 그 사이에는 삽입원판이라고 하는 접합부가 있는데 이곳을 통하여 세포들간에 전기적 자극과 정보가 직접 전달된다. 또한 심장근에는 자율적으로 전기적 활성이 발생하는 자동능(Pacemaker)이 있어서 외부 자극에 의하지 않고 수축이 일어난다.

(2) 골격근 섬유의 형태

골격근은 수축을 통해 의지적으로 움직일 수 있도록 해주는 근육으로서 건과 건막, 그리고 근막을 거쳐 근육과 피부에 부착된다. 이러한 골격근을 현미경으로 보면 밝고 어두운 띠가 번갈아 나타나므로 횡문근이라고도 한다. 이러한 근육을 형태에 따라 비교하면 <표 3-5>와 같다.

표 3-5. 평활근과 심장근 그리고 골격근의 특성 비교

	평활근	심장근	골격근
신경근 접합부	없음	없음	있음
근섬유	방추형, 짧음	가지 형태	실린더형, 길다
미토콘드리아	소량	많음	소량
핵:섬유	1 : 1	1 : 1	몇 개 : 1
근절	없음	최대 2.6㎛	최대 3.5㎛
형질내세망	약한 발달	발달	매우 발달
ATPase	소량	보통	많음
Pacemaker	있음(느림)	있음(빠름)	없음
반응 속도	점진적	None or All	점진적
소재 조직	내장근육	심장 근육	골격 근육

인체의 움직임에 직접적으로 관여하는 골격근(Skeletal Muscle)은 근섬유의 종류에 따라 지근섬유(Slow-Twitch Fibers)와 속근섬유(Fast-Twitch Fibers)로 구분이 된다.

지근섬유(Type Ⅰ)는 생검(Biopsy)을 통해 얻은 조직을 염색하였을 때 어둡게 나타나는 부분이며 유산소성 에너지 시스템에 의지하여 에너지를 생산하므로 지구력 활동에 더 적합하다. 다만 속근섬유에 비해 느리고 약하게 수축하므로 폭발적인 힘과 스피드를 발현하기 어렵지만 피로에 강하므로 지속적인 운동을 수행하는 데 유익하다. 이에 비해 속근섬유(Type Ⅱb)는 염색을 하였을 때 갈색으로 나타나는 부분으로서 무산소성 에너지 시스템에 의지하여 에너지를 생산하므로 힘과 스피드에 관련된 신체활동에 적합하다. 그러나 빠르고 강한 수

축력에 비해 피로에 약하기 때문에 지속적인 운동을 수행하는 데에는 약하다. 중간근섬유(Type Ⅱa)는 염색을 하였을 때 밝게 나타나는 조직으로서 속근섬유가 지근섬유와 비슷하게 기능을 할 수 있도록 일부 특성이 바뀐 섬유라고 할 수 있다. 그러나 이 섬유는 어디까지나 속근섬유로서 완전하게 지근섬유로 바뀌는 것은 아니다.

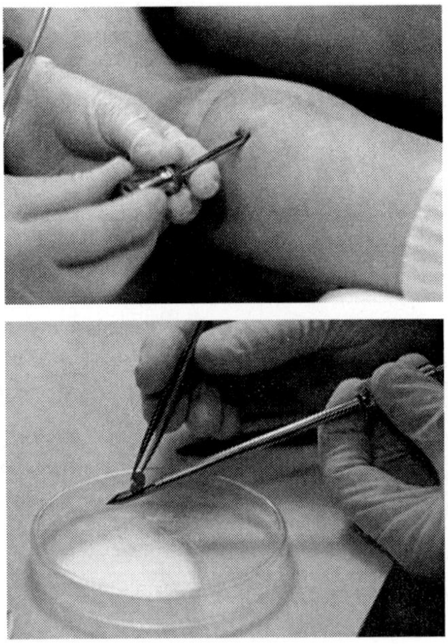

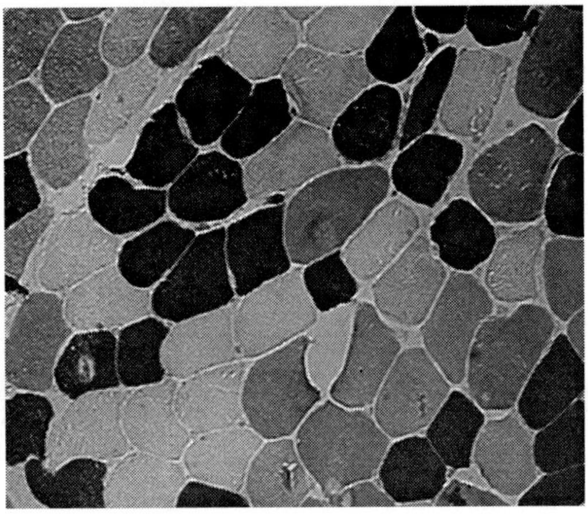

그림 3-8. 골격근 조직을 생검법을 이용하여 채취하고 염색하는 과정

표 3-6. 3가지 골격근 섬유의 특성 비교

특성	지근섬유	속근섬유	중간근섬유
Type	Type Ⅰ	Type Ⅱb	Type Ⅱa
미토콘드리아 수	많음	적음	많음/중간
피로도	낮음	높음	낮음/중간
에너지 시스템	유산소성	무산소성	유, 무산소성
ATPase 활동	낮음	높음	높음
에너지 생산의 효율성	높음	낮음	중간
근섬유의 수축 속도	낮음	빠름	중간
장력	중간	높음	높음

(3) 골격근 섬유의 미세 구조 및 수축과정

전자현미경으로 골격근 섬유를 관찰하면 골격근을 구성하는 근원섬유는 세포를 횡단하는 어두운 부분과 밝은 부분이 반복적으로 나타나는 것을 볼 수 있다. 이러한 밝고 어두운 띠는 근원섬유의 배열이 구간마다 다르기 때문에 나타나는 현상인데 기본적으로 반복되는 분절을 기본 단위로 하고 있다.

분절을 이루는 근원섬유는 근형질을 구성하는 미세한 섬유성 구조물로서 지름은 12㎛ 정도이며 액틴 근세사(Actin Filament)와 마이오신 근세사(Myosin Filament)로 이루어진다. 분절의 시작과 끝은 Z Line으로 표시되며 M Line은 분절의 중심으로서 마이오신 근세사가 부풀어 형성된 것이다. H 구역에는 마이오신 근세사만 있기 때문에 중간 정도로 어둡게 나타나며 A 구역은 액틴과 마이오신 근세사가 모두 있는 구역이므로 가정 어둡게 나타난다. 이에 비해 I Band에는 액틴 근세사만 있기 때문에 기장 밝게 보이는 구간이 된다.

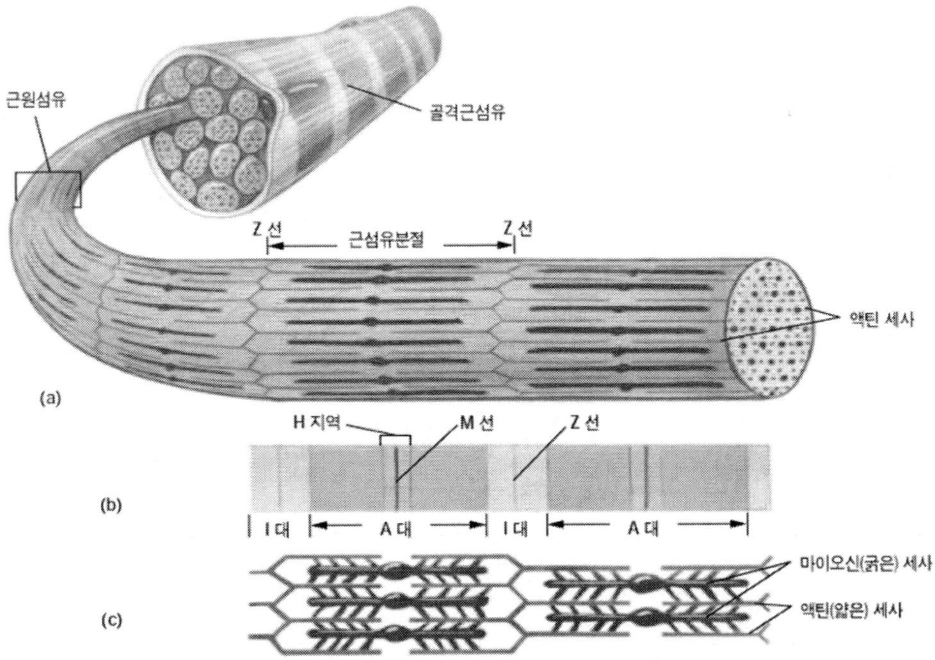

그림 3-9. 근섬유와 근원섬유의 형태

액틴 근세사는 분자량이 작기 때문에 가늘게 보이는 섬유로서 액틴(Actin), 트로포마이오신(Tropomyosin), 그리고 트로포닌(Troponin)과 같은 3종류 단백질로 구성되어 있다. 마이오신 근세사는 이중의 나선형 구조로서 굵게 보이는데 2개의 Heavy Chain과 4개의 Light Chain을 포함하고 있다. 이들 근세사는 안정시에 분리되어 있으나 자극이 주어지면 미끄러지면서 겹쳐지며 이때 근수축 발생하므로 이를 근 활주설로 설명하고 있다.

운동신경과 골격근이 만나는 신경근 결합 부위에 자극이 전달되면 신경종말에서 아세틸콜린이 시냅스 간격으로 분비되어 시냅스 후 결합 부위인 운동 종판을 자극하여 탈분극이 이루어지도록 한다. 이 정보가 근섬유막에 있는 가로세관을 통과한 후 근형질 세망에 도달하면 이곳에 저장되어 있던 칼슘이 근세포질 내로 분비된다. 칼슘은 근수축시 필수적인 물질이나 세포 내 농도가 지나치게 높으면 독성이 있으므로 안정시 칼슘은 근형질내 세망에 보관된다. 그러나 자극이 주어지면 세포질 안으로 분비되며 재분극시에 다시 회수되어 형질세망에 저장이 된다.

액틴과 마이오신의 결합 활성부위는 안정시에 트로포마이오신이 가리고 있으나 형질내 세망으로부터 칼슘이 분비되면 칼슘은 액틴 근세사의 트로포닌 단백질과 결합한다. 이때 트로포닌이 미끄러지면서 트로포마이오신의 위치를 이동시키기 때문에 액틴과 마이오신 근세사가 결합할 수 있는 부위가 열리고 그 결과 마이오신과 액틴 분자는 결합하게 된다. 마이오신과 액틴이 결합할 때 마이오신의 횡교(Cross Bridge)가 액틴 쪽으로 움직이고 액틴의 결합부위에 마이오신 근세사의 머리가 결합하게 된다. 이때 두 근세사는 서로 미끄러져 중첩되기 때문에 근섬유의 길이는 줄어들고 근육의 단면은 굵어지는 현상이 나타난다. 근섬유가 어느 정도 오랫동안 결합할 수 있는가 하는 것은 마이오신 근세사의 머리에서 생체에너지를 생성해 낼 수 있는 능력과 관련되며 또한 근수축을 자극하는 정보의 크기와 지속성이 영향을 미친다고 할 수 있다.

(4) 근수축의 종류와 근력

근섬유의 수축에 의해 근력이 발현되는데 근력의 발현은 역학적으로 인체의 지렛대 원리에 따라 이루어진다. 즉 인간의 지렛대는 근력이 힘에 해당하며 관절은 받침점 또는 고정점이 된다. 그리고 힘의 생성에 많은 영향을 미치는 지렛대의 팔길이는 근육이 부착된 뼈의 길이에 의해 결정된다.

근수축과 신체활동과의 관계를 중심으로 근육을 분류하였을 때 주동근의 수축으로 운동이 시작되며 협력근은 주동근의 수축을 돕는 역할을 한다. 그리고 길항근은 주동근의 수축을 적절하게 통제하여 움직임을 유연하게 만드는 역할을 하게 된다.

이러한 근육의 수축은 근수축 형태에 따라 3가지 형태로 구분되는데 등척성 수축은 길이 변화 없이 근 장력이 증가하는 운동으로서 이 방법을 이용하여 신체훈련을 하더라고 근력의 발달 정도는 크지 않다. 다만 재활과정에서 이 운동 방법을 채택하면 원하는 근육을 선별하여 재활할 수 있다는 장점이 있으므로 근골격계 질환자의 재활 초기에 권장되는 운동 방법이다.

등장성(동저) 수축은 근수축시 근육에 부과되는 부하량이 항상 일정한 운동으로서 단축성 수축과 신장성 수축으로 구분된다. 단축성 수축은 근육의 길이가 짧아지면서 근력을 발휘하는 근수축이며 신장성 수축은 힘 발생 동안 근육의 길이가 길어지는 운동을 말하는데 일반적으로 운동 상해나 지연된 근통증(Delayed Onset of Muscle Soreness, DOMS)를 유발할 가능성이 높은 근수축이다.

마지막으로 등속성 근수축은 수축 속도가 항상 일정한 운동으로 인위적인 가변 저항 장치를 이용하여 운동을 하도록 하는 것으로서 근골격계 질환자의 치료와 상해 후 재활운동시 운동 프로그램에 널리 활용되는 운동 방법이다.

2) 노화와 근육계의 변화

근육계에도 노화에 따른 여러 가지 증상과 현상들이 나타나는데 일반적으로 나타나는 증세는 노화에 따른 근육조직의 손실과 근력의 약화가 가장 현저한 것이다. 근육조직의 감소 현상은 생리적, 정신적, 그리고 사회적으로 여러 가지 요인들이 복합적으로 작용하며 그 과정이 길고 점진적으로 이루어지므로 어느 특정 시점에서 근육 조직의 감소가 있었는지 분명하게 파악하기는 어렵다. 생리학적으로 볼 때 30세 이후에는 연령의 증가에 따라 매년 약 2% 정도의 신체적 기능 저하가 발생한다고 하는 데 이때 근육의 손실도 병행되는 것으로 보고 있다.

(1) 골격근의 생성과 분해

건강한 젊은 성인의 골격근은 단백질의 생성과 분해가 평형을 이루며 활력찬 대사작용을 하게 된다. 즉 골격근에서 단백질이 아미노산으로 분해되며 같은 양의 아마노산이 단백질로 합성되는 현상이 지속적으로 일어난다. 그러나 나이가 들어감에 따라 단백질의 합성량에 비해 분해량이 증가하는 불균형이 장기간에 걸쳐 발생하는데 이때 근육의 손실이 있다. 노화에 따른 근육 손실은 수축단백질로 들어가는 아미노산의 합성이 저하되는 것이 주원인이라고 알려져 있다. 이러한 근육 감소는 최초의 근육량에 대한 특정 노화 시점에서의 근육량으로 결정되는데 그 감소율은 50세까지는 매년 약 1-2% 정도라고 한다.

(2) 골격근의 근섬유수의 감소

노화에 따라 근육이 감소하는 원인은 크게 근섬유수가 줄어드는 것과 각각의 근섬유들의 단면적이 감소하는 것으로 나누어 설명할 수 있다. 물론 이러한 변화가 발생하는 배경에는 노화에 따라 규칙적인 신체활동의 감소와 단백질 대사의 불균형이 자리 잡고 있다. 그리고 내분비 환경이 변하여 성장호르몬과 남성호르몬은 감소하고 코티졸과 사이토카인이 증가하는 것 등도 근육이 감소하는 배경이 된다. 또한 신경과 근육계의 자극 전달과 반응 기능이 약화되고 유전자 표현이 변하며 세포소멸 현상 등이 나타나는 것도 골격근 감소가 일어나는 배경이 된다.

먼저 노화에 따라 내분비계통의 기능이 변하여 근섬유의 수를 감소시키는 과정을 보면 다음과 같다.

연령 증가에 따라 당뇨를 유발하는 인슐린저항성이 증가하는 것은 골격근의 감소 원인이 된다. 혈중에서 인슐린은 질산의 합성을 증가시켜 아미노산이 세포 내로 이동하는 것을 촉진시키기 때문에 단백질 합성에 관여한다고 한다.

그러나 노화에 따른 인슐린저항성이 증가하여 인슐린의 기능이 감소하면 단백질 합성에 중요한 역할을 하는 아미노산이 세포 내로 이동하지 못하게 되므로 근육의 생성이 저하되고 이로 인해 근육의 양이 감소하게 된다.

이때 골격근의 발달에 영향을 미치는 성장호르몬과 남성호르몬인 테스토스테론 그리고 간에서 유래한 인슐린양성장인자(Insulin like Growth Factor, IGF)-1 모두 노화로 인해 혈중 분비량이 감소하는 것도 중요한 요인이 된다. 특히 IGF-1은 주로 간에서 생성이 되며 인슐린과 구조적으로 유사하여 인슐린양성장인자 또는 인슐린유사성장인자라고 하는데 성장호르몬에 의해 생성량이 조절된다. IGF-1의 주된 기능은 세포증식과 분화를 촉진하고 각조직의 성장을 자극하는 기능을 하며 인슐린의 양을 조절하는 기능이 있으므로 이 물질의 농도가 감소하는 것은 근육 발달에 저해 요인이 된다.

코티졸도 단백질의 이화작용을 일으키는 부신피질 호르몬으로서 노화에 따라 점진적으로 증가하므로 근섬유의 수를 줄이는 원인이 된다.

그러나 근섬유의 수가 줄어들었음에도 불구하고 체중이 유지되는 것은 체중의 상대적인 안정성 때문에 의한 것이다. 즉, 근섬유가 감소한 자리에 체지방이 채워지기 때문에 체중은 상대적으로 안정되게 유지되는 것이다. 일반적으로 30세에서 60세 사이에 매년 약 0.5kg의 지방이 증가하고 약 0.25kg의 근섬유가 손실된다. 이러한 신체적인 변화는 근육량이 약 7.5kg 소실되고 체지방량이 15kg 정도 증가할 때까지 계속된다. 비록 신체조성이 신체활동 수준과 운동량 등 개인적인 식생활과 운동 습관에 영향을 받기는 하지만 노화에 따른 체지방의 증가와 근섬유의 손실은 거의 모든 사람이 겪는 신체조성의 변화이다.

지금까지 알려진 바에 따르면 70세 이하의 경우 약 10-25%의 사람들이 근섬유의 감소 현상을 있었으며 80세 이상의 고령자들도 30% 이상에서 이러한 현상이 발생하였다고 한다. 만약 이 시점에서 노인들이 질병이나 외상을 앓는 경우 근섬유는 훨씬 빠른 속도로 감소한다. 또한 잘못된 약물 복용과 식생활 습관도 골격근의 단백질 합성을 저하시키므로 근섬유의 수를 감소시키게 된다.

(3) 골격근의 위축

노화에 따른 근섬유의 위축 현상을 살펴보면 주로 골격근에서 속근섬유가 선택적으로 위축되는 것이 특징적이다. 노화과정에서 어떤 경우에는 속근섬유의 수 자체도 감소한다고 하나 근섬유의 단면적이 줄어드는 것이 일반적이다. 이는 60세 이후 발생하는 신경근 접합부의 위축이 주된 원인이 되는데 이러한 현상은 90세 이상의 노인을 조사하였을 때 신경근 접합부의 위축이 약 70% 정도 감소하였다는 연구를 통해서도 확인되고 있다. 이와 같이 속근섬유가 감소하면 그 곳에 지근섬유가 발달하며 일부 속근섬유는 지근섬유와 속근섬유의 중간형태로 전환하여 Type Ⅱb에서 Type Ⅱa로 바뀌게 된다. 따라서 노화가 진행되더라도 노인들의 지구력과 관련된 신체활동은 순발력에 비해 훨씬 더 잘 보존되게 된다.

노화에 따라 골격근 세포 내에서 미토콘드리아의 기능이 저하되면 말초조직에서 산소이용능력과 에너지 생산능력을 모두 감소하게 된다. 특히 최대 산소소비량의 감소로 인해 노인들은 최대로 운동을 수행할 수 있는 기회를 점차 잃게 되며 이것이 골격근에 영향을 미치기 때문에 근육의 위축을 초래한다. 이러한 근육 위축의 원인이 되는 미토콘드리아의 대사 능력 변화는 미토콘드리아의 DNA 변이에 의한 것이며 DNA의 결손은 노화된 골격근에서 확인이 되고 있다. 또한 미토콘드리아의 DNA 변이는 근육이 감소될 소지가 있는 환경에 처한 비활동적인 사람이나 노령층에서 더 잘 확인할 수 있다.

때때로 노화에 의해 골격근의 배열이 변하여 세포질 없이 농축된 꾸러미 모양을 하는 경우가 나타나며, 근섬유가 탈증식되는 현상과 리포푸신이나 결체조직으로 대체되는 현상이 나타날 수 있다. 이 경우 탄성이 떨어진 콜라겐 섬유가 증가하고 다수의 핵을 가진 근섬유의 수는 감소함으로서 근력이 약화되는 결과를 가져온다.

(4) 골격근과 운동신경의 접합

골격근과 신경이 접하는 시냅스를 통하여 근수축 정보가 뇌에서 골격근에 전달되는데 노화에 따라 운동신경의 기능이 저하되므로 근수축력은 약화된다. 즉, 운동신경의 기능이 저하됨으로서 신경종말에서 생성되는 아세틸콜린의 양과 시냅스 간격으로 분비되는 이 신경전달물질의 양은 감소한다. 그 결과 시냅스 후막에서 탈분극이 일어나도록 하기 위한 적당한 자극이 감소하므로 근섬유의 수와 근육의 크기가 위축되는 현상이 나타난다. 특히, 노인들은 연령의 증가에 따라 최대 근력을 발현할 기회가 적기 때문에 발생하는 자연스런 최대 근력의 감소와 더불어 신경근을 통한 자극 감소현상이 동시에 발생하여 때문에 근력을 더욱 감소시키게 된다.

신경 전달에 의해 근육이 수축할 때 자극과 반응의 출현 간격인 잠복기와 최대 긴장이 나타나는 수축기 그리고 긴장이 해제되는 이완기로 구분이 되는데 노화에 따라 잠복기가 길어지기 때문에 노인들의 반응시간이 젊은 사람에 비해 길어지게 된다.

(5) 평활근과 심장 근육의 노화

노화에 따른 평활근의 변화를 보면 가장 두드러진 것이 게실(Diverticula)이 나타나는 것이다. 게실은 소화관 벽이 복강 쪽으로 돌출된 주머니 모양의 평활근을 말하는데 이는 평활근의 수축력이 약해서 생긴 현상이며 이곳에 염증이 유발되어 게심염이 생길 수 있다. 노화에 따라 평활근에는 콜라겐 섬유나 지방들로 채워진 공포들이 생겨나게 되는데 이는 노인들의 동맥 벽에서 잘 관찰되는 현상이다.

심근 섬유도 노화에 따라 약화되고 지방이 쌓이는 현상이 나타난다. 나이가 들게 되면 지방 조직을 대체하여 콜라겐이 채워지며 다른 평활근처럼 리포푸신이 축적되는 갈색 위축이 나타나는데 이는 심근의 수축 곤란과 부조화를 유발하는 원인이 된다.

3) 노화와 관련된 근육계 질환

근육과 관련된 질환을 노화로 한정지어 설명하기는 어렵다 그 것은 여러 가지 근육관련 질환들이 복합적인 요소에 의해 발생하기 때문이다. 따라서 노화와 관련된 근육질환은 전체 연령대에서 발생하지만 특히 노인들의 경우 다음과 같은 질환들이 자주 발생한다.

(1) 파킨슨병(Parkinson′s Disease)

파킨슨병은 대체로 60대에 이르러 임상적인 증상이 나타나는데 초기 증상은 통증이나 우울증과 같은 경미한 증세이지만 점차 악화됨으로서 지속적인 떨림과 근육의 경직, 느린 운동, 자세불안정과 같은 전형적인 증세로 발전하게 된다. 이들 환자의 떨림 증세는 동작이나 행동을 중단하고 편안한 상태에 있을 때 주로 손가락이나 손목 관절과 같은 말단 관절에서 율동적 떨림이 나타난다. 초기에는 이러한 증상들이 신체의 한쪽 편에서 발생하지만 점차 양측 모두에서 나타나며 다리나 턱, 또는 혀까지 증세가 발전되게 된다.

파킨슨병 환자의 근육 긴장도는 증가되어 있어서 수동적으로 관절을 움직일 때 특징적인 현상들이 나타난다. 운동이 완만해지는 것은 초기 파킨슨병 환자가 겪는 장애로서 단추 잠그기나 글씨 쓰기와 같은 세밀한 작업에 어려움을 겪고 걸을 때 팔 흔들기가 부자연스럽게 된다. 증세가 발전하면 일상생활에서 세수, 화장, 목욕, 식사, 옷 입기 등에서 시간이 오래 걸리고 지장이 발생하기 시작한다.

파킨슨병 환자의 전형적인 자세는 모든 관절을 약간 굽히고 구부정하게 하여 자세를 안정되게 하는 것이다. 그러나 나중에 골격근과 말초조직 그리고 중추신경계가 협력하여 이루어내는 고유수용기에 의한 자세 반사가 불가능해지고 몸의 균형이 상실하는 상태까지 발전하면 자주 넘어지는 현상이 발생한다.

그 밖에도 파킨슨병 환자의 특징에는 자율신경계 이상, 신경정신과적 이상, 인지기능장애, 수면장애, 통증, 피로, 후각장애 등이 있으며 이로 인해 위장장애와 침흘림, 삼킴 곤란, 변비, 기립성 저혈압, 다한증, 배뇨장애, 성기능장애 및 안구건조증 등이 발생한다.

파킨슨병의 원인은 이전까지는 뇌의 신경전달물질 중에 하나인 도파민의 분비 이상 때문이라고 알려졌으나 지금은 도파민과 관련성이 없는 파킨슨병도 나타나기 때문에 그 원인을 분명하게 말하기 어렵다. 분명한 것은 파킨슨병은 유전적인 소견이 없으며 머리에 충격을 많이 받는 권투를 포함한 스포츠 활동과도 관련성이 적다는 것이다.

(2) 중증 근무력증(Myasthenia Gravis)

중증근무력증은 모든 연령대에서 발병하는데 여자는 10-20대에, 남자는 40-50대에 가장 많이 발병하며 여자가 남자보다 1.5배 정도 발병률이 높다. 주된 증상은 근허약과 피로로서 눈꺼풀과 안구 주변 근육이 약화되어 눈꺼풀이 처지는 증상이 나타나며 안면근육의 약화로 의도한 것과 달리 냉소적인 표정이 될 수 있다. 또한 음식 씹는 것과 삼키는 것이 곤란해짐으로서 사래가 걸리는 경우가 많아지며 말하는 것이 어려워지는 등의 증상이 나타난다. 이 질환은 중증근무력증과 직접적인 관계가 없는 감염 또는 전신 질환으로 발전하여 근무력증을 악화시킬 수 있다.

이 질환의 원인은 운동신경 말단에서 분비되는 아세틸콜린에 대해 근세포막에서 항아세틸콜린 수용기를 만들기 때문에 신경에서 근육으로 자극이 전달되지 못하여 근수축이 곤란해지기 때문이다. 항아세틸콜린의 생성은 중증근무력증 환자의 80%에서 발견되며, 눈꺼풀 처짐만 있는 경우에도 50% 정도서 발견된다.

(3) 다발성 근염(Polymyositis)

다발성 근염은 남녀 모든 연령대에서 발생하며 여자가 남자에 비해 2배 정도 발병율이 높다고 알려져 있다. 증상은 대체로 근위부 사지, 특히 둔부와 대퇴부의 근허약이 심하여 무릎을 쪼그려 앉은 상태에서 일어설 때, 혹은 계단을 오르내리릴 때 물건을 들어 올릴 때 신체거동이 어려워진다. 환자들의 10% 정도는 엉덩이와 대퇴부, 장딴지 부위에서 통증이 발생한다고 하며, 20%에서는 손으로 만질 때 압통을 느낀다고 한다. 또한 5% 정도는 호흡곤란을 호소하며 보행이 불가능한 경우도 5%에 이른다. 음식을 씹고 삼키는 작용이 곤란하거나 목의 굴근이 약화는 것도 이 질환의 증상에 해당한다.

이 질환의 원인은 유전인자, 바이러스 감염 및 자가면역 등이 상호작용하는 것으로 생각하고 있다. 유전적인 소견이 있어서 특정 항원에 반응하는 사람에게서 이 질환이 많이 발생하고 있고 인플루엔자와 같은 바이러스 감염에 의하여 염증성 근염이 발생한다. 또한 다발성 근염의 면역 항원 역할을 하는 변형된 바이러스에 대해 혈청에서 항체가 생성된 점으로 볼 때 바이러스도 하나의 원인이 된다고 할 수 있다. 그리고 조직 소견상 다발성 근염이 발생하지 않았거나 약하게 발생된 근육의 혈관에서 면역글로불린과 보체의 결합체들이 많이 침착되어 있는 점으로 볼 때 체액성 면역기전에 의해 자신의 혈관을 손상시킨 이후에 자기 근육을 파괴하는 것으로 보인다.

(4) 류마티스성 다발성 근육통(Rheumatic Polymyalgia)

류마티스성 다발성 근육통은 목이나 어깨 그리고 엉덩이 근육에 통증이 오면서 굳어지는 느낌을 갖게 된다. 통증은 야간에 시작하며 아침에 최고조에 달하며 조조경직 현상이 나타나는 대표적인 노인성 증후군으로서 80세 이후에는 발병률이 10배 정도 높아지게 된다. 증세가 심해지면 체중이 감소하고 통증에 의해 움직일 수 없게 된다.

류마티스성 다발성 근육통의 원인은 우리 몸의 백혈구가 목이나 어깨 둔부의 관절을 공격함으로 발생하며, 그 결과 관절 내에서 활액낭염이 발생하고 관련된 근육에서는 통증이 유발된다. 특별한 처치 없이 5년 정도 지나면 치료가 되지만 재발되는 특징이 있다.

6. 내분비계의 특징과 질환

내분비선은 생물학적으로 활성화된 물질인 호르몬(Hormone)을 분비하는 조직으로서 뇌하수체, 뇌송과체, 갑상선, 부갑상선, 췌장 내의 Langerhans섬, 상피소체, 흉선, 부신, 고환 안에 있는 간질세포와 지지세포 그리고 난소 내의 있는 황체와 난포 등이 이 조직에 해당한다. 호르몬은 혈액과 림프를 타고 인체 내에서 순환을 하다가 그 기능을 발현할 수 있는 표적기관에 작용하여 세포 차원에서 일어나는 여러 가지 자극-반응과 조절 및 통제 기능을 수행하게 된다.

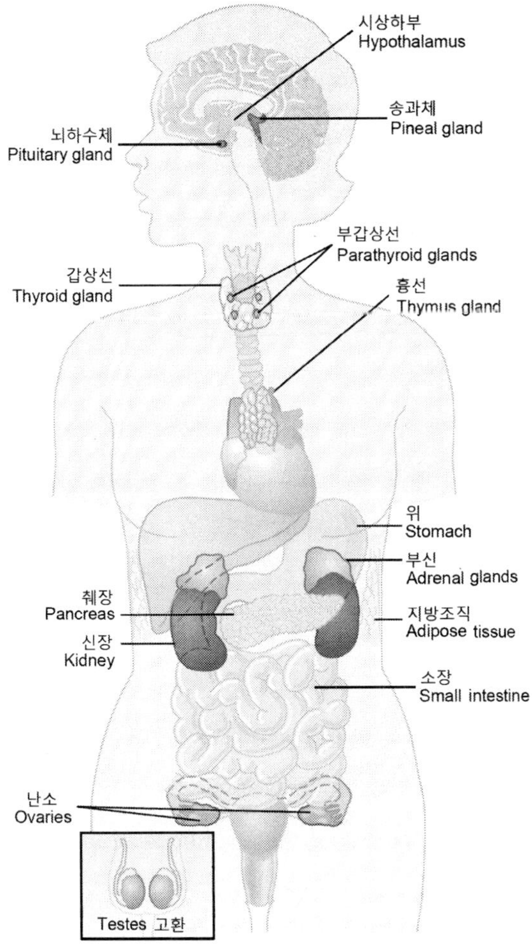

그림 3-10. 우리 몸의 중요한 내분비기관

호르몬이 세포에서 작용할 때에는 두 가지 형태로 기능을 발휘하는데 먼저 분자량이 작은 Steroid 계통의 호르몬은 표적세포 막을 통과하여 세포핵의 DNA에 정보를 전달함으로서 세포가 특정 유전 인자를 활성화시키고 각종 신진대사와 면역 그리고 항상성과 관련된 역할을 수행하는 단백질과 효소들을 합성하도록 한다. 그러나 분자량이 큰 대부분의 호르몬은 세포막에 있는 수용체와 결합을 하는데 이 수용체는 세포 내에서 특정 효소를 활성화시킴으로서 세포 내의 신진대사활동을 조절하고 통제하는 역할을 하게 된다.

1) 시상하부(Hypothalamus)

호르몬을 분비하는 기관은 여러 곳이 있으나 생리학적으로 시상하부는 호르몬을 분비하여 신체의 항상성을 조절하는 자율 기능의 최고 중추라고 부르고 있다.

뇌를 대뇌, 간뇌, 중뇌, 연수, 교, 소뇌, 척수로 구분할 때 간뇌는 뇌의 중심 부분에 해당하며 많은 신경세포의 집합이 있는데 시상과 시상하부, 뇌하수체로 구분이 된다. 시상하부는 호흡이나 소화 그리고 심장박동과 같이 무의식 중에 일어나는 생리적 작용을 조절하는 기능을 담당하는데, 특히 이곳에는 성중추가 있어서 사춘기 때 뇌하수체를 자극하여 성선자극호르몬을 분비하게 하므로 이 때 사람들은 2차 성징이 나타게 된다. 즉, 시상하부에서 황체형성호르몬 방출호르몬과 난포자극호르몬 방출호르몬이 분비되고 뇌하수체는 이들 방출호르몬들의 영향을 받아 황체화호르몬과 난포자극호르몬을 분비하는데 뇌하수체에서 분비된 성선자극호르몬들은 황체에 작용하여 프로게스테론을 분비하게 하며, 난소에도 작용하여 에스트로겐을 분비하게 한다.

2) 뇌하수체(Pituitary Grand)

뇌하수체는 시상하부 아래에 있는 돌출된 조직으로서 전엽과 중엽 그리고 후엽으로 나눠진다. 전엽은 선하수체 또는 선엽으로 부르는데 원시구강의 심부 천정이 태생 초기에 상방으로 돌출한 후 나중에 두개저의 뼈가 생기기 때문에 인두와 연락이 끊겨 생긴 조직이다. 이에 비해 후엽은 신경 하수체 또는 신경엽으로 부르는데 간뇌 아래서 시상하부가 젖꼭지처럼 돌출한 부분으로서 전엽과는 달리 신경성 조직이다. 따라서 전엽에 비해 후엽에서 분비되는 호르몬의 수가 적다.

(1) 뇌하수체 전엽호르몬

뇌하수체 전엽에서 분비되는 호르몬에는 성장호르몬(Growth H.), 유선자극호르몬(Prolactin) 등이 있는데 이들은 염색이 잘 안 되는 세포인 색소혐성세포에 의해 분비되며 나머지 갑상선자극호르몬(Thyrotropic H., TSH), 난포자극호르몬(Follicle Stimulating H., FSH), 황체형성호르몬(Luteinizing H., LH) 그리고 부신피질자극호르몬(Adrenocorticotrophic H., ACTH)은 염색이 잘되는 세포인 색소호성세포에서 분비가 된다.

성장호르몬은 뇌하수체 전엽에서 분비되는 호르몬으로서 신체 각 부위의 성장과 발육을 포함한 신진대사 수준과 밀접하게 관련이 있다. 특히 성장호르몬은 골단에서 연골의 형성을 촉진하고 뼈에 칼슘이 침착되는 것을 촉진하므로 뼈와 연성조직의 성장을 촉진하는 기능을 한다. 따라서 골단선이 폐쇄되기 전에 성장호르몬의 분비량이 많을 때에는 거인증이 유발되나 분비량이 정상값에 비해 현저하게 적어지는 경우 발육 발달과 성장에 장애를 유발하게 된다. 또한 성장이 멎은 어른의 경우 성장호르몬의 분비가 증가하면 신체 말단의 연성조직들이 비대해지고 마디가 굵어지는 말단 비대증이 발생하는데 이들 환자들은 턱뼈와 광대뼈가 돌출하고 손발이 커지며 등이 굽는 것과 같은 여러 가지 특징적인 증세를 나타내게 된다.

이러한 성장호르몬의 기능을 살펴보면 먼저 단백질의 동화를 촉진하는 기능이 있다. 성장호르몬의 분비가 증가하면 아미노산이 세포 내로 흡수되는 것이 촉진되므로 혈중에 있는 아미노산의 농도는 감소하며 소변 속에도 질소의 배설량은 현저하게 줄어든다. 또한 성장호르몬은 혈당의 농도를 상승시키므로 신체 각 조직에서 혈당을 적극적으로 활용하게 하여 신진대사를 촉진하는 효과를 나타내며 심근과 골격근에 글리코겐의 저장량을 유지시킨다. 그리고 성장호르몬은 혈중 저밀도 콜레스테롤의 농도를 감소시키는 반면 고밀도 지방단백질을 간과 말초조직에 쌓이게 하는 효과를 나타낸다. 따라서 성장호르몬이 정상적으로 분비되었을 때와 비교하여 그렇지 않는 경우 세포의 신진대사율은 약 15% 가량 증가하게 된다.

정상적으로 성장호르몬의 농도를 유지하는 것은 신체의 발육과 발달에 중요하다. 성장호르몬은 출생부터 시작하여 일생 동안 분비되는데 분비량은 20대에서 가장 많으며 20대 이후 감소하기 시작한다. 성장호르몬은 20대 이후 매 10년마다 14.4% 감소하여 40대가 되면 20대의 50% 이하로, 60대에는 20% 이하로 감소되는 것으로 알려져 있다. 정상적인 경우 성장호르몬의 혈장 농도는 3㎎/㎖이내이며 1일 생성량은 0.2-1.0g 정도인데 분비 후 20-30분 이내에 1/2 이상 소실되며 주로 간에서 파괴가 된다.

노화의 현상으로서 성장호르몬은 지방세포를 분해하는 기능이 있으나 나이가 들어감에 따라 체내 분비량이 감소하므로 체지방량이 증가하는 원인이 되기도 한다. 따라서 40대 이후에 복부지방의 증가하는 주된 요인 중 하나도 성장호르몬의 감소와 관련이 있다. 더욱이 성장호르몬은 혈중 아미노산을 이용하여 근육의 발육에 관여하기 때문에 노화에 의해 성장호르몬이 감소하는 것은 근육량을 감소시키고 지방조직을 증가시키는 현상을 유발하게 된다. 결국 노화에 따라 근력이 감퇴하여 신체활동이 줄어들고 복부지방이 증가하며 당뇨병이나 심혈관질환 그리고 대사성 증후군과 같은 질환이 발생하는 것은 성장호르몬과 관련이 있다고 할 수 있는 것이다.

더욱이 성장호르몬은 혈관을 구성하는 평활근의 탄력을 향상시키고 심장의 근육을 강화시키는 기능이 있으므로 혈액 순환에 유익하게 작용할 뿐만 아니라 고밀도지단백(HDL-C)을 높이고 저밀도지단백(LDL-C)을 낮춰서 심혈관질환을 예방하는 효과가 있다. 따라서 노화에 따라 성장호르몬의 분비가 감소하는 것은 심혈관질환의 발생 가능성을 높이는 효과를 나타내게 된다.

또한 성장호르몬은 세포외액을 조절하여 피부의 수분 함유량을 조절하기 때문에 노화에 따라 성장호르몬이 감소하면 피부 조직의 수분 함유량이 줄어들고 그에 따라 피부를 구성하는 교원질의 탄력성이 감소하는 현상을 발생되므로 피부의 탄력성이 저하되고 건조해진다.

유선자극호르몬도 뇌하수체 전엽에서 분비되는 호르몬으로서 황체를 자극하여 황체호르몬의 분비를 촉진시키므로 황체자극호르몬이라고도 한다. 이 호르몬은 사춘기와 월경주기 그리고 임신 중에 분비량이 증가하기 때문에 유선이 자극을 받아 발달되며 유즙 생성량도 증가하게 된다. 물론 유즙의 생성과 관련된 호르몬에는 에스트로겐, 프로게스테론, 성장호르몬, 자궁근수축호르몬 그리고 갑상선호르몬과 부신피질호르몬 등이 있으며 이들은 유즙 생산과 분비에 공동 역할을 하게 되나 유선자극호르몬의 역할이 가장 크다고 할 수 있다. 이러한 유선자극호르몬의 영향으로 분만 후 유방과 유선이 발달하고 유즙 분비가 증가되어 수유를 지속할 수 있다. 그러나 수유 기간 중에 분비되는 유선자극호르몬은 생식기능을 약화시켜 이 기간에 배란이 발생하는 것을 억제하게 된다.

유선자극호르몬은 아기가 젖을 빨 때 산모에게 가해지는 신경성 자극에 대해 반사적으로 분비되므로 젖 빠는 자극이 없어지면 이 호르몬의 분비와 젖 생산은 중지가 된다. 유선자극호르몬에 의해 생성된 유즙은 뇌하수체 후엽에서 분비되는 자궁근수축호르몬에 의해 정상적으로 분출될 수 있다. 자궁근수축호르몬은 유선을 강하게 수축시켜 생산된 유즙이 분출될 수 있도록 하는 것이다.

(2) 뇌하수체 중엽호르몬

뇌하수체 중엽은 멜라닌세포자극호르몬(Melanocyte Stimulating H., MSH)을 분비하며 이 호르몬은 멜라닌 세포를 자극하여 세포체에서 멜라닌의 합성을 촉진하고 축적되도록 한다. 또한 지방조직을 자극하여 지방의 분해를 촉진하므로 혈중으로 유리 지방산이 방출되어 그 농도가 증가되도록 한다.

(3) 뇌하수체 후엽호르몬

뇌하수체 후엽에서 분비되는 호르몬에는 자궁근수축호르몬(Oxytocin)과 항이뇨호르몬(Antidiuretic H., ADH 혹은 Vasopressin)이 있다. 이들 호르몬들은 시상하부의 시상상핵과 방실핵에서 합성되며 뇌하수체 줄기를 따라 후엽까지 이동하여 저장된 다음 시상하부로부터 신경성 자극이 주어지면 그 때 혈액내로 방출된다. 따라서 이 호르몬은 내분비 기관이 자율적으로 분비하는 다른 호르몬과 달리 신경성 지배를 받기 때문에 신경성 하수체에 의해 분비되는 호르몬이라고 한다.

뇌하수체 후엽에 있는 황갈색 색소과립은 분비 작용이 없으므로 단순 지지세포 조직으로 생각이 되며 호르몬의 분비과정에서 또 다른 대사 기능이 있는지 여부는 연구 중이다. 이에 비해 타원형 소체에서는 자궁근수축호르몬인 옥시토신과 항이뇨호르몬을 저장하고 방출하는 기능을 수행한다.

자궁근수축호르몬은 근육에 수축을 유발하는 기능이 있는데 앞에서 설명한 것과 같이 젖꼭지 피부를 자극함으로서 유선자극호르몬과 함께 분비되어 수유 중에 젖 방출반사를 일으키게 된다. 따라서 유선자극호르몬에 의해 유즙 생산이 되었어도 자궁근수축호르몬이 없으면 충분한 젖분비는 이루어지지 않게 된다. 그 밖에도 이 호르몬은 성행위나 분만시에 자궁의 평활근을 수축시켜 자궁으로부터 태아가 출산되도록 하며 출산 후에는 자궁의 산도를 회복시키는 기능을 한다. 분만시 에스트로겐의 분비량이 증가하는데 이것은 에스트로겐이 자궁근수축호르몬의 민감도를 증가시켜 평활근을 더 강하게 수축시키기 위함이다.

항이뇨호르몬은 혈중 수분량이 감소하였을 때 신장의 원위 곡세관에서 수분의 재흡수를 촉진시켜 체내 수분량을 유지하고 보존하게 된다. 이는 인체에서 수분을 섭취하는 것이 제한적이거나 극단적으로 부족한 상황에서 생명을 유지하는 효과가 있다. 따라서 이 호르몬의 분비가 감소하면 많은 양의 소변이 배설되어 체내 수분 평형이 깨어지는 요붕증(Diabetes Insipidus)이 발생하게 된다.

그러나 지나치게 항이뇨호르몬의 분비량이 증가하면 소혈관의 평활근을 수축시켜 혈압이 상승하는 효과를 나타낸다. 이것은 탈수나 출혈로 인해 혈관에 있는 혈액량이 감소하였을 때 혈관을 수축시키게 되면 혈액량을 증가시키지 않고도 심장의 수축력을 말초조직까지 전달할 수 있으며 이로 인해 혈액량이 부족해진 현상은 보완되는 것이다.

노화에 의해 뇌하수체의 크기가 다소 위축되는 현상이 있다고 하지만 그 기능이 감소하거나 약화된다는 구체적인 연구는 아직 밝혀진 바 없다. 다만 후엽에서 분비되는 항이뇨호르몬의 농도가 노화에 따라 증가한다고 하나 이것도 간이나 신장을 순환하는 항이뇨호르몬의 농도가 감소하여 나타난 것으로서 나이가 들어 체내 호르몬의 분포가 변화되었기 때문에 일어난 현상일 것으로 생각하고 있다.

3) 갑상선(Thyroid Gland)

갑상선은 후두와 기관이 시작하는 부분에 있는 실질기관으로서 갑상 연골 옆에 있어서 갑상선으로 부르며 갑상연골과는 기능적으로 아무런 관련이 없다. 갑상선은 좌엽과 우엽 그리고 두 조직을 연결하는 갑상선협부로 이루어져 있는데 각각은 길이가 약 4-5cm, 최대폭은 약 3cm, 그리고 두께는 약 2cm이며 개인에 따라 부게의 차이는 많지만 약 30g(25-45g) 정도이다. 여성이 약간 무겁고 임신 중에 커지는 특성도 나타낸다.

갑상선에서는 요오드를 함유한 여러 갑상선 호르몬과 효소들을 분비하므로 이곳에서는 요오드의 농도가 혈장에 비해 50배에서 수십만 배 높게 나타난다.

이러한 갑상선 호르몬은 뇌하수체 전엽에서 분비되는 갑상선자극호르몬의 영향을 받아 분비되는데 체내에서 신진대사를 비롯한 여러 가지 기능을 수행한다. 구체적으로 살펴보면 갑상선 호르몬은 우선 신진대사를 촉진하는 작용을 하므로 신체 모든 조직에서 소비하는 산소 양을 증가시키고 산화를 촉진하며 열 생산량도 증가하게한다. 그러나 갑상선 호르몬은 비장과 뇌 그리고 고환의 신진대사와는 직접적인 관련이 없다고 한다.

갑상선의 또 다른 기능은 당질과 지방, 그리고 단백질 대사에 관여하여 당질의 흡수와 글리코겐 분해를 촉진하며 당신생을 통해 혈당을 증가시키므로 고혈당을 야기하며 조절되지 않는 경우 당뇨병까지 발전할 수 있다. 저밀도 지방단백을 말초조직에서 흡수하여 간으로 이송하며 간에서 담즙 형태로 배설함으로서 혈중 지단백의 수준을 감소시키기도 한다. 그리고 갑상선 호르몬의 분비량이 증가할 경우 근육에 작용하여 단백질의 이화작용을 촉진하지만 분비량이 감소할 경우는 단백질의 동화작용이 증가하게 된다.

그 밖에도 갑상선 호르몬은 비타민과 물 그리고 무기질 대사에 관여하므로 분비량이 증가할 때 체내에서 비타민의 수요량이 증가하며 갑상선 기능이 저하될 때에는 물과 무기질 대사 작용이 감소하여 이뇨작용이 일어나게 된다.

갑상선 호르몬은 말초조직에도 영향을 미치게 되는데 우선 말초조직에 산소의 소비와 에너지 생산 속도를 높여 체온상승을 유발하는데 이때 산소의 운반능력을 높이기 위해 혈중 적혈구의 생성을 촉진함으로서 혈액의 산소 운반능력을 증대시키게 된다. 만약 혈중 산소와 이산화탄소의 농도가 비정상적으로 감지될 경우 이에 민감하게 반응하여 호흡중추를 자극함으로서 혈액 중에 산소 농도를 정상적으로 유지되도록 한다. 더욱이 갑상선 호르몬은 심박수와 심장수축력을 증가시켜 혈압이 상승하게 함으로서 말초 조직에 산소와 영양의 공급이 원활하게 이루어지게 하며 신진대사가 증진되는데 필요한 환경을 조성하게 된다.

갑상선 호르몬은 교감신경의 자극에 대해 흥분성을 높여 각성 수준을 높이는 한편 다른 내분비선을 자극하여 다른 호르몬의 기능이 활성화되도록 한다.

갑상선 호르몬은 뼈에 무기질이 축적되도록 하는 기능이 있는데 갑상선에서 분비되는 칼시토닌(Calcitonin)은 뼈에 칼슘이 축적되도록 자극하는 기능을 하며 파골세포(Osteoclast)의 활동을 급격히 억제한다. 그 결과 뼈에서 칼슘이 빠져나가는 것을 억제하는 동시에 뼈에 칼슘과 무기질이 침착시키게 된다. 이러한 칼시토닌은 갑상선에서 주로 분비되나 흉선에서도 일부 소량이 분비된다. 칼시토닌은 혈중 칼슘의 농도가 9.5㎎/dℓ 이상이면 그 분비량이 농도에 비례하여 증가하지만 칼슘 농도가 감소하면 분비량도 감소한다.

갑상선 호르몬의 분비량이 변하는 경우 질병이 발생할 수 있다. 크레틴 병(Cretinism)은 산모가 임신 중에 갑상선 기능이 저하되어 갑상선 호르몬이 제 기능을 충분히 하지 못하거나 출생 이후 어릴 때 갑상선 기능이 저하될 때 발생하는 일종의 풍토병으로서 육체적, 정신적으로 발육이 정지되거나 심각한 정신적 장애를 갖는 질환을 말한다. 대체로 임신 초기 3개월부터 출생 후 6개월 사이에 갑상선 기능이 저하되었을 때 이 병이 발생한다고 한다.

점액수종(Myxedema)은 사춘기 이후 점액 단백질과 액체가 피하에 축적되어 발생하는 갑상선 질환으로서 갑상선기능 항진증을 과다하게 치료하여 발생할 수도 있고 만성갑상선염, 뇌하수체질환 등과 같은 질환의 합병증으로 발생할 수 있는데 갑상선 기능이 저하되는 되는 것이 특징적이다. 이 질환에 걸린 환자는 피부가 건조해지고 부종이 발생하며 정신작용의 치둔해지면서 육체적으로도 무력감과 무기력 그리고 권태로움을 나타내게 된다. 목소리는 낮고 쉰 음성으로 변하며 신진대사가 약해지므로 기초대사율은 낮아지고 추위를 비롯한 환경 변화에 대해 적응력이 감소하는 경향을 보인다. 그러므로 점액수종 환자들은 신체 전반적인 기능이 저하되어 신체적으로나 정신적으로 활기를 잃는 생활을 하게 된다.

Graves(Basedow)병은 자기 면역체계의 이상과 갑상선 기능에 대한 억제 체제가 작동되지 않을 때 발생하는 갑상선 기능 항진증으로 갑상선이 비대해지고 림프선의 붓게 되며 안구가 돌출되는 등 외모의 변화가 발생한다. 심박동수가 비정상적으로 빨라지는 심계항진과 더불어 빈맥과 부정맥이 발생하게 되며 땀 발생이 비정상적으로 증가하는 현상이 나타난다.

단순갑상선종(Simple Goiter or Endemic Goiter)은 갑상선 호르몬 생성에 필요한 요오드 부족으로 갑상선이 비대해지는 질환을 말하는데 주로 산촌에 사는 사람들에게 발생하는 풍토병의 하나이며 식염에 요오드를 넣어 복용함으로써 치료가 가능하다고 한다.

노화에 따라 갑상선의 크기는 위축되며 그에 따라 갑상선 호르몬의 분비량도 감소하므로 신진대사율과 물질대사 능력은 젊은 사람에 비해 낮아지게 된다. 노화에 따라 뇌하수체 전엽에서 분비되는 갑상선 자극호르몬의 분비량이 감소하는 것도 갑상선을 위축시키고 갑상선 호르몬의 양을 줄이는 원인이 된다.

4) 부갑상선(Parathyroid Gland)

부갑상선은 갑상선의 측면 그리고 후면에 있는 실질기관으로서 상피소체라고도 한다. 좌우 2쌍이 있으며 크기는 길이가 6mm, 폭이 3-4mm 그리고 두께가 0.5-2mm이다. 부갑상선에서 분비되는 호르몬(Parathormone)은 뼈에서 칼슘을 흡수하여 체액 내의 칼슘의 농도를 높이는 기능을 한다. 따라서 부갑상선 호르몬의 분비가 증가하면 뼈와 치아의 발육이 늦어지거나 약화되는 현상이 발생한다. 부갑상선 호르몬이 감소하여 혈중 칼슘 농도가 정상치 이하로 낮아지면 격렬한 근경련이 발생할 수 있으며 반대로 지나치게 높아지면 뼈로부터 칼슘이 과도하게 빠져 나가며 연성조직에 칼슘이 침착되는 현상이 있다. 따라서 부갑상선이 비대한 것은 구루병(Rickets)과 요독증(Uremia)을 동반하는 신장염(Nephritis)의 원인이 된다.

노화에 따라 부갑성선은 크게 위축되지 않으며 남성의 경우 50세 이후, 여성의 경우도 40세 이후에 부갑상선 호르몬의 혈중 농도가 증가하는 경향을 보인다. 이는 노화된 뼈에서 칼슘과 무기질을 흡수하고 이를 새로운 뼈에 공급하기 위한 대사과정일 것으로 추측이 된다. 그러나 중장년 이후 뼈의 재생 기능은 약해지기 때문에 흡수된 칼슘을 이용하여 새로운 뼈가 만들어지는 대신 기존의 뼈만 약해지는 결과를 가져오게 된다. 결국 노화에 따라 골다공증과 같은 퇴행성 질환이 더 많이 발생하게 되는 것이다.

5) 부신(Adrenal Gland)

부신은 신장 위에 모자를 씌워 놓은 듯이 보이는 좌우 한 쌍의 조직이지만 신장과는 형태학적으로나 기능적으로 아무런 연관이 없는 내분비 기관이다. 또한 부신의 겉조직을 피질이라 하며, 속조직은 수질이라고 하는데 피질과 수질도 기능이 전혀 다른 기관이다. 부신은 길이가 5.5cm, 폭이 3.0cm, 두께는 0.4-0.6cm이며 무게는 6.0-7.5g이나 개인에 따라 크기의 차이가 많다.

(1) 부신피질 호르몬

부신피질(Adrenal Gland Cortex) 호르몬은 수분과 전해질의 균형을 유지하고, 당질의 대사 평형과 결합조직의 기능을 유지하는 기능을 하며 외부의 스트레스를 이기는데 필수적인 기능을 한다.

부신피질 호르몬으로 먼저 전해질의 균형을 조절하는 코르티코이드(Corticoid)로서 알도스테론(Aldosterone)이 있다. 이 호르몬은 소변과 땀 그리고 타액과 위액에서 Na^+재흡수를 촉진하는데 Na^+를 따라 수분도 재흡수 되므로 혈중 전해질과 수분의 양을 조절하게 된다. 그러나 과도하게 분비량이 증가하면 전신에 부종이 발생할 가능성도 있다. 특히 이 호르몬들은 신장에서 Na^{+}의 재흡수를 촉진하고 K^{+}분비를 증가시킴으로서 신체를 알칼리화 하도록 하는 등 대사성 산염기 평형에도 관여하게 된다.

알도스테론에 의한 혈압 조절 기능은 잘 알려져 있는데 이를 Renin-Angiotensin 시스템이라고 한다. 피를 많이 흘리거나 혈중에 Na^{+}가 부족해짐으로서 신장에 있는 사구체에서 수입동맥혈압이 감소할 때 또는 원위세뇨관에서 Na^{+} 농도가 감소할 때에 사구체 옆 장치에서 Renin을 혈중에 분비하게 된다. 혈액에 분비된 Renin은 혈장 성분의 하나인 α-Globulin에 작용하여 Angiotensin Ⅰ을 분비하도록 한다. 염소이온(Cl^{-})이 있을 때 Angiotensin Ⅰ은 Angiotensin Ⅱ로 변환되는데 Angiotensin Ⅱ는 자체적으로도 혈압을 상승시킬 수도 있다. 그러나 Angiotensin Ⅱ는 부신피질에 작용하여 Aldosterone을 분비하도록 자극하는데 이는 앞에서 설명한 것과 같이 신장의 원위세뇨관에서 Na^{+}를 재흡수를 촉진하며 이때 전해질을 따라 수분도 재흡수 되기 때문에 전체적인 혈장량은 증가하게 된다. 혈장량의 증가는 결국 혈압의 상승으로 나타나는 것이다.

부신피질 호르몬에는 당질의 균형을 조절하는 코르티코이드(Corticoid)로서 코르티졸(Cortisol)과 코르티손(Cortisone) 등이 있다. 당질대사는 간에서 혈당의 흡수를 촉진하여 Glycogen의 생성을 증가시키며 단백질을 분해하여 탈아미노기 작용을 함으로서 당신생을 촉진하기 때문에 혈당을 상승시키는 결과를 가져온다. 따라서 코르티졸의 분비량이 증가하면 혈당이 증가하며 심한 경우 고혈당 상태에까지 이르게 되는데 이는 인슐린의 기능과 반대되는 것이다. 더욱이 코르티졸의 분비량이 증가하면 말초에서 단백질은 이화작용이 촉진되고 동화작용은 억제되므로 조직의 단백질은 감소하고 혈중 아미노산은 증가하게 된다. 한편 코르티졸은 지방대사에 관여하는데 지방조직에서 지방을 유리하여 혈중유리지방산을 증가시키고, 지방과 Cholesterol의 생성을 촉진한다.

그 밖에도 부신피질호르몬은 남성호르몬인 안드로겐(Androgen)을 분비하는데 안드로겐은 고환에서 분비되는 테스토스테론의 광범위한 기능에 감춰져 있으므로 생리적 기능이 많지 않다고 한다. 그러나 안드로겐은 유아 때 성기의 발달에 관여하고 여성의 생식선에도 관여하여 2차 성징을 발현하도록 한다.

부신피질호르몬의 기능이 저하되는 경우 Addison병이 발생하는데 이 질환에 의해 당대사율이 감소하고 혈당과 간의 Glycogen은 감소하게 된다. 또한 혈장의 NaCl 농도가 낮아지기 때문에 혈압이 감소하며 근무력증이 발생한다. 그리고 신장에서 배뇨 기능이 저하되기 때문에 체내에 노폐물이 축적되는 결과가 발생한다. 반대로 부신피질호르몬의 기능이 항진되는 경우 Cushing 증후군이 발생하는데 이 질환은 당질 Corticoids의 과다 분비 또는 시상하부나 뇌하수체 종양으로 부신피질 자극호르몬(Adrenocorticotropic H.; ACTH)이 과다 분비되어 발생한다. 흔히 나타나는 증세로는 고혈압, 당뇨병, 조직의 단백질 감소와 함께 만월상과 골다공증이 있다.

(2) 부신수질 호르몬

부신수질은 생명유지를 위한 필수조직은 아니지만 자율신경을 조절하는 에피네프린(Epinephrine)과 노르에피네프린(Norepinephrine)을 분비한다. 이들 호르몬은 위급한 상황이나 스트레스가 주어진 환경에서 신체기능을 최상의 상태로 만들고 스트레스를 극복할 수 있는 방향으로 작용하는데, 먼저 에피네프린은 심장박동수와 심장의 혈액의 박출량을 증가시키고 산소소비량을 높여 기초대사율을 항진시키는데 이때 간에 저장된 탄수화물을 가수분해하여 혈당을 상승시키기 때문에 인체는 위험한 상황에서 벗어날 수 있는 신체적 최상 상태가 만들어진다. 이에 비해 노르에피네프린은 신진대사와 심박동수 그리고 심장의 혈액 박출량에는 영향이 적지만 혈관의 긴장을 증가시켜 혈압을 상승시키는 작용을 한다.

표 3-7. 에피네프린과 노르에피네프린이 인체에 미치는 효과

대 상	에피네프린	노르에피네프린
심장		
심박수	+	−
심장 수축력	+++	0,−
심박출량	+++	−−
혈관		
평균동맥압	+	+++
수축기 혈압	++	+++
확장기 혈압	+,0,−	++
총 말초저항	−	++
대사효과		
과혈당증 발생	+++	0,+
체열 생산	++	0,+
해당작용에 의한 젖산 생성	+++	0,+
유리지방산 동원	+++	0
중추신경계 자극	+++	+++

☞ + 증가, 0 변화 없음, − 감소

노화에 따라 부신피질호르몬의 분비량은 감소하는 현상이 발생한다. 그러나 알도스테론이나 당질 코르티코이드의 분비량 감소에도 불구하고 전해질과 당질의 대사는 별 영향을 받지 않는다고 한다. 한편 부신수질호르몬인 에피네프린과 노르에피네프린은 노화에 따라 혈중 농도가 증가하는데 그 원인은 아직 규명되어 있지 않다.

6) 췌장(Pancreas)

췌장은 이자라고도 하는데 길이는 약 14-16cm, 폭은 약 3-5cm, 그리고 무게는 80-90g으로 머리와 몸통, 그리고 꼬리로 구분이 된다. 머리는 췌장의 가장

넓은 부위로서 십이지장의 만곡부 내에 들어가 있다. 머리에 해당하는 부분에는 돌기가 있는데 이 돌기는 갈고리 모양을 하고 있으며 그 구상돌기를 왼쪽 뒤로 내보내고 있다. 돌기와 몸통 사이에는 절흔이 형성되어 있는데 그 안쪽에 혈관이 지나간다. 몸통과 꼬리는 머리보다 좁으며 왼쪽으로 갈수록 좁아져 마지막에는 꼬리를 만들게 된다.

췌장에서는 외분비와 내분비가 모두 일어나는데 외분비에서는 Amylopsin, Steapsin, Trypsin 등과 같은 여러 가지 소화효소와 단백질 그리고 염류 등을 십이지장 안쪽에 직접 분비한다.

췌장의 내분비 부위는 직경 100-200㎛의 구상체인 랑게르한스섬(Langerhans Islets)이며 전체 췌장 조직의 1-3%를 차지한다. 랑게르한스섬의 α 세포는 내분비 부위의 20-25%를 차지하는데 이곳에서 글루카곤(Glucagon)을 분비하여 간에서 포도당 합성과 Glycogen 분해를 통해 혈당을 상승시키는 작용을 한다. 또한 지방을 분해하여 유리지방산을 증가시키므로 지방산이 에너지원으로 활용되도록 하는데 이 경우 혈중에 다량의 케톤체가 생성되며 신장을 통해 배설될 때 많은 양의 물이 함께 빠져나가기 때문에 위험한 탈수 현상이 발생할 수 있다. 랑게르한스섬의 β 세포는 내분비 부위의 70-75%를 차지하며 이곳에서 인슐린(Insulin)을 분비한다. 인슐린은 간과 근육세포에 포도당 유입을 촉진하고, 지질과 글리코겐의 생성과 저장을 촉진하여 혈당을 감소시키게 된다.

랑게르한스섬의 δ 세포는 내분비 조직의 1-8%를 차지하는데 이곳에서는 소마토스타틴(Somatostatin)을 분비하여 인슐린과 글루카곤의 분비량을 조정하고 필요한 경우 억제하는 작용을 함으로서 혈당 조절에 기여한다.

노화에 따른 췌장의 가장 큰 변화는 인슐린과 글루카곤의 분비량이 감소하는 것이다. 특히 인슐린의 경우 분비량 감소보다도 민감도가 낮아지기 때문에 혈당을 근육과 간에 저장하는 능력이 줄어들게 된다. 이렇게 노화에 따라 인슐린의 민감도는 낮아지는 것은 세포막에서 인슐린에 대한 내성이 증가하였기 때문이며 신체의 활성도와 대사작용에 관여하는 미세조직이 감소하였기 때문이다. 또한 노화에 따른 비만세포 증가가 혈관에 있는 인슐린 수용기의 기능을 방해하거나 억제하는 것도 인슐린의 민감도가 낮아지는 원인이 된다. 이러한 이유 때문에 65세 이후 노인의 경우 당뇨병이 발생할 가능성은 청년이나 중장년층에 비해 높아지게 된다.

7) 난소(Ovary)

난소는 길이가 약 4cm, 폭은 약 1.2cm, 두께는 약 8mm이며 무게는 약 2-3.5g 정도인 여성의생식 기관으로서 난자와 여성호르몬을 생산하고 분비하는 성선이기도 하다. 난소에 있는 난포와 황체는 여성 스테로이드 호르몬인 에스트로겐(Estrogen)과 프로게스테론(Progesteron)을 분비하여 자궁 점막과 유선의 발달, 여성 2차 성징 발현, 성주기 조절 및 임신유지에 관련된 기능을 수행하게 된다.

여성의 생식선 호르몬 가운데 난소호르몬은 에스트로겐을 말하는데 이 호르몬은 포상난포에서 형성되며 임신 중에는 태반에서 분비되고 남성도 고환에서 소량이 생산된다. 에스트로겐은 여성의 성과 생식기능에 광범위하게 영향을 미치는데 주요한 기능에는 다음과 같은 것들이 있다.

에스트로겐은 난포를 자극하여 난포의 발달을 촉진하여 원시난자가 성숙되도록 하며, 자궁 점막의 상피세포를 증식시키고 자궁의 크기를 확대한다. 또한 배란 전에는 자궁 내막을 비후되게 하며 Na^+와 수분을 재흡수하여 자궁 내막으로 이동하게 하여 두꺼워진 자궁 내막에 전해질과 조직액이 유지될 수 있도록 한다. 만약 배란 후 난자가 수정되지 않으면 월경을 통하여 발달된 자궁내막과 유동 물질이 배설 되지만 에스트로겐은 탈락된 점막이 재생될 수 있도록 촉진하는 기능도 갖고 있다. 에스트로겐은 질 점막을 비후시키고 질 안쪽에 젖산을 분비하여 산성화시키는 기능이 있어서 질 내의 오염과 염증 발생을 예방하는 기능이 있다. 동물실험을 통해 볼 때 에스트로겐은 발정 호르몬으로서 배란을 유도하고 성욕을 갖게 하는 기능도 포함하고 있다.

그 밖에도 에스트로겐은 유선과 유방의 발달을 촉진하나 임신 중에는 유선자극호르몬의 분비를 억제하여 불필요한 젖 생산을 방지하지만 일단 출산이 이루어진 다음에는 이 호르몬의 분비를 증가시킴으로서 정상적으로 젖 분비가 이루어질 수 있도록 한다. 사춘기에 분비되는 에스트로겐은 여성의 2차 성징이 발현되도록 유도하며 피하지방을 침착시키고 골격을 여성스럽게 변화시켜 체형이 여성화되도록 한다.

여성의 생식선 호르몬 가운데 황체형성호르몬(Luteinizing H.)은 황체에서 분비되며 난자가 자궁에 착상하여 발육하도록 하여 임신을 유지시키는 기능을 하게 된다. 배란 시 난포는 파열되며 성숙한 난자는 난소에서 복강 안으로 배출되어 난관에 이르게 되는데 이 때 파열된 난포는 수축하여 황체가 된다. 황체 안에는 루틴이라는 카로티노이드 계열의 노란색 색소가 들어 있기 때문에 노랗게 보이므로 황체라고 부르고 있다.

황체에서 황체형성호르몬이 지속적으로 분비되어야 임신이 유지될 수 있는데 이는 황체형성호르몬이 자궁 점막에서 점액을 분비하도록 하고 자궁 근육의 운동을 최대로 억제함으로서 자궁을 안정시켜 착상된 수정란이 유지되고 보호될 수 있도록 한다. 그 밖에도 프로게스테론은 임신 중에 배란을 억제하고 유선 발육을 촉진하며 출산 직 후 유선자극호르몬의 분비를 촉진함으로서 유즙분비에 도움을 준다.

여성 호르몬 중에 릴락신(Relaxin)은 자궁과 황체에서 분비되는데 분만시 자궁과 골반 확장에 도움이 되도록 치골결합을 느슨하게 하며 다른 호르몬과 연계하여 유선 발육을 촉진한다. 그러나 릴락신은 분만 후 태반과 황체의 퇴화로 곧 분비가 정지된다.

성숙기 후 노화에 의해 난소의 기능이 급속히 소실됨으로서 여성호르몬도 감소하는데 대략 갱년기는 50세 전후에 시작되나 균형 있는 영양과 의료서비스의 발달 등에 의해 완전한 폐경이 이루어지는 시점은 점차 늦어지고 있다. 갱년기가 되면 여성은 생식 능력을 잃게 되며 급격한 노화가 시작되는 임계점에 도달한다. 폐경이 되면 비뇨생식기의 노화로 잦은 요로 감염과 요실금 그리고 성 교통이 초래된다. 또한 피부의 노화가 오며 골격계의 노화로 골다공증이 초래되고 심혈관질환의 발생이 급격히 증가하며 건강이 위협 받을 뿐만 아니라 근력과 뇌기능의 저하와 같은 여러 가지 증상들이 복합적으로 발생한다.

여성의 경우 노화 증세가 나타나는 것은 갱년기와 함께 한다고 해도 과언이 아닌데 가장 특징적인 것이 불규칙한 월경과 점진적인 월경의 소실 현상이다. 일반적으로 갱년기 1년 전부터 월경 불순이 나타나며 그 양도 불규칙하게 변한다. 대부분의 여성은 폐경을 전후하여 안면홍조를 경험하는데 원인은 분명치 않으나 에스트로겐의 분비 감소와 관련이 있을 것으로 생각하고 있다. 안면홍조는 머리와 목, 때로는 상체에서도 열감을 느끼는데 피부 표면에 위치한 혈관이 확장되어 얼굴이 붉어진다. 이러한 증상은 약 85%의 여성이 경험한다고 하며 갱년기 후 5년이 지나면 감소하지만 70세 이후에도 이러한 증세가 나타나는 경우도 흔하다.

여성호르몬 이상과 관련된 다른 증세로서 갱년기에는 사회적인 고립과 허탈감이 우울증을 야기하며 생리학적으로 여성호르몬의 감소와 뇌의 위축 그리고 여성기능의 소실이 갱년기 우울증을 야기하며 이와 함께 불면증이 찾아오기도 한다. 우울증과 불면증은 콜라겐 감소에서 오는 피부 노화를 스스로 확대 인식함으로서 증상이 악화되기도 한다. 노화에 따른 콜라겐의 감소는 폐경 초기에 가장 현저하며 폐경 후 20년까지 매년 약 2.1%씩 감소하므로 안면 주름이 늘고 윤기가 없어지게 되는 것이다.

여성이 감추고 싶은 노화의 증상으로 성기능 저하와 요실금 그리고 빈뇨의 발생이 있다. 난소에서 생성된 에스트로겐은 자궁과 질, 그리고 방광의 내막을 비후시키나 에스트로겐이 감소하면 이들 기관들의 내막은 얇아지고 그 부위에 혈액과 수분의 양이 감소하는 한편 점액의 분비량도 현저하게 적어진다. 이때 스트레스나 갑작스런 정서변화에서 방광 조절에 실패하여 요실금이 현상이 발생한다. 에스트로겐의 강도로 인해 질은 마르고 가려움증이 발생하므로 여성들은 고통을 호소하게 된다.

그 밖에도 관절통과 골다공증도 어떤 형태로든 여성의 생식선 호르몬을 포함한 전체 내분비계통의 노화와 관련이 있는 것으로 알려져 있다.

8) 고환(Testicle)

고환은 길이가 약 4-5cm, 폭이 약 2.5cm, 깊이는 약 3cm이고 무게가 약 10-14g인 남성의 생식기관으로서 생식세포인 정자와 남성호르몬을 분비하는 성선이다. 뇌하수체의 간질세포자극호르몬의 영향을 받아 고환의 정세관 사이에 있는 간질에서 테스토스테론(Testosterone)과 에스트로겐을 분비한다.

남성의 생식선 호르몬인 테스토스테론은 10-14세까지 활동이 없지만, 이시기를 지나면서 뇌하수체 전엽의 난포자극호르몬과 황체형성호르몬의 자극을 받아 고환의 발육이 촉진됨으로서 호르몬의 분비량이 증가한다. 테스토스테론은 남성의 2차 성징을 발현하도록 자극하며, 단백질을 합성하고 골격과 근육의 발달을 유도하여 남성스러운 외모와 풍체를 갖도록 신진대사를 촉진하는 기능을 한다.

노화에 따라 남성은 여성과 같은 급격한 호르몬의 변화는 없으나 20대 이후 남성 호르몬이 매년 1.2%씩 감소하므로 남성도 50대를 전후하여 갱년기가 발생한다고 한다. 남성 호르몬이 부족하면 복부비만이 발생하고 식욕이 감퇴하며 불면증과 함께 체모가 소실되는 현상이 발생한다. 또한 근력이 점차적으로 약화되므로 무력감을 느낄 뿐만 아니라 갱년기 여성들처럼 안면홍조나 심계항진과 같은 증상이 나타나기도 한다. 그 밖에도 성적 욕구가 감소하고 성기능도 약화되는 증상을 나타내게 된다.

7. 면역계의 특징과 질환

노화에 따라 인체의 면역계 또한 영향을 받아 약화되는데 이로 인하여 노년기에는 청년기나 중, 장년기에 비해 질병에 대한 이환율이 증가하고 질병이 발생하면 사망할 가능성 또한 증가한다.

인체의 면역 기능은 여러 가지 신체 조직들이 유기적으로 협력하고 상호 작용함으로서 이루어지며 세포에서 조직이나 기관과 같이 다양한 구조적 단계에서 그 기능을 발휘한다. 인체의 면역을 담당하는 기관에는 골수, 흉선, 지라, 림프절과 편도선 등이 있다.

1) 면역 기관

(1) 골수(Bone Marrow)

골수는 장골 안쪽에 있는 골수강에 채워져 있는 연한 유기물로서 적혈구와 백혈구 그리고 혈소판을 형성하는 조혈 기능이 있으며, 흉선과 지라에서 분화되고 성장하는 T림프구와 B림프구를 생성하는 기능을 한다. 이러한 골수는 크게 적골수와 황골수로 나누어지는데, 성장기 사람들의 골수강에는 헤모글로빈이 많이 들어 있어서 골수가 적색으로 보이므로 적골수라고 하며, 성장기를 지나면 차츰 골수강에 지방이 침착어 골수가 누렇게 보이므로 이를 황골수라고 한다. 노화에 따라 장골의 골수는 황골수로 바뀌어 조혈기능을 하지 못하지만 편평골 등에 있는 골수와 지주세포에서 이를 대신하므로 노화에 따른 조혈 기능은 비교적 영향이 적은 것으로 보인다.

(2) 흉선(Thymus)

흉선은 흉골과 심낭 사이에 존재하는 면역 기관으로 사춘기 이전에는 목 바로 아래까지 발달하는데 작은 소엽 한 쌍으로 이루어져 있다. 이러한 소엽은 대부분 백혈구의 일종인 림프구로 채워져 있는데 일부는 대식세포도 포함되어 있다. 대식세포는 아메바 운동을 통해 결체조직과 림프기관 안쪽으로 이동하여 외부에서 침입한 각종 이물질과 세균들을 포식하고 소화시킴으로서 신체를 보호하는 기능을 담당한다. 특히 흉선은 골수에서 생성된 후 이동되어 온 전구세포가 T림프구(세포)로 분화되고 성장하는 곳이다.

T세포는 세포독성 T세포(Tk Cell), 활성 보조 T세포(Th Cell), 그리고 억제 T세포(Ts Cell)로 나뉘는 데 독성 T세포는 흔히 살해 세포라고 부른다. 이는 세포 독성 T림프구가 세포 안으로 들어온 항원을 인지하여 직접 파괴시키거나 림포카인을 분비하여 대식세포를 유인하여 포식하도록 하는 기능이 있기 때문에 붙여진 이름이다. 활성보조 T세포는 간과 비장에서 생성된 또 다른 면역세포인 B세포를 증식시키고 활성화시키는 기능이 있다. 따라서 활성 T세포가 없거나 기능이 약한 경우 B세포의 기능은 제한적일 수밖에 없다. 억제 T 세포는 활성 T세포의 활성을 억제하거나 B세포를 억제시킴으로서 면역 기능이 제한적으로 작용하도록 한다.

노화에 따라 흉선의 크기는 현저하게 줄어드는데 50세에 이르면 본래 크기의 10% 수준으로 위축이 된다. 흉선이 위축됨에 따라 흉선에서 분비되는 타이

모신의 분비량도 감소하는데 그 결과 골수에서 이동해온 전구세포가 T세포로 분화하고 성장하는 것이 곤란해지므로 미성숙 T세포가 출현하는 등 T세포의 기능이 저하되게 된다. 뿐만 아니라 활성보조 T세포에 의해 활성화되는 B세포 또한 활성화가 저하되는데 이로 인해 70세의 노령자들의 경우 B세포의 활성도는 성장기의 85% 수준 밖에 되지 못한다고 한다. 따라서 노인들은 각종 바이러스와 환경 변화에 대처하는 능력이 감소하며 신체적 저항성도 감소하는 것으로 보인다.

(3) 비장(Spleen)

비장은 복부 상부에 있는 조직으로서 위의 왼쪽에 위치하며 타원형의 면역 기능을 수행하는 기관이다. 태아와 출생 직후 신생아의 비장은 적혈구를 만들고 이를 보관하는 기능을 수행하며 림프구와 형질세포를 만들기도 한다. 그러나 성인의 경우 적혈구를 파괴하며 혈색소를 유리시켜 간에서 빌리루빈으로 전환되도록 한다. 비장의 내부를 보면 적색으로 된 수질 사이에 백색으로 보이는 수질이 섞여 있는데 적색 수질 부분에는 적혈구와 혈소판 그리고 림프구와 대식세포가 들어 있으며 림프관이 지나게 된다. 또한 백색 수질도 림프구가 포함되어 있어서 혈액이 이곳을 지날 때 각종 이물질을 탐지하여 제거하며 노쇠한 적혈구와 혈소판 등을 여과하여 제거하는 기능을 수행한다.

특히 비장은 골수에서 이동한 전구세포를 B림프구로 분화 성장시키는데, B세포는 혈액 중에 떠다니다가 외부에서 침입한 이물질을 포함한 항원과 만나면 형질세포를 생산하며 이 형질세포는 항원과 반응할 수 있는 항체를 빠른 속도로 만들어 항원을 제거한다. 항체에 의해 항원이 제거되면 B세포는 림프절에 기억세포로 존재하며 동일한 항원이 감지되었을 때 처음보다 더 빠른 속도로 항체를 생산하여 항원을 제거하는 항원-항체 반응을 하게 된다.

이러한 비장은 30세까지는 그 무게가 증가하지만 50세 이후부터 점차 감소하게 된다. 또한 B세포의 활성화도 낮아지는 경향이 있다. 그러나 노화에 따라 B세포의 활성화가 저하되는 것이 B세포 자체의 변화에 의한 것인지 아니면 활성보조 T세포의 영향에 의한 것인지는 아직 알기 어렵다.

(4) 림프절(Lymph Node)

림프는 모세동맥혈관에서 누출된 조직액이 모세정맥으로 회수되지 않고 남아 있는 액체로서 림프관을 통해 정맥으로 환류하게 된다. 림프는 원래 모세혈관에서 누출된 것이므로 혈액과 비교하였을 때 적혈구와 혈소판을 제외한 대부분의 성분이 동일한 것을 알 수 있다. 이러한 림프가 관류하는 관을 림프관이라 하는데 림프관에는 림프절이라고 하는 마디가 발달되어 있다. 이 마디는 림프 조직이 발달된 덩어리로서 결체 조직으로 둘러싸여 있다. 림프절 안쪽에는 림프구와 대식세포들이 들어 있으며 유입된 림프를 여과하여 이물질을 제거하며 각종 세균을 비롯한 유해물질을 인지하고 탐식하게 된다.

림프절은 사춘기를 전후하여 최대로 발달하지만 이후에는 그 기능이 점차 위축되고 감소하는 것으로 알려져 있다. 그러나 노인들의 경우 림프절은 축소되어도 그 안에 들어 있는 대식세포의 수는 오히려 증가한다고 한다. 그러나 대식세포의 수가 증가하더라도 젊은 사람에 비해 대식세포의 활성도가 낮기 마련이므로 림프절의 위축에 따른 면역 기능의 저하는 예상할 수 있는 일이다.

(5) 편도(Tonsil)

편도는 인두와 비인강 안에 들어 있는 작고 둥근 덩어리 형태로 된 림프 조직이다. 구개 편도와 비인강 편도 그리고 설상 편도가 둘러싸고 있는 고리에서 이물질에 대해 방어적인 작용을 한다. 그러나 편도는 다른 림프절과 달리 림프관이 발달되어 있지 않기 때문에 여과하는 기능이 약하다. 이러한 편도는 12세를 전후하여 크게 발달하지만 20세를 넘게 되면 대부분 위축되거나 크기가 현저하게 감소하며 그 기능도 축소된다.

(6) 점액성 상피세포

장관 내에 있는 상피세포는 점액을 분비하여 면역 기능을 수행한다. 예를들면 허파의 상피세포에서는 점액을 분비하여 이물질과 결합하게 한 후 객담과 같은 형태로 배출하게 한다. 노화에 따라 점액성 상피기관에서도 미세한 변화가 있을 것으로 보이지만 젊은 사람과 비교하여 현저하게 나타나는 기능 저하는 아직까지 조사되고 있지 않다.

(7) 보조세포

보조세포는 혈액 중에 있는 단백질 복합체로서 개별적으로 떠다니다가 특정한 보조세포가 항원을 탐지하게 되면 순식간에 나머지 보조세포들도 활성화되는 특징을 갖고 있다. 활성화된 보조세포는 항원과 결합하여 항원에 용해소체와 같은 소화물질을 투여한 후 용해되도록 하거나 대식세포가 이물질을 제거하도록 하는 기능을 수행한다.

그러나 노화에 따라 보조세포는 결핵균과 같은 항원에 대해 탐지 능력과 감수성이 저하되는 현상이 나타나며 염증이나 괴사 반응에 대한 민감도도 낮아진다.

2) 노화와 면역반응 그리고 질환

사람은 나이가 들어감에 따라 신체적 면역 반응과 기능이 저하된다는 것은 예견할 수 있는 일이다. 면역 기능의 저하로 인해 환경 변화에 대한 적응력이 감소하고 항상성을 유지하는데 실패함으로서 각종 질병이 발생할 가능성은 높아진다. 이것은 노화에 따라 외부항원을 인식하고 반응하는 능력이 저하되고 비정상적으로 자가항체가 증식될 수 있다는 것을 의미하기도 한다.

노화에 따라 외부항원에 대한 인식 능력이 감소하는 것은 T세포의 손실과 관련이 있다. T세포의 활성능력이 감소함으로서 노인들은 결핵이나 림프종, 그리고 대상포진과 같은 질환의 발생 가능성이 커지게 된다. 특히 대상포진의 경우 소아기에 앓았던 수두-대상포진 바이러스가 잠복하고 있다가 50세가 지나서 활동하는 것으로 노화에 따라 항원에 대한 항체반응이 감소하여 나타난 것으로 볼 수 있다.

비정상적인 자가항체 또한 노화에 따른 면역 이상 증세로 이해되고 있다. 노인들에게 흔히 나타나는 류마티스 관절염이나 루푸스 질환은 나이가 들어감에 따라 발생한 일반적인 변화를 우리 몸의 면역 기관들은 외부에서 이물질이 침입하여 발생한 증세이거나 질환으로 알고 항체를 만들어 공격하게 된다. 이렇게 생성된 항체는 자신의 신체조직을 아무런 제한 없이 공격하여 손상이 일어나도록 함으로서 관절과 피부에 염증이 발생하도록 하거나 호흡기와 피부조직에 여러 가지 알레르기 현상을 유발하게 한다.

후천성면역 결핍증(Acquired Immune Deficiency Syndrome; AIDS)은 노화와 직접적으로 관련된 질환은 아니지만 면역부분에서 기술하는 것이 타당할 것으로 생각된다. AIDS는 1980년대 초반에 인류에 무서운 재앙으로 알려지게 되었는데 주로 문란한 성관계나 수혈, 오염된 주사기의 사용 등이 원인이 되고 있다. AIDS를 유발하는 Human Immune Virus(HIV)는 Cd4라고 하는 활성보조 T세포를 공격하여 파괴시킴으로서 신체 면역 체계를 무력화시키게 된다. Cd4 세포에는 HIV바이러스와 결합하는 수용기가 있는데 이 수용기와 결합한 보조 T세포는 세포성 면역 기능이 현저하게 감소하게 되는 것이다. 특히 대식세포나 호중구에도 Cd4세포를 포함하고 있으므로 HIV바이러스에 감염된 사람은 항체를 형성하지 못하므로 약 40%의 치사율을 보이고 있는 AIDS로 발전하게 되는 것이다.

림프종은 림프절에 발생한 악성 종양으로서 림프절의 팽창, 발열, 발한, 체중 감소 등과 같은 증상으로 나타나며 임상적 증상에 따라 호치킨 병과 비호치킨 병으로 구분하고 있으나 아직 그 원인은 명확히 밝혀져 있지 않다. 그러나 자가 면역 이상이나 HIV바이러스 등에 감염된 사람의 경우 이 질환에 걸릴 가능성은 정상인에 비해 훨씬 높게 나타나고 있다.

3) 노인에서 면역 기능의 회복

노화에 따라 면역기능이 감소하는 것을 예방하기 위하여 많은 연구가 진행되고 있는데 흥미로운 연구들도 있다. 주로 동물을 이용하여 노화에 따른 면역 기능의 변화를 조사하고 있는데 어떤 연구에서는 나이가 들어감에 따라 식이를 제한하였을 때 노화에 따른 면역 기능의 저하가 예방되거나 지연될 수 있다고 하였다. 또 다른 연구에서는 늙은 실험쥐에게 젊은 쥐의 골수와 신생아의 흉선 조직을 이식하여 주었을 때 면역기능이 향상되는 결과가 있었다고 한다. 최근에는 배양한 흉선의 상피세포를 이식하는 것도 면역 기능을 향상시킬 수 있다고 하는데 이러한 연구들은 현재 실험단계에서 있으므로 나중에 임상에서 환자들에게 적용하는 것이 가능해진다면 인간은 노화에 따른 면역 기능의 저하 현상을 의학적으로 예방하고 치료할 수 있게 될 것이다.

8. 피부조직의 특징 및 질환

1) 피부의 구조 및 기능

피부는 신체적으로 1차적인 방어체계를 형성하고 있다. 피부는 체중의 16%를 차지하는 조직으로서 결합소체에 의해 연결되어 있으며 두께는 약 1-4mm 정도이다. 피부의 전체 표면적은 약 1.6m^2로서 체중과 신장에 따라 그 값은 변한다.

피부는 표피와 진피 그리고 피하조직으로 구성되는데 표피는 각질층, 투명층, 과립층, 종자층으로 이루어져 있으며 진피는 유두층과 망상층으로 이루어져 있다. 피하조직에는 지방이 있으며 부속기관인 털, 손톱, 발톱 그리고 피부선이 포함된다.

피부의 주된 기능은 체온 조절을 통해 체내 항상성을 유지하는데 있으며 내면의 장기를 보호하고 외부 자극을 인지하는 기능이 있다. 또한 피부는 각종 물질을 흡수하거나 분비할 수 있는 기능이 있으며 면역학적으로 외부로부터 들어오는 각종 이물질과 항원이 체내로 들어오는 것을 거부하는 1차적인 방어 기능이 있다.

(1) 표피

표피는 손과 발바닥에서 그 두께가 0.8-1.4mm이나 나머지 조직에서는 0.07-0.12 mm 정도이다.

각질층은 죽은 세포들이 형성하는 피부의 맨 외곽에 있는 층으로서 피부의 보호막으로서의 역할과 함께 보습 효과를 제공한다. 각질층이 변형된 것이 흔히 말하는 피부의 때로서 각질과 피지샘에서 나온 지방질이 결합한 것으로 제 기능을 정상적으로 수행하기 위해서 일정량이 항상 남아 있어야 한다. 그러므로 과도하게 이를 벗겨내면 보호막으로서의 기능을 수행할 수 없을 뿐만 아니라 보습효과가 줄어들어 피부 손상의 원인이 된다. 표피에는 멜라닌 색소 세포가 들어 있어서 자외선에 노출되었을 때 멜라닌을 생성하여 검게 그을리는 현상을 유발하는데 이는 자외선을 효과적으로 차단하기 위한 방어적 현상이다. 만약 멜라닌 세포에서 멜라닌을 충분히 생성시키지 못하는 경우 피부화상이 발생할 수 있으며 반복적으로 노출되면 피부암의 위험성이 증가한다.

투명층은 생명력이 없는 무색의 피부조직으로 다른 피부 조직에 비해 마찰이 많은 손바닥이나 발바닥에서 쉽게 볼 수 있는 조직이다. 일반적으로 모든 피부에 존재하지만 손바닥이나 발바닥을 제외한 나머지 다른 피부에서는 구별하기가 쉽지 않다.

과립층은 외부로 부터 이물질이 피부로 침입하는 것을 방지하는 보호막 역할을 하는 층으로서 물이 조직 내로 침투하는 것과 반대로 조직에서 수분이 빠져 나가는 것을 모두 방지하는 역할을 한다. 유극층은 가시층이라고도 하는데 대형 다각형세포로 이루어진 표피의 층으로서 이 세포들 사이에 림프관이 순환한다.

기저층은 표피의 맨 아래에 있는 층으로서 원주상세포로 이루어져 있는데 각질형성세포와 색소형성세포가 있다. 각질형성세포는 나중에 케라틴화 되어 각질층을 이루게 되며 결국 피부에서 탈락되어 나간다. 각질형성세포의 활발한 활동으로 새로운 각질 만들어지고 각질층으로 이동시키기 때문에 발생층이라고도 한다. 색소세포는 피부색상을 결정짓는 멜라닌색소가 들어 있어서 자외선의 자극 또는 뇌하수체 중엽호르몬의 영향을 받아 멜라닌 색소를 만들게 된다.

(2) 진피

진피는 표피 아래에 있는 섬유성 결체조직 층으로 두께가 약 0.3mm정도이다. 진피에는 각종 신경과 혈관이 발달되어 있어서 피부에 가해지는 자극을 압점, 온점, 냉점, 통점 등으로 구분하여 감지하게 된다. 또한 발달된 혈관은 춥고 더운 환경에서 피부온도를 적절하게 조절 통제함으로서 체온조절이 가능하도록 한다.

진피의 유두층에는 여러 가지 형태의 굴곡이 있으며 개인에 따라 독특한 모양이 나타내는데 손가락에서 보는 지문과 손바닥에서 보는 장문 그리고 발바닥에서 보는 족척문이 유두층의 굴곡에 의해 형성된 것이다.

망상층은 섬유조직이 밀접하게 연결되어 그물과 같은 형태를 하고 있는 층이다. 이곳에 충분한 수분이 있으면 피부의 표면이 부풀어서 탱탱해지지만 수분이 적으면 피부 표면에 주름이 진다.

진피층에는 여러 가지 부속조직들이 발달해 있는데 입모근은 평활근으로서 모낭과 진피층에서 수축하여 모발을 세우는 기능을 한다. 피지샘은 모발이 지나는 쪽에 있으며 지방을 분비하여 윤기 있고 건강한 모발이 되도록 한다. 모발의 색은 1차적으로 멜라닌 색소와 관계가 있어서 백발노인은 모발에 멜라닌 색소가 부족하여 발생하지만 때때로 모발 안쪽에 빈 공간이 생겨 빛이 산란되기 때문에 흰 머리카락처럼 보이는 경우도 있다.

진피의 땀샘은 체온 조절을 위해 하루 약 700-900g 정도의 땀을 분비하는데 분비기관은 코일 모양의 관으로 피하조직과 진피에 걸쳐 존재한다. 그 가운데 에크린선(Eccrine Gland)은 소한선이라고 하는데 표피 쪽으로 땀을 분비하는 역할을 한다. 에크린선은 피부 전반에 존재하며 특히 손바닥, 발바닥, 앞이마 손등에 많이 분포한다.

아포크린선(Apocrine Gland)은 대한선이라고 하며 피지샘처럼 털주머니를 통해 분비액을 분비하게 된다. 분비물은 탁하고 끈끈하며 독특한 냄새를 풍기는데 겨드랑이, 유두, 외이도, 항문 주위, 콧방울, 하복부 등 신체의 특정 부위에 많이 분포하고 있다.

(3) 피하지방층

진피 아래에 있는 지방층으로 여성과 남성의 피하 지방층의 두께는 차이가 있다. 특히 여성은 여성호르몬과 관계가 있어서 사춘기를 전후하여 성호르몬이 분비되면 2차 성징이 나타나는데 이때 피하지방층이 두꺼워지면서 여성의 신체 유선형으로 변하게 한다.

피하지방층은 엄격한 의미에서 피부 조직은 아니지만 이곳에서는 신체에 필요한 영양분을 저장하는 창고로서의 기능을 하며, 체온을 보호하는 보온기능과 충격을 흡수하여 외부로부터 가해지는 외력이 있어도 상해를 입지 않도록 한다. 이곳에는 여러 가지의 신경과 압점(Pacinian's Corpuscle)이 존재하므로 외부와 피부가 만나 느끼는 감각을 인지할 수 있다.

2) 피부의 노화

연령이 증가함에 따라 발생하는 피부의 노화 현상에는 피부의 건조(Dryness), 주름(Wrinkling), 이완(Laxity), 양성 종양 발생과 같은 증세가 있다. 노인들의 피부는 콜라겐 합성이 감소하고 탄력섬유가 소실돼 주름이 생기고 탄력이 감소한다. 표피와 진피의 경계 부위가 편평해지고 피하 지방층이 얇아지므로 피부가 하부로 늘어나고 처지며 가벼운 외력에도 상해를 입기 쉽고 체온을 유지하는데 많은 어려움을 겪게 된다(임석원 외, 2002).

(1) 표피

노화에 따라 각질층이 현저하게 증가할 뿐만 아니라 표피와 진피의 경계부위가 편평해지고 위축되어 그 접촉면이 감소하므로 이들 상호간에 이루어지던 작용이 줄어든다. 표피의 성장속도가 현저하게 감소하므로 손톱과 발톱은 두껍고 변형되기 쉬우며 상해를 입게 되면 치료하는데 어려움을 겪게 된다.

활성 멜라닌을 생성하는 세포의 수가 줄어들므로 멜라닌 색소의 생성, 운반, 제거 능력 저하되지만, 햇빛에 노출된 후 멜라닌 세포가 증식되어 침착되면 리포푸신과 색소 병변이 증가하고 피부층이 파괴되는 증상으로 발전하기도 한다.

(2) 진피

노화에 따라 진피의 두께가 약 20% 정도 감소하므로 이곳을 순환하는 혈관벽은 얇아지고 혈관의 탄력성도 감소하여 외력에 대해 모세혈관이 쉽게 파열되면서 멍이 드는 현상이 자주 발생한다. 또한 피부를 순환하는 혈류량이 감소하기 때문에 피부가 차가와져서 습관적으로 온기를 찾는 일이 늘어나는데, 이렇게 혈류량이 감소하는 현상이 부속기관에서도 비슷하게 발생한다.

부속기관의 혈류량 감소는 그 부위의 기능 약화와 주변 조직의 섬유화를 초래하는데 특히 콜라겐 합성을 감소시키고 분해를 용이하게 하여 피부 탄력을 빠른 속도로 저하시키게 된다. 피부 부속기관의 기능 약화에 의해 모구의 멜라닌 세포가 줄어들어 흰머리의 발생 수가 늘어나며 모구의 위축과 섬유화로 모낭수가 감소하고 모발은 가늘고 느리게 성장한다.

에크린선은 15%까지 감소하여 체온조절 기능이 저하됨으로 더위에 대한 적응력이 떨어진다. 더불어 아포크린선의 크기와 기능도 약화된다. 피지선 또한 약화됨으로 피지 분비량이 감소하여 피부는 건조해지고 모발의 윤기도 점차 사라진다.

(3) 피하 지방

노화에 따라 피하 지방량이 감소하므로 외기 온도가 낮을 때 체온을 보호하는 능력이 현저하게 감소하며 외부로부터 작은 충격이나 압력이 작용하여도 외상이 발생할 수 있는 가능성은 커진다. 특히 낙상시 신체 전반적인 유연성 감소와 더불어 충격흡수 역할을 하는 지방층의 소실로 골절이 쉽게 발생하게 된다. 진피와 근육 조직을 연결하는 섬유층이 감소하고 약화되기 때문에 피부는 중력에 의해 처지는 현상이 발생하는데 이것은 안면과 눈 주위의 피부를 보면 처짐을 확연하게 알 수 있다.

또한 전체적인 피부가 얇아지면서 지방층도 소실되므로 지방조직에 산재해 있던 신경조직이 외피에 가까워지게 되는데 이에 따라 노인들은 외부 자극에 대해 매우 민감하게 반응을 한다.

3) 노화와 관련된 피부질환

(1) 검은 사마귀(Tanning, Wart)

50대 이후에 발생하는 피부의 편평한 갈색 반점으로 원형 또는 계란형으로 나타나는데 상피세포의 접합부에 멜라닌 색소가 침착되어 생긴 현상이다. 이는 햇볕에 오래 노출된 얼굴, 손등, 팔뚝 부위에 잘 생기는데 70세 이상의 노인은 약 90%가 이 증세를 갖고 있다.

(2) 노인성 소양증(Senile Pruritus)

노화에 의해 피부에서 땀샘과 피지샘이 손실되고 표피와 진피에서 과도하게 수분이 손실되었을때 나타나는 가려운 증상으로서 이때 피부에 작은 균열이 생기기고 심한 경우 출혈이 있다. 고온 건조한 곳에 오래 노출되거나 고온에서 통풍이 심한 곳에 노출된 경우 피부의 수분이 증발되어 노인성 소양증이 나타날 수 있으며, 열탕이나 한증탕에서 무리하게 피부를 건조시킬 때에도 몸이 가려운 노인성 소양증이 나타날 수 있다. 주로 밤에 가려움증이 심하며 계절적으로는 건조한 시기인 겨울에 증세가 심해진다.

(3) 대상포진(Herpes Zoster)

어렸을 때 감염되었던 수두균이 몸에 잠복해 있다가 50-70세가 되면 활동을 개시하여 발생하는 질병으로서 척수 신경절을 따라 병이 발전하며 말초신경의 급성 염증성 질환을 유발한다. 붉은 여드름이 가슴 전체로 번지면서 가렵고 쑤시는 증세가 있으며, 심한 통증이 7-10일 정도 지속된 후 피부에 작은 물집이 몇 개 씩 모여 작은 관 형태로 빠르게 변형되는데 터지면 통증이 생기고 건조된 후에는 껍질이 형성되어 통증을 유발한다. 간혹 피부 증상이 없어진 이후에도 신경통이 오래 지속되는 경우가 있을 수 있는데 몸이 피곤하거나 정신적 스트레스가 있는 경우에 대상포진의 증세는 심해지고 발생 가능성도 높아진다.

(4) 욕창성 궤양(Becubitus Ulcers)

노인들 중에 질병 때문에 침상생활을 하는 경우 지속적으로 특정 부위의 피부가 압박을 받아 혈액 순환이 되지 않으므로 그 곳에 궤양이 생기는데 이를 욕창성 궤양이라고 한다. 욕창은 빠르게 발생할 뿐만 아니라 쉽게 악화되므로 매일 피부 관리를 하는 것이 중요하며 와병 환자가 있는 경우 예방을 위해 자주 움직여 주어야 한다. 만약 욕창이 발생하였을 때 항생제를 투여하여 초기에 치료하는 것이 중요하다.

(5) 건조성 습진과 무좀

건조한 겨울철에 자주 목욕을 하면 피부가 가렵고 쓰린 현상이 있으며 통증을 호소하기도 한다. 팔과 다리의 신전부에 흔하고 심한 경우에는 몸통과 등 그리고 골반부위의 피부가 늘어날 때 전신에서 이 증상이 발생할 수 있다.

또한 피부 마찰이 심한 부위나 습관적으로 피부를 긁는 사람들의 경우 뒤통수, 목 뒤, 항문주위, 음낭, 손목, 발에서 가려움증을 동반한 습진이 나타나는데 이를 신경성 피부염이라고 하며 이는 60세 이상의 노인들에게 자주 발생하는 피부 질환이다.

노인들은 면역기능과 피부의 재생 속도가 젊은 사람에 비해 낮기 때문에 피부를 청결하게 관리하지 않으면 무좀이 발생하게 된다. 대표적인 증상으로 발바닥 피부가 두꺼워지거나 물집이 생길 수 있으며 발톱 사이가 짓무르게 되고 발톱이 누렇게 변하며 두꺼워지는 증상이 나타난다. 가려움증을 동반하는데 이 부위를 긁게 되면 습진으로 이어질 수 있으므로 주의해야 한다. 65세 이상 노인의 80% 정도에서 이 증상이 관찰되고 있다.

4장 건강장수 프로그램의 개념

1. 맨손체조

1) 맨손 체조 필요성

최근 들어 평균 수명의 획기적인 증가로 인하여 노인인구의 급격한 증가를 보이고 있고 여러 가지 노인성 질환으로 고생하시는 분이 늘어나게 되었으며, 이러한 노인들에게는 얼마나 오래 사느냐가 중요하지만 그보다는 건강한 삶을 사는 것이 중요하다. 즉 삶의 질의 향상이 요구되고 있다.

노년층일수록 운동량이 급격히 떨어지고 있는 현실에서 노인들에게 맨손체조는 회춘보약이나 다름없다. 즉, 맨손 체조는 사계절 손쉽게 어디서나 할 수 있는 좋은 운동으로서 꾸준히 실천한다면 기대이상의 효과를 기대 할 수 있다.

맨손 체조의 효과는 크게 두 가지로 나눌 수 있다.

첫째는 근육탄력성을 유지 향상시키는 효과를 얻을 수 있다.

둘째는 노화로 인해 떨어지는 유연성을 높일 수 있다.

맨손체조는 20~30분정도로 이루어지며, 노인들의 경우 관절에 무리를 주지 않는 수준에서 몇 번식 나누어서 실시한다. 그리고 주당 5~7일 정도 자주 실시하는 것이 바람직하다.

맨손 체조는 탄력이나 반동을 주지 않고 건·근육을 '가벼운 신장(伸長)'을 느낄 때까지 서서히 뻗은 후, 각자의 능력에 따라 10~30초 동안 자세를 그대로 유지하는 것이 특징이다. 맨손 체조는 건이나 근육에 탄력을 주고, 관절의 가동범위를 넓혀 관절의 부상 및 근육 결림 예방 근력 향상에 도움, 올바른 자세 유지에 도움, 근육의 빠른 피로 회복유도로 신체 수행 능력이 향상 된다.

맨손체조의 목적은 일차적으로 노인의 건강증진에 중점을 두고 부수적으로 일상생활 속에서 노화를 지연시키고 약화된 신체의 제 기능을 활성화시키며 전신의 조화로운 발달을 통하여 즐겁고 만족스러운 삶이 되도록 하는데 목적을 둔다.

노령화가 진행되면서 지구력 및 근력의 감소, 유연성과 민첩성 그리고 속도와 균형감각 저하 등은 잘 알려진 사실이다. 그러나 이런 변화는 젊더라도 운동을 거의 하지 않는 사람들에게도 똑같이 일어나고 있다. 따라서 노화현상이라기 보다는 근육을 사용하지 않았기 때문에 일어난 현상이므로 적절한 운동을 통해 예방 또한 가능하다. 우리나라에서 노인성 질환보다는 낙상에 의한 사고로 목숨을 잃는 경우가 더 많다고 한다. 골절된 뼈가 잘 붙지 않아 오랫동안 기브스한 것이 운동부족으로 인한 성인병 등으로 합병증을 일으켜 목숨을 잃는다고 하니 운동부족 현상이 얼마나 위험한지를 일깨워 주는 대목이며 노인들에게 최소한의 기본적으로 필요한 체력인 유연성, 근력, 평형성이라도 길러야 하겠다. 이와 같이 노년기의 체조활동은 노년생활에 활력을 주고 노화를 지연시키며 건강을 유지시켜 소외감을 줄여 삶의 보람을 자극하고 유지하는 좋은 수단이 된다.

맨손 체조는 각자의 능력에 따라 실시되므로 평소에 운동부족이 되기 쉬운 노인에게도 알맞은 방법이다.

(1) 실시할 때의 유의할 점

골관절염과 같은 퇴행성 관절질환, 고혈압이나 심혈관계 질환이 있는 경우 수시로 실시하는 것이 바람직하고, 노인체력의 특성을 고려하여 스트레칭을 실시하여야 한다.

① 무리한 동작을 하지 않는다.

② 탄력이나 반동을 주지 않는다.

③ 호흡을 멈추지 말고 편안한 마음으로 실시한다.

④ 신체 리듬에 맞게 즐거운 마음으로 운동을 하는 것이 좋다.

(2) 맨손체조의 이해

맨손 체조는 신체를 균형 있고 원만하게 발달시키기 위해 과학적으로 조직화되어 있어 신체의 조화로운 발달과 결합, 교정 또는 보충해주는 기능을 하므로 유연성의 향상과 신체균형 능력 향상에 기여도가 높은 운동이다.

① 신체를 올바른 자세로 움직이는 것이다.

② 신체를 올바른 자세로 움직임의 동작을 습관되게 익히는 것이다.

③ 신체를 어떤 동작의 움직임에서도 아름답게 표현하는 것이다.

④ 신체의 동작을 통해 신경계의 감각과 연결되는 타 기관에 도움을 주는 것이다.

신체를 움직여 아름답게 표현하는 동작을 익힘으로서 체력육성과 건강을 유지하는 즉, 움직임의 건강 미학이다.

인간은 일생동안 수많은 움직임(동작) 속에서 살아가고 있으며 신체는 움직임을 통하여 발달 할 수 있도록 되어있다. 신체의 움직임이 없더라도 살아가는데 기본적인 움직임만으로도 체격과 체력은 유지 할 수 있으나 좋은 체격과 체력을 기대 할 수 없으며 약한 체격과 체력은 나쁜 자세를 가지게 하고 이로 인하여 질병을 유발 시키는 계기가 되어 생활에 활력을 잃게 된다. 많은 움직임 속에 좋은 자세로서의 움직임은 이상적인 체격과 체력을 원만하게 발달시키며 이런 올바른 자세의 습관은 질병을 예방하고 막아주며 일상생활에 활력과 자신감을 갖도록 하게 한다.

인간은 일생동안 헤아릴 수 없이 많은 움직임의 종류가 있다. 그러나 이들 운동 중 태어 날 때부터 자연히 행하는 본능적 생리작용(하품, 기지개 등)을 하는데 필요한 움직임 또는 단순히 홍미를 위한 움직임(습관 등)을 체조라고 할 수는 없다.

체조라고 불리려면 인간존재의 가장 기본인 신체움직임이라는 근본적인데서 출발하여 신체건강으로 이어지는 것을 제일의 목적으로 하고 그것을 위하여 특별히 행하는, 즉 운동이라는 조건이 필요하다.

스트레칭은 크게 두 가지로 나눌 수 있다. 탄력을 이용하는 동적 스트레칭과 정적 스트레칭으로 분류되며, 심리적, 생리적으로 신체의 컨디션을 본 운동 수행시 적절하게 각 관절이나 근육이 준비하는 예비활동으로서 다음과 같은 효과가 있다.

① 근육의 긴장을 풀어 주어 편안한 감을 제공한다.
② 협응력을 향상시키며 동작표현을 자유롭게 해준다.
③ 신체의 가동범위를 증가시킨다.
④ 근육의 저항력을 증가시켜 스포츠 상해를 예방할 수 있다.
⑤ 신경반사작용을 통해 격렬한 운동을 원활히 수행할 수 있다.
⑥ 신체의 감각기능을 향상시킨다.
⑦ 혈액순환을 촉진시킨다.
⑧ 심리적 안정을 가져다준다.

(3) 맨손체조의 구성요소

노인의 체력과 신체구성, 인지적 역량을 고려하여 주무르기, 흔들기, 돌려주기, 두드리기, 기울이기, 뻗기 등 여러 가지 동작을 통하여 긴장완화, 피로회복, 혈액순환, 유연성, 자세교정이 이루어지도록 구성하고, 특히 신체의 말초부위를 자극하여 혈액순환과 관절작용을 원활하게 하고 신체의 가동성을 활발하게 하여 관절의 유연성 및 사지간 협응성, 평형성을 향상시키며 신체 부위별 근육강화를 통하여 곧은 자세를 유지하도록 하는데 중점을 둔다.

① 준비운동 : 운동이나 작업 등 일상생활을 안전하고 능률적으로 하기 위해 충전시키는 운동, 즉 기계에 기름을 쳐 주는 것과 같이 신체 부위에 적당한 자극과 흥분을 주는 사전 준비동작으로서 매우 중요하다.

② 체력운동 : 체력을 증진시키기 위해서는 단 시간 내에 향상 될 수 있는 것이 아니고 많은 시간과 노력이 필요하므로 꾸준히 하여야 한다. 또한 신체적으로 나이가 많은 사람은 체력을 유지하되 약해진 부분이나 취약한 부분에

는 서서히 강도를 높여 증진시킨다.

③ 정리운동 : 체력운동으로 인한 신체적 및 정신적 피로와 흥분된 신체기관을 진정시키고 원상회복시키는 것이 주목적이며 근육의 온도가 높을 때의 스트레칭은 유연성 향상에 효과적이다.

2) 맨손체조 실시시 고려사항

맨손체조 프로그램의 실시상 고려사항은 다음과 같다.

① 바닥이 너무 딱딱하지 않은 장소(방이나 거실 등)를 택한다.

② 체조동작 소요시간이 20~30분이 적당하다.

③ 동작마다 횟수와 소요시간이 있으나 자신의 체력에 맞도록 조절한다.

④ 또래 노인들과 더불어 같이 도와주면서 실시하는 것이 좋다.

⑤ 좋아하는 음악을 들으면서 실시하면 더 효과가 좋다.

⑥ 체조동작을 행하는 시간대는 자신의 편리한 시간을 택해서 할 수 있지만 식사 직후나 매우 늦은 밤은 피하는 것이 좋다.

⑦ 자신의 특정 신체부위가 허약하거나 신체기능이 좋지 않으면 그 부위의 강화를 위한 동작을 반복해서 한다.

⑧ 항상 즐겁고 차분한 마음가짐으로 매일 반복하는 습관이 중요하다.

⑨ 체조동작을 정확하게 익혀서 반복 실시해야 한다.

맨손체조의 실기 동작에는 서서 하는 운동과 앉아서 하는 운동, 누워서 하는 운동 등으로 나뉠 수 있다. 자기 몸에 맞추어 할 수 있으며 혼합하여 응용할 수도 있다. 실기동작에서는 정확한 자세가 중요하지만 살아온 환경과 직업환경으로 인한 습관되어 있는 자세를 감안하여 힘들고, 어렵지만 지도자의 동작과 자기의 동작을 일치시키려고 노력하여야 한다.

(1) 운동시 주의사항

① 대부분의 노인들은 준비운동과 정리운동만으로도 충분히 필요한 체력을 얻을 수 있으며, 자세교정이나 좀 더 보완할 부분은 체력운동을 포함 시키면

된다.

② 자기 체력수준을 알고 운동에 임한다.

대부분의 노인들은 정신적으로 자기의 몸이 아직까지는 상당히 건강하다는 생각을 가지고 운동을 하다가 시행착오를 겪는 경우가 허다하다. 나도 모르는 사이에 관절이나 관절부위의 근육이 약해져 있으며, 몸의 약한 부분과 취약한 부분을 잘 감지하여 운동시 주의한다.

③ 피로가 쌓여 있을 때는 운동을 하지 않는다.

그 날의 신체 컨디션에 따라 발열, 감기증상, 설사, 숙취 등 이런 증상에서는 운동을 삼가 하더라도 가벼운 체조로 그친다. 처음 시작하는 사람은 운동의 강도를 약하게 하며 무리하지 않은 동작부터 실시하도록 한다.

④ 충분한 준비운동 후에 운동을 한다.

정지 상태에서 급하게 강한 운동이 시작되면 체내의 모든 기관의 급격한 변화를 가져 옴으로서 사고의 원인이 되며 장애를 일으키는 경우가 많으므로 충분한 운동적응상태를 만들어 동작을 서서히 정확한 자세(관절, 근육 등의 각도 유지)로 만들어 나간다.

⑤ 즉흥적으로 운동하는 것이 아니라 정기적으로 실시하며, 경쟁이나 승패의 성격을 띠지 말고 자기 페이스로 운동한다.

기분이 좋거나, 흥분된 상태 등은 오버 페이스가 되어 사고의 원인이 되고 다음날 운동하는데 지장을 주므로 매일매일 적당한 시간을 가지고 꾸준히 이어가도록 한다.

⑥ 체력의 향상 보다는 현상을 유지하고 체력저하의 방지에 노력한다.

체력향상을 위해서는 운동의 과정과 테스트를 통하여 강도를 순차적으로 높여간다. 관절, 근육 등의 각도를 좁히거나 넓히고 횟수나 시간을 늘려 나간다.

⑦ 관절의 가동 범위 내에서 운동을 실시하는 것이 중요하다. 너무 어려운 동작이나 무리한 힘을 가하지 않는다.

3) 맨손 체조의 실제

(1) 목 스트레칭

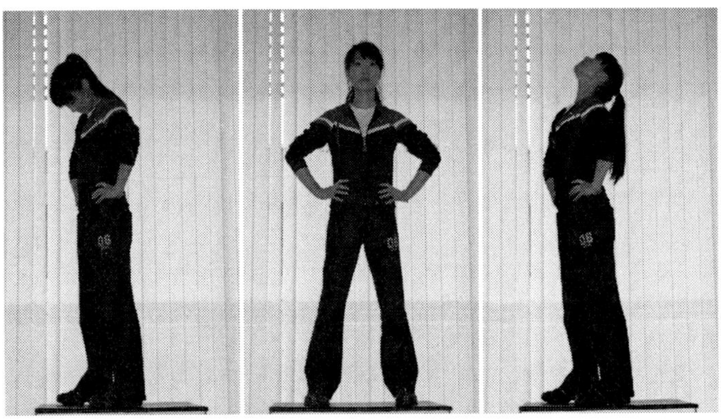

양손을 몸 옆구리에 손을 두고 얼굴을 뒤로 젖힌다.
다음으로 고개를 앞으로 숙인다. 이때 몸은 곧게 편다.
-주의 : 턱을 들어 위에서 누르는 느낌으로 턱을 당겨 가슴에 붙인다.
-효과 : 목의 전·후 스트레칭.

(2) 팔 앞으로 뻗기

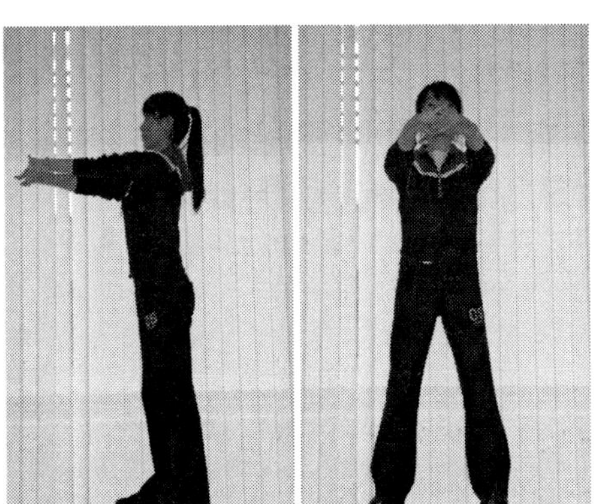

양손을 앞으로 뻗어 손가락을 끼고, 손바닥이 정면을 향하도록 한다.
-주의 : 팔과 어깨뼈(견갑골) 부근에 스트레칭감이 느껴지도록 하고, 어깨결림, 어깨통증이 있는 사람은 고개를 숙이고 가벼운 고양이 등 자세를 취한다.
-효과 : 공부 후의 피로, 어깨 결림에 효과적이다.

(3) 팔위로 뻗기

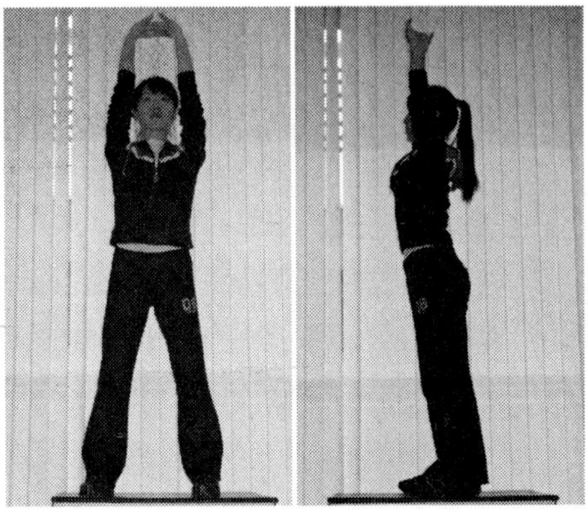

양팔을 위로 올린다.

-주의 : 무리한 동작은 하지 않는다.

-효과 : 피로시에 실시하면 효과적인 피로 회복을 꾀할 수 있는 팔과 어깨 스트레칭이다.

(4) 끌어당기기(arm pull)

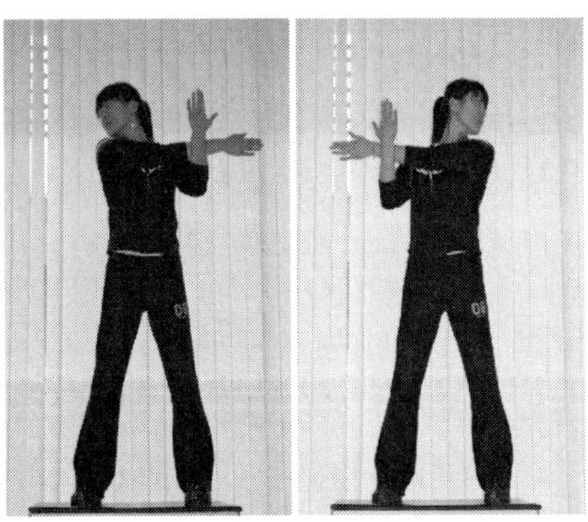

오른쪽 팔을 가슴 앞에 두고 왼손으로 오른쪽 팔꿈치를 잡고 몸 쪽으로 당기면서 어깨를 왼쪽으로 돌린다.

-주의 : 허리를 돌리지 말고 고정시킨다.

-효과 : 어깨결림, 어깨통증 예방에 효과적이다.

(5) 팔꿈치 끌어당기기(elbow pull)

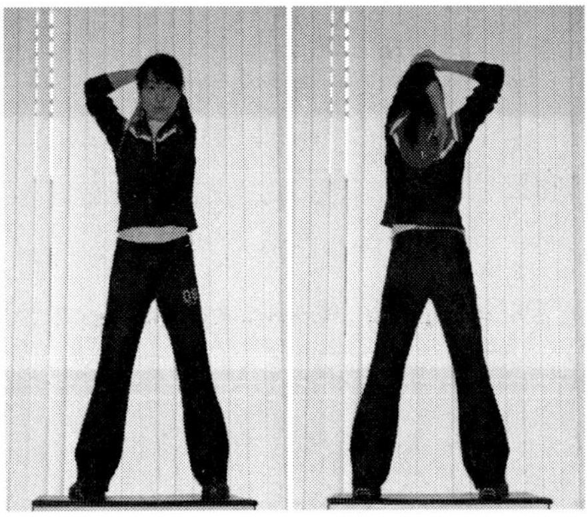

양팔을 머리 뒤쪽으로 들어 올리고 한쪽 팔을 굽혀 머리 뒤로 옮긴다.
반대쪽 손으로 그 팔꿈치를 기울이며 밑으로 당긴다.
-주의 : 자세를 바르게 한다.
-효과 : 어깨의 가동범위(가동역)를 넓혀 줌으로써 어깨통증 및 결림 예방에 좋다.

(6) 뒤로 젖히기

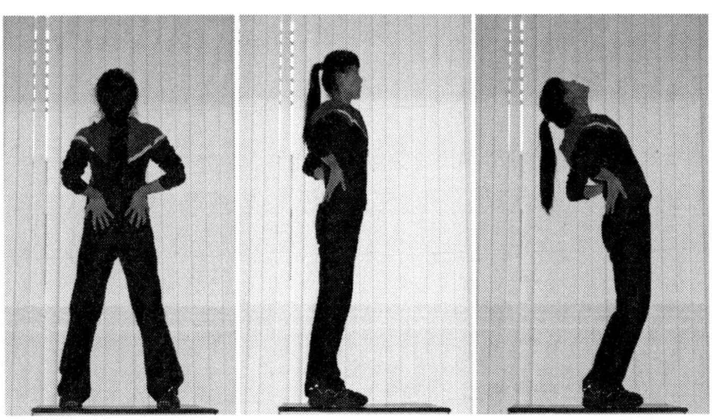

양다리를 어깨 넓이만큼 벌린다. 양손은 엉덩이를 짚고 상체를 뒤로 젖힌다.
-주의 : 정 자세로 선다. 무릎을 굽히지 않도록 한다.
-효과 : 복부에서 가슴까지 스트레칭 된다.

(7) 사이드(side) 스트레칭

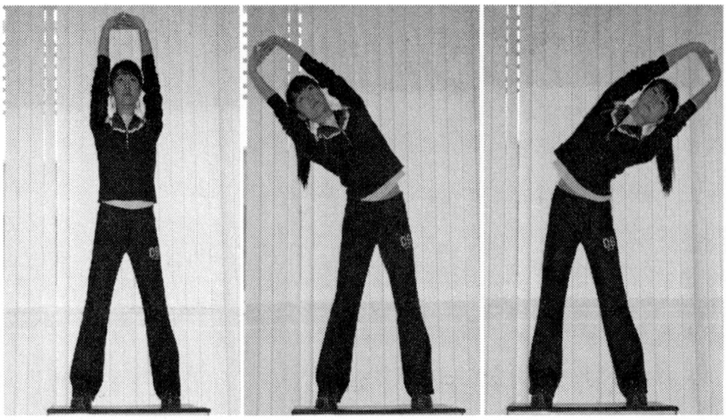

발을 어깨너비로 벌리고 선다. 손바닥이 위를 향하도록 깍지를 끼고 양팔을 머리위로 편다. 허리를 오른쪽으로 밀면서 체중은 오른발에 싣고 좌우로 굽힌다. 왼손으로 오른팔을 당기면서 상체를 오른쪽으로 굽힌다.

-주의 : 오른쪽 옆구리가 ㄱ(기역) 모양이 되도록 상체를 굽히는 방향과 반대쪽의 발에 체중을 싣는다.

-효과 : 허리 및 옆구리에서 팔까지의 스트레칭이다.

(8) 트라이앵글(triangle)

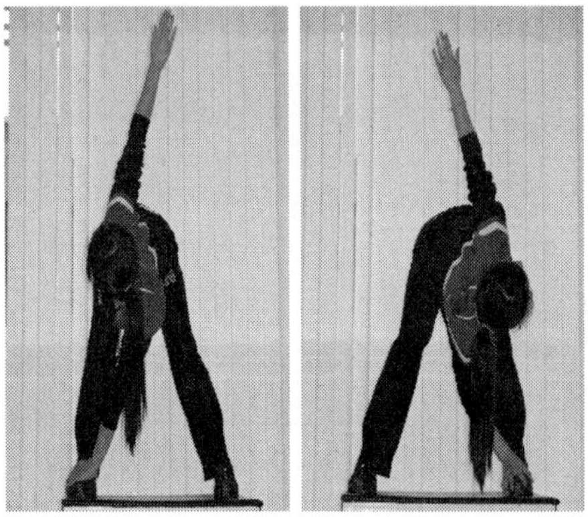

양발을 넓게 벌리고 서서 왼손으로 반대쪽 발목외측에 닿도록 하고 오른팔을 왼쪽으로 펴 올린다. 초보자는 왼손을 오른쪽 무릎 바깥에 닿도록 한다.

-주의 : 얼굴을 위로 향하게 하고, 오른팔은 충분히 편다.

-효과 : 허리 주위와 어깨 스트레칭이다.

(9) 발끝잡기

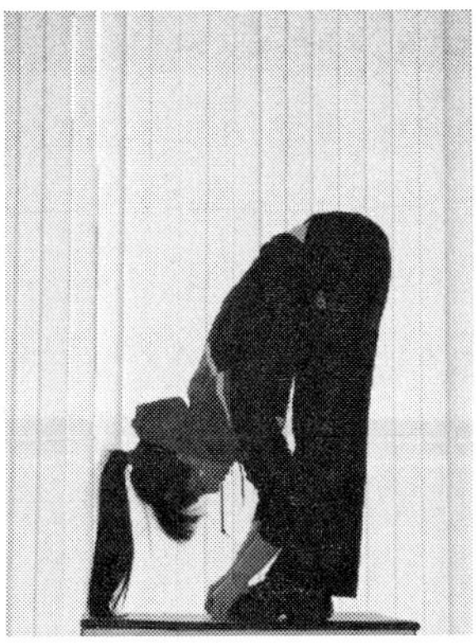
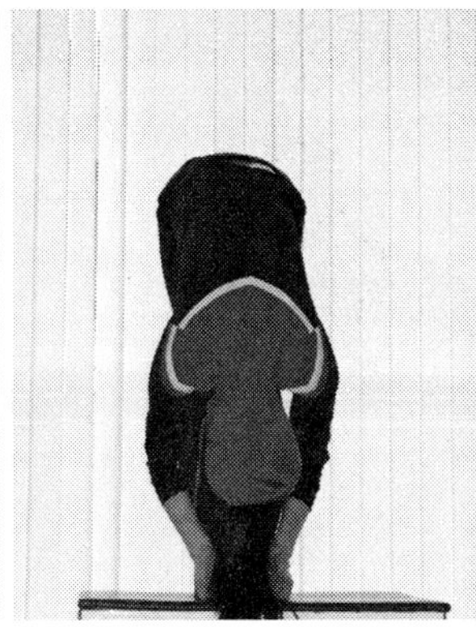

무릎을 펴고 나서 상체를 굽힌 다음, 양손으로 발끝을 잡는다. 초보자는 발목을 잡는다. 유연성이 좋은 사람은 손바닥을 바닥에 댄다.
양발을 모은 다음 발끝을 잡는다.
-주의: 무릎을 확실히 편 다음, 허리를 축으로 해서 상체를 굽힌다.
-효과: 햄 스트링(대퇴 뒷부분)과 장딴지, 허리 스트레칭이 더해진다.

(10) 런지 스트레칭(lunge stretching)

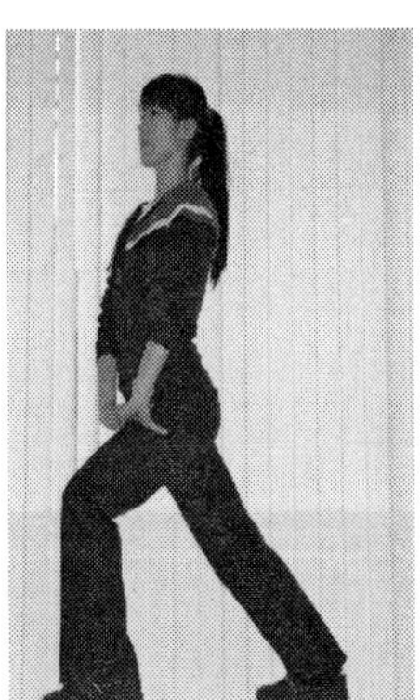
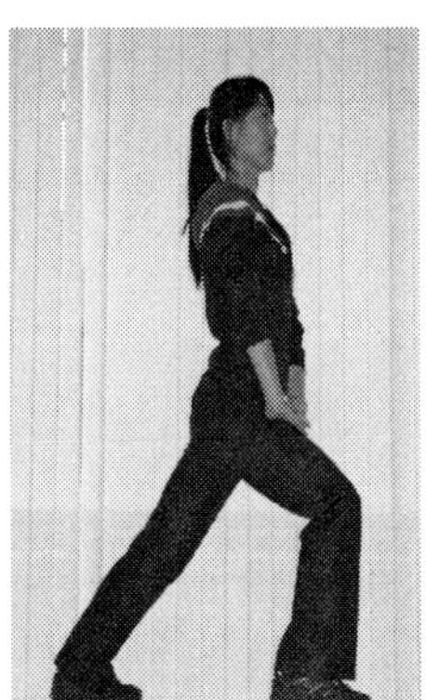

양발을 앞뒤로 넓게 벌리고, 양손은 앞무릎을 누르면서 허리를 낮춘다.
가슴을 펴면서 허리를 아래쪽으로 민다.
-주의 : 앞다리의 굴곡각도는 90도 이상이 되도록 한다.
-효과 : 서혜부와 앞다리의 햄스트링, 뒷다리의 장골허리근의 스트레칭.

(11) 프론트 스플리트(front split)

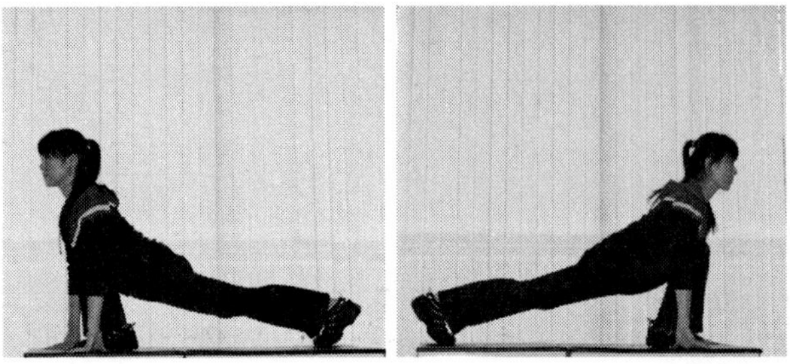

양발을 앞뒤로 크게 벌리고 서서 허리를 낮춘다. 양손은 바닥을 짚으면서 밸런스를 잡는다.

-주의 : 위의 런지 스트레칭보다 앞다리의 굴곡각도를 크게 한다.

-효과 : 앞다리의 햄스트링과 뒷다리의 대퇴 전부 스트레칭.

(12) 사이드 푸시(side push)

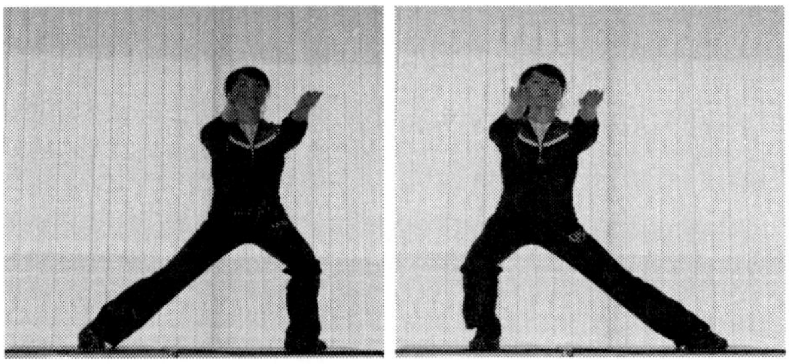

양발을 좌우로 넓게 벌리고 서서 왼쪽 다리는 굽히고 오른쪽 다리는 편다.

오른발은 전방을 향하고, 오른손 왼손은 앞을 향한다. 초보자는 손으로 무릎을 눌러도 된다.

-주의 : 오른쪽 무릎을 굽히지 않는다.

-효과 : 서혜부 대퇴내측의 스트레칭.

(13) 아킬레스 스트레치(achilles stretch)

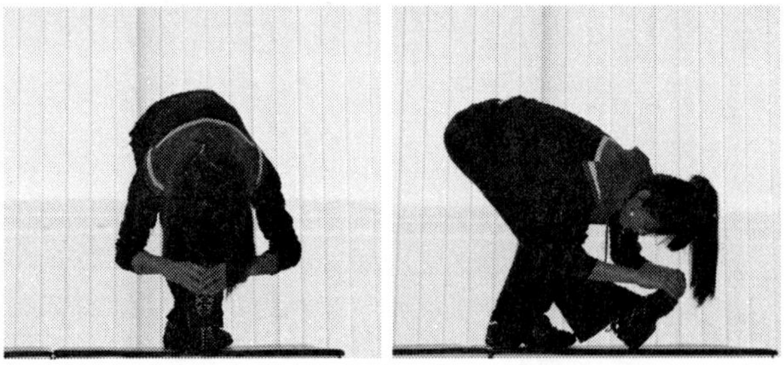

발을 앞뒤로 약간 벌리고 체중을 앞쪽으로 싣고 앞쪽으로 무릎을 깊게 굽힌다. 아킬레스건의 스트레치를 하는 발의 뒤꿈치가 바닥에서 떨어지지 않도록 하고, 뒤쪽 발의 발꿈치는 떼어도 좋다.

-주의 : 뒤쪽 발에 체중을 싣고 무릎을 깊게 구부려 뒷다리의 아킬레스건이 스트레치 되도록 한다.

-효과 : 모든 사람에게 필요한 아킬레스건의 스트레치이다.

(14) 어깨 펴기(양쪽 어깨 동시에)

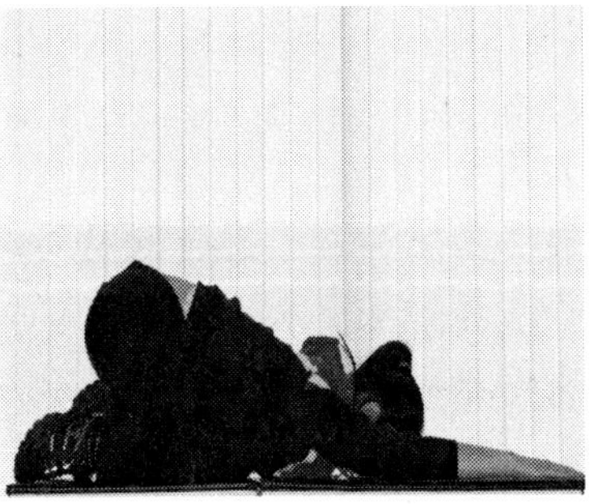

엎드린 자세에서 허리는 뒤쪽으로 당기고, 어깨가 바닥에 닿는 정도로 어깨를 누른다.

-주의 : 등을 펴는 느낌이 좋도록 한다.

-효과 : 어깨와 흉부 쪽의 스트레칭.

(15) 손목 스트레칭

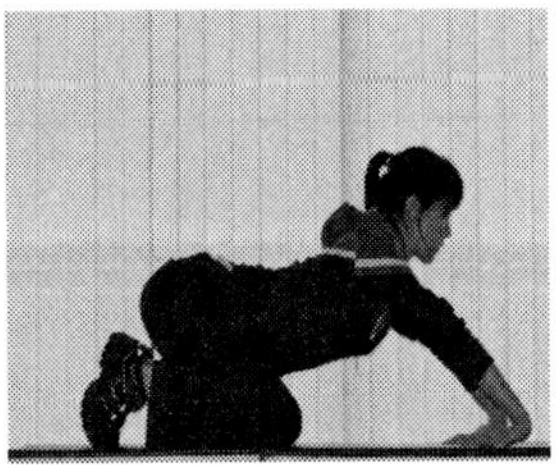

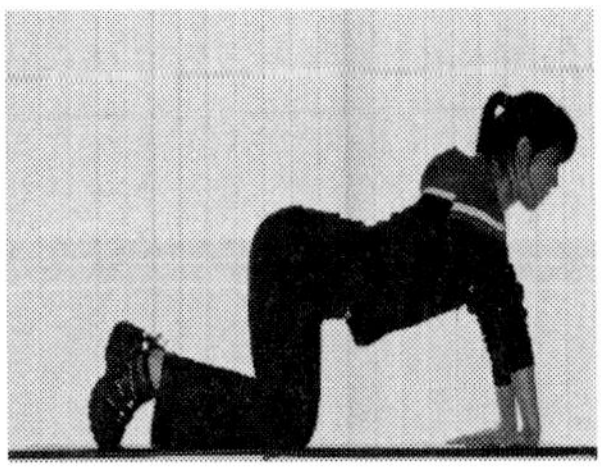

손가락을 무릎 쪽으로 오게 짚은 자세에서 허리를 천천히 발뒤꿈치에 붙인다.

-주의 : 엉덩이를 뒤로 천천히 움직인다. 손목에 무리가 가지 않도록.

-효과 : 손목을 많이 사용하는 사람과 무거운 물건을 오래 들고 다니는 사람에게 적합한 스트레칭이다.

(16) 고양이 스트레칭

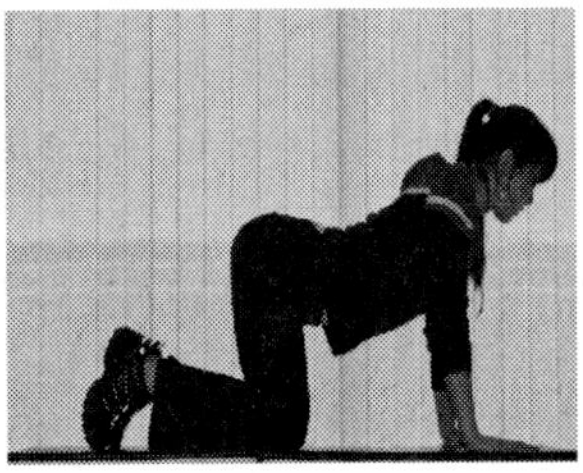

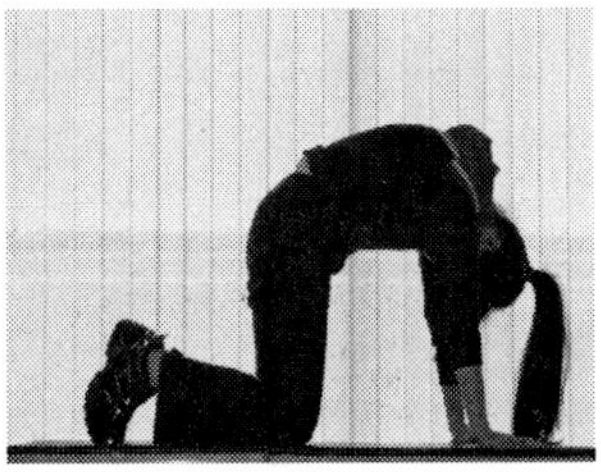

허리에 무리 없이 스트레칭을 할 수 있다.

무릎을 꿇고 엎드려서 허리를 가능한 한 떨어뜨린다.

시선은 배꼽을 보고 숨을 천천히 들이쉬면서 몸을 만다.

-주의 : 몸통이 정사각형이 되도록 신경 써야 한다.

-효과 : 디스크증상이 있는 사람에게 좋다.

(17) 브릿지(bridget)

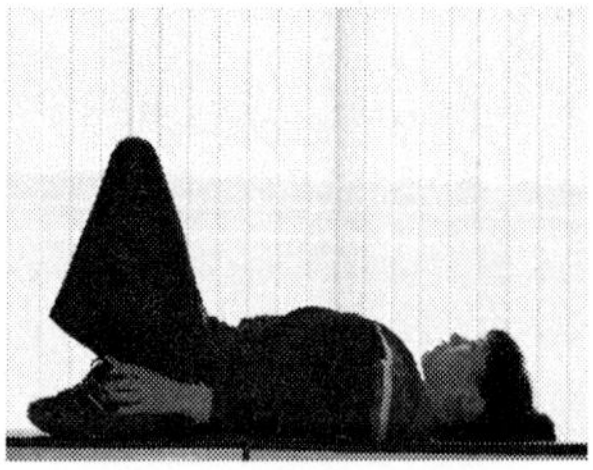

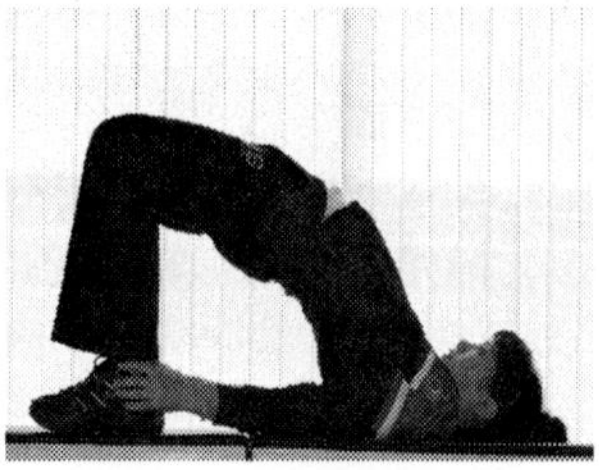

무릎을 세우고 양손으로 각각 발목을 잡는다. 허리를 높이 들어 올린다.
-주의 : 어깨는 바닥에서 떨어지지 않도록 한다.
-효과 : 등과 복부 스트레칭이다.

(18) 양쪽무릎 동시에 누르기

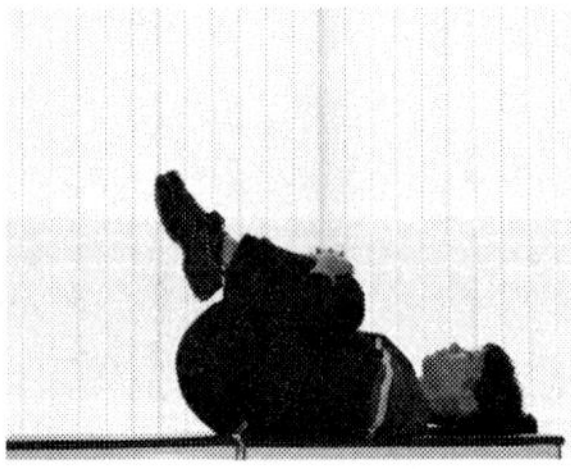

양다리를 동시에 껴안고 내리누르면서 가슴으로 끌어당긴다.
-주의 : 호흡을 뱉으면서 당긴다.
-효과 : 허리부터 대퇴까지의 스트레칭. 요통 예방과 치료에 효과적이다.

(19) 푸시 업(fush up)

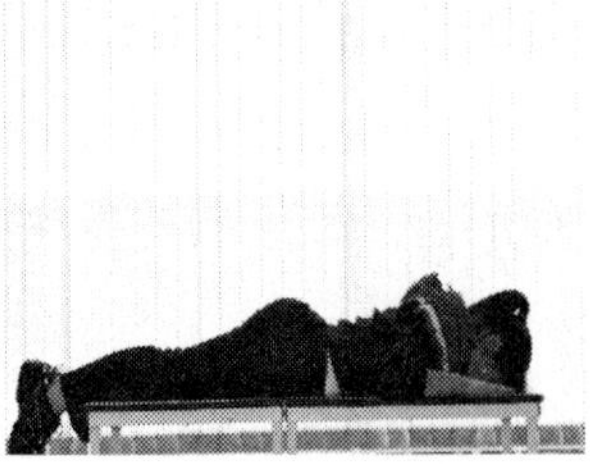

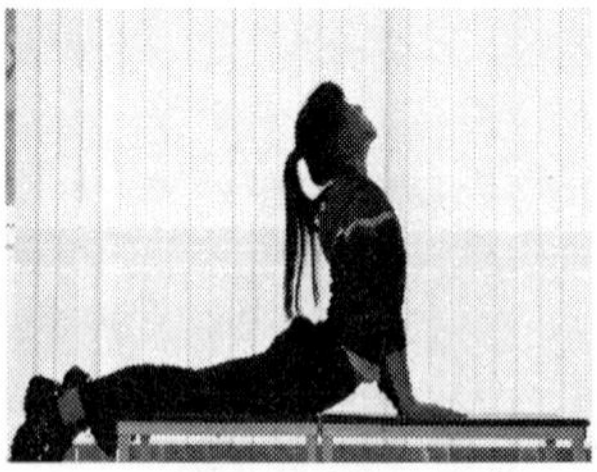

엎드린 자세에서 양손은 마루를 밀면서 상체를 편다.
-주의 : 양손은 몸 가까이 짚는다.
-효과 : 복부의 스트레칭으로서 상체의 유연성이 필요한 사람에게 중요하다.

(20) 다리 뒤로 들어올리기

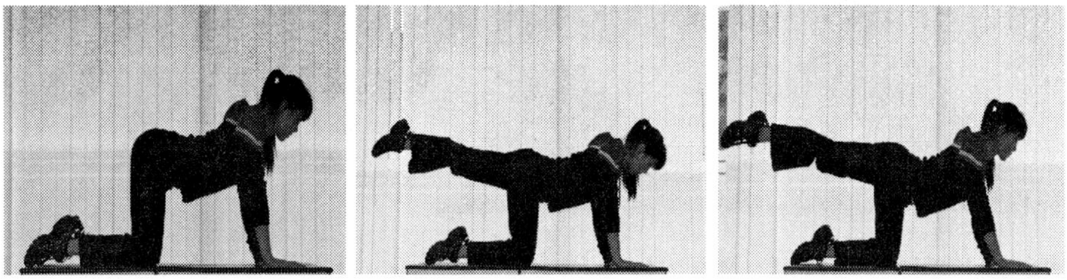

양팔과 양쪽 무릎 사각형형태에서 한쪽 다리를 무릎을 편 채로 들어올린다.
-주의 : 들어 올리지 않은 다리와 손으로 벨런스를 유지한다.
-효과 : 들어 올린 쪽의 복부와 대퇴부의 근육의 스트레칭이다.
보행, 런닝 또는 계단 오르기 많이 하는 사람에게 도움이 된다.

(21) 사이드(side) 스트레칭

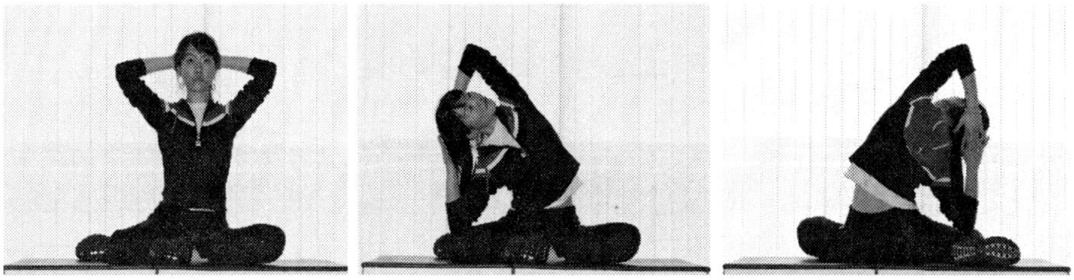

양손을 머리 뒤에서 깍지를 끼고 앉아서 뒤로 향한 발쪽으로 상체를 기울인다.
-주의 : 팔꿈치를 확실히 뒤쪽으로 끌어 가슴을 스트레칭 한다.
-효과 : 옆구리와 겨드랑이의 스트레칭.

(22) 트위스트(twist)

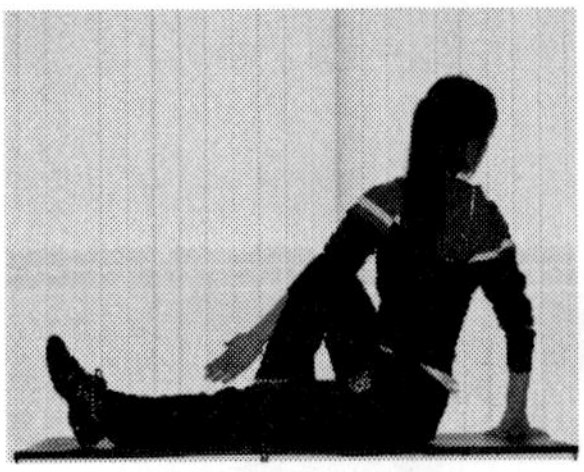

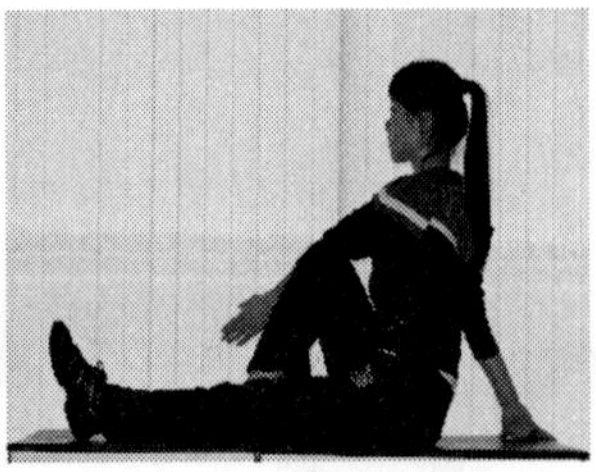

오른발은 왼쪽으로 교차시켜 그 무릎을 세우고 상체를 오른쪽으로 비튼다. 이때 왼쪽 팔꿈치로 오른쪽 무릎을 밀어주며 얼굴은 오른쪽으로 돌린다.

초보자인 경우에는 양다리를 펴고 앉아 양손을 몸 뒤의 바닥을 짚는다. 왼쪽 무릎을 굽혀 왼팔을 오른쪽 무릎 앞에 교차시키고 그 무릎을 가슴으로 당긴다.

-주의 : 상체가 뒤로 넘어지지 않도록 한다.

-효과 : 척추의 유연성을 유지한다.

(23) 레그 크로스 오버(leg cross over)

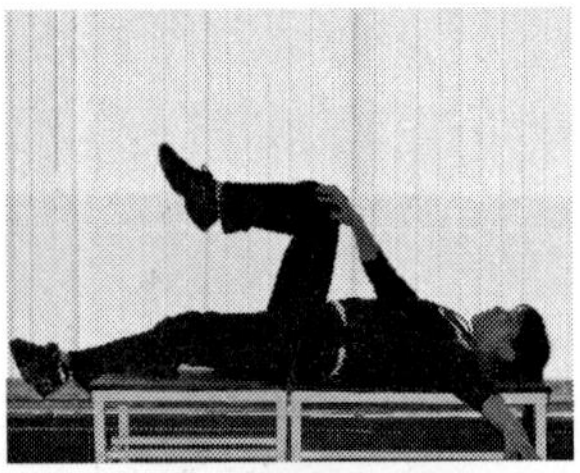

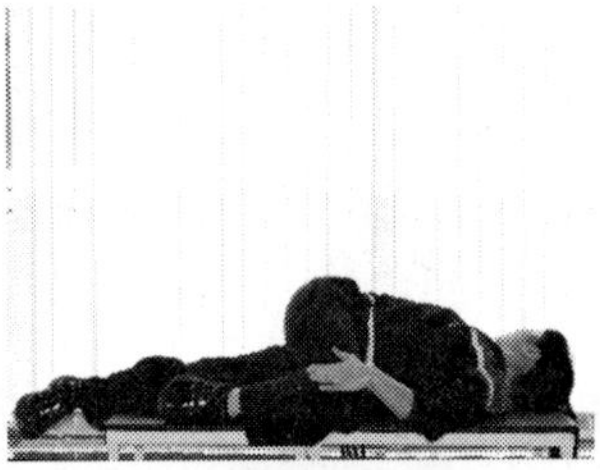

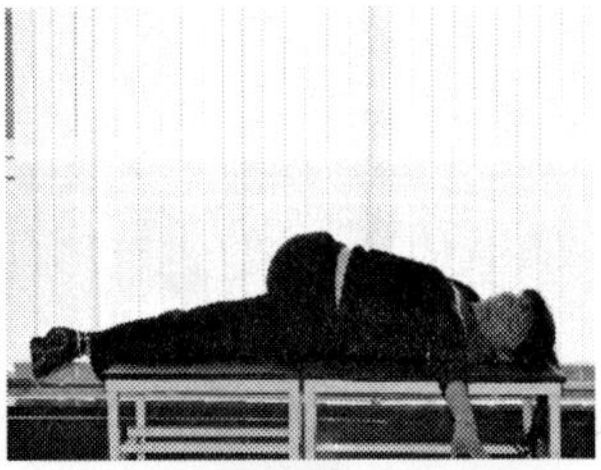

양손을 좌우로 벌리고 반듯이 누워 왼발을 오른쪽으로 넘기고, 오른손을 왼발의 무릎 부분을 잡는다.

-주의 : 한쪽 어깨가 바닥에서 떨어지지 않도록 하고 왼쪽 무릎은 바닥에 붙인다.

-효과 : 외쪽 허리의 등 부위 스트레칭으로 격렬한 운동으로 긴장된 허리 근육을 푸는데 좋다.

(24) V-세트

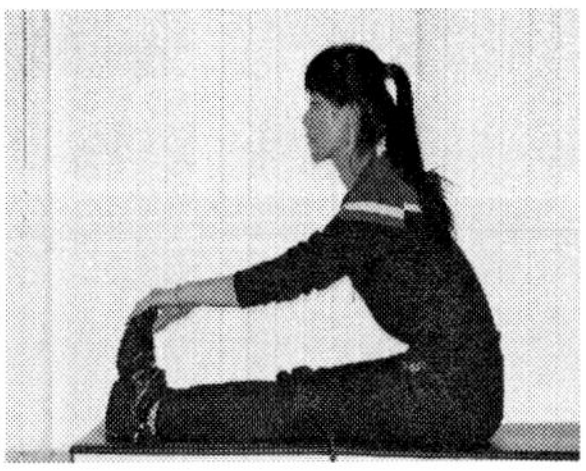
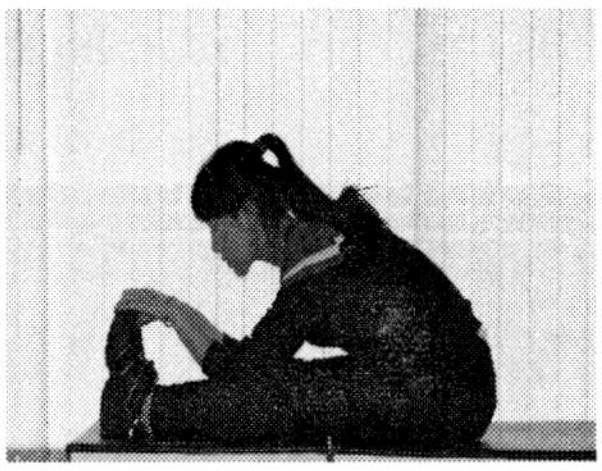

무릎을 펴고 앉아 양손으로 발끝을 잡고 허리를 축으로 해서 상체를 앞으로 굽힌다.
유연성이 좋은 사람은 팔꿈치를 굽혀 전굴을 크게 한다. 초보자는 다리를 쭉 펴고, 발끝을 확실히 잡는다.

한쪽 발을 다른 다리의 대퇴부 안쪽에 붙이고 허리를 축으로 해서 상체를 앞으로 굽힌다. 유연성이 좋은 사람은 발뒤꿈치를 샅 부위까지 올린다.
-주의 : 허리를 펴서 상체를 앞으로 굽히고 발끝을 올린다.
-효과 : 허리에서 다리전체(아킬레스건 포함)의 스트레칭이다.

(25) 누워서 당기기

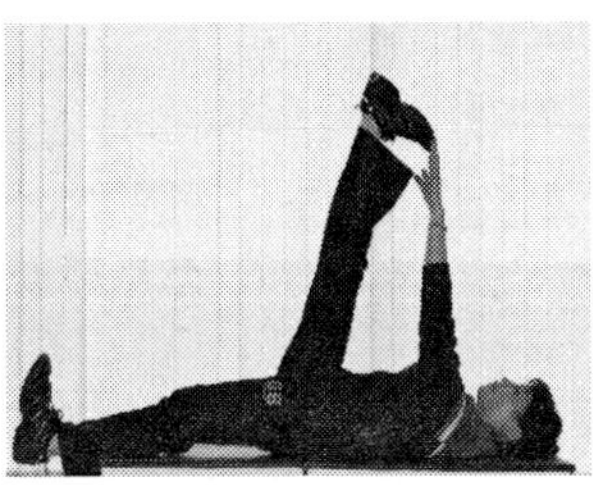
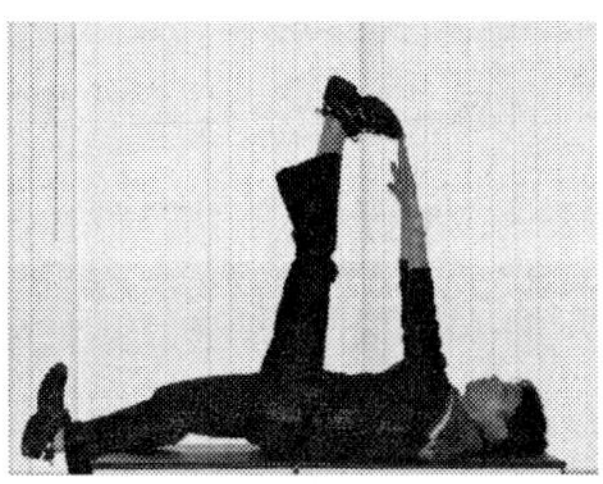

반듯이 누워 한쪽 다리를 들어 올려 발끝을 양손으로 잡아당긴다.
유연성이 부족한 사람은 타월을 발에 걸고 당긴다.
-주의 : 초보자는 수건을 이용하거나 장딴지를 손으로 잡고 당긴다.

-효과 : 아킬레스건을 포함한 다리 전체의 스트레칭.

(26) 니스 트래들 (knee straddle)

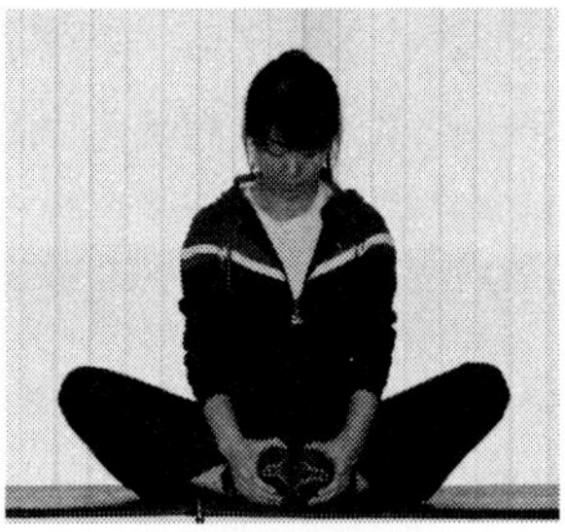
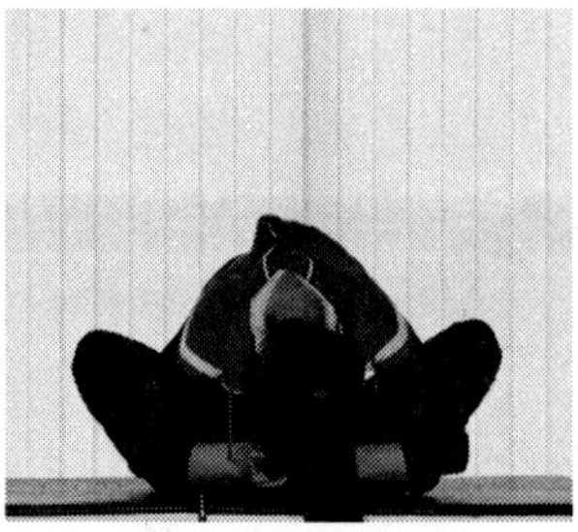

양 발바닥을 맞대고 앉아 양손으로 각각 발을 잡고 안쪽으로 당긴다. 양 팔꿈치는 다리 위에 올려놓고 상체를 앞으로 굽힌다.
양 무릎이 바닥에서 살짝 떨어지는 사람은 팔꿈치가 바닥에 닿을 때까지 상체를 앞으로 굽힌다.

-주의 : 허리를 축으로 해서 상체를 앞으로 구부린다.
-효과 : 서혜부 및 무릎에 연결된 모든 근의 스트레칭.

(27) 스트래들(straddie) 스트레칭

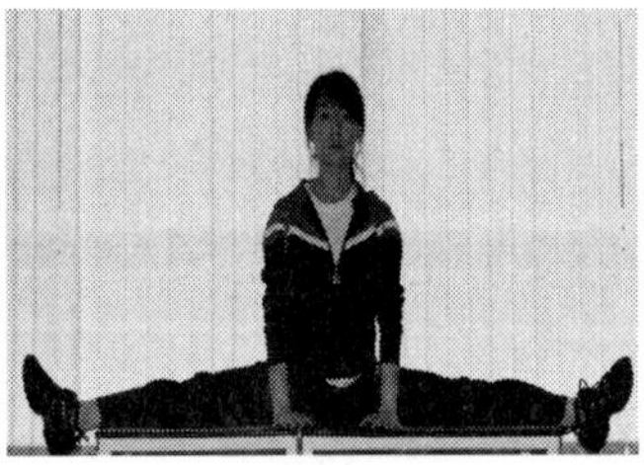
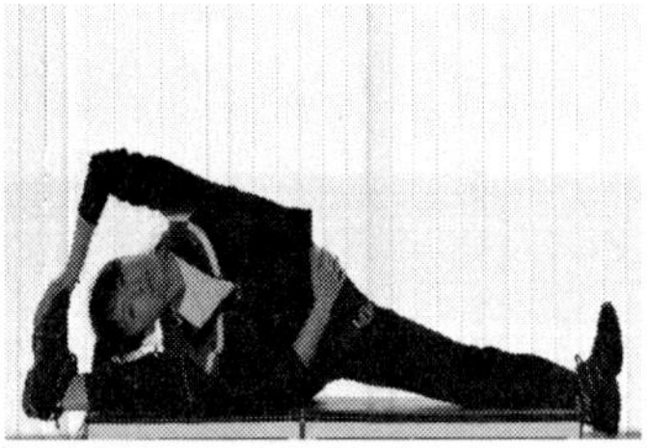
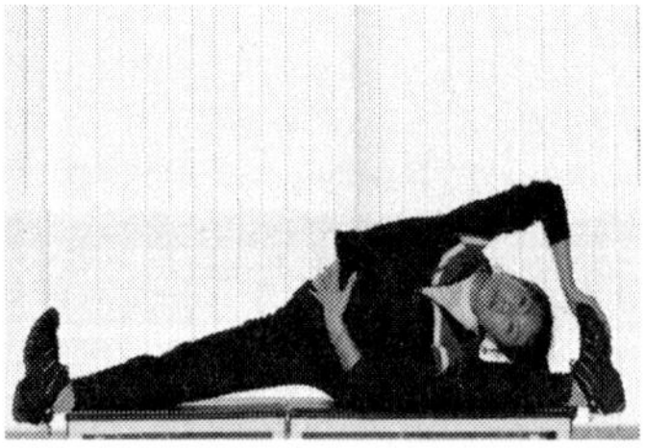

양다리를 크게 벌리고, 상체를 옆으로 눕혀 반대쪽 손으로 발끝을 잡는다.
-주의 : 유연성이 부족한 사람이 무리하게하면 무릎안쪽 건을 상하기 쉬우므로 주의한다.
-효과 : 서혜부 내전 근이 스트레칭 되고 상체를 굽히는 것에 의하여 허리주위 스트레칭

(28) 한쪽 무릎씩 교대로 내리누르기

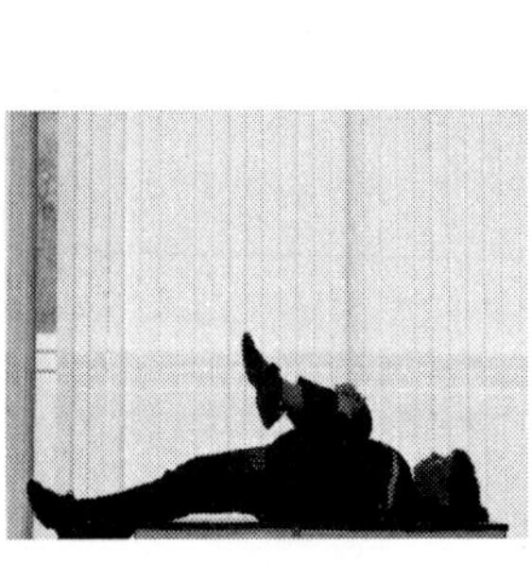

양손으로 한쪽 무릎을 감싸 쥐고 내리눌러 가슴으로 당긴다.
-주의 : 굽힌 다리의 발끝을 손 쪽으로 젖히면 아킬레스건도 신전된다. 반대쪽 다리는 쭉 편다.
-효과 : 허리부터 대퇴뒷면까지의 스트레칭이다. 요통예방과 치료에 효과적이다.

2. 치료레크리에이션

1) 노인 레크리에이션의 의의

넓은 의미에서 볼 때 레크리에이션 활동은 하나의 '놀이'라고 할 수 있다. 그렇기 때문에 사람의 행동에 있어서의 교양·문화·오락 등은 넓은 의미의 놀이로 바꾸어 말할 수 있다. 앞서 설명한 것처럼 일거리가 없는 퇴직한 노인들은 매일이 휴일이라고 할 수 있다. 그러나 이를 뒤집어 말하면, 노인의 경우에는 반드시 노동을 하지 않아도 살아 갈 수 있다는 것을 의미한다. 만약 살아가는데 필수적이라면, 여기에서 떠날 수 없는 생활의 중요한 요소인 것이다.

인간의 활동 중에서 본능적인 것으로 식욕·성욕·집단본능 등을 들 수 있는데, 이 가운데 가장 중요한 것은 집단본능이라고 할 수 있다.

이와 같은 집단본능에 의해 함께 하고 싶은 욕구를 강하게 지니고 있는 반면, 상대를 부정할 수 있을 정도의 잠재적인 마음을 가지는 모순된 존재인 인간에게는 그렇게 안 되게 하기 위한 몇 가지 안전조치가 준비되어 있다고 할 수 있다. 그 첫 번째 방법은 수면이며, 두 번째는 술을 마시는 것으로 대표되는 행위이고, 세 번째는 춤과 노래 등의 유희이다. 유희에서의 중요한 요소인 리듬이 뇌에 도달하면 새로운 피질이 마비되고, 그동안 오래된 피질에 잠재되어 있던 욕구불만을 해소시켜준다고 한다. 네 번째는 승부를 겨루는 것이다. 문명이 발달하면 발달할수록 많은 경쟁적 상황이 조장되는 만큼 인간의 끝없는 경쟁심과 지지 않으려는 마음 혹은 그 반대의 열등감과 분노는 상당 부분 경쟁에 의한 승부를 통하여 변화된다. 스포츠와 게임의 세계는 정해진 규칙에 따라 모든 조건이 동일하며 신분의 상하도 없고 기회가 평등하게 준비되어 있으며 현실과는 다른 세계가 준비되어 있는 것이다. 이와 같은 대뇌생리학의 연구 성과를 지나치게 과시할 필요는 없으나 인간이 살아가는데 있어 넓은 의미의 놀이가 필수 불가결하고 이는 주로 레크리에이션 활동에 의한 것이라는 것을 나타내는 것이라고 할 수 있다. 반론의 여지없이 노인들도 이러한 인간으로써의 기본적 활동을 영위하는 것은 당연하다. 그러나 여기에서 중요한 것은 그 욕구충족의 방법이 일반 성인과 같은 건강한 사람을 위한 레크리에이션 활동을 단순하게 하거나 같은 조건으로 준비하면 된다는 생각은 그릇된 것이다. 또 레크리에이션 활동의 평등성이라는 측면을 잘못 이해한 나머지 일반인들과 함께 활동시키고 대응할 수 있다는 착각이 있어서는 안 된다.

노인에게는 노화의 정도에 따라 욕구충족의 방법이 다르다는 것은 당연하며 그것은 노화에 의해 신체적·심리적·사회적으로 장애를 입고 있는 능력과 기능이 주어진 활동에 어디까지 대응할 수 있는지 혹은 남아 있는 기능이 어떻게 잃어버린 기능의 부족함을 보충할 수 있는지 등을 활동 내용과 비추어 봄으로써 기존의 활동을 수정하고 새로운 방법을 발견해 가는 노력이 요구된다는 것을 의미한다.

레크리에이션의 기본적인 인간 활동의 영위라는 점을 인식한다면 대상자인 노인을 위한 레크리에이션의 의의 또한 명확해진다. 즉 고령자의 경우 노화에 의한 일반적인 심신의 쇠약에 더하여 질병이나 장애 등 그 밖의 여러 가지 문제를 안고 있는 사례가 매우 많은 것이 현실이다. 뿐만 아니라 노인 각자의 개인차라는 요인도 고려하여야 함으로 접근이 매우 어려운 대상으로 간주되기 쉽다. 그러나 노인을 위한 레크리에이션활동은 기본적으로 노인의 질병과 장애에 대한 측면을 배려해야 하는 것이다(김수경, 이희성, 2002).

우리나라에서 노인을 위한 적당한 레크리에이션 프로그램은 매우 드물다. 거의 모든 레크리에이션은 젊은 세대 위주로 되어 있다. 물론 노인이라고 해서 일반과 완전히 분리하여 별도의 레크리에이션을 꼭 해야만 하는 것은 아니다. 노인들도 젊은 사람들과 함께 즐기고 사회의 한 구성원으로서 같은 인식을 갖고 생활하는 것은 매우 바람직하다. 그러나 집단으로서의 노인을 위한 노인 특성을 감안한 그리고 노인이 더욱 즐길 수 있는 레크리에이션 프로그램을 개발하는 것은 꼭 필요하며 더구나 노인계층의 폭이 넓어지고 노인들은 노인들대로 이른바 노인문화를 형성해가고 있음을 감안할 때 앞으로 노인에게 알맞은 레크리에이션 개발은 활발히 이루어질 것으로 보인다(김명배, 1997).

2) 노인 레크리에이션의 필요성

레크리에이션은 각자가 선택한 활동에 스스로 참가하여 만족을 느낄 수 있으며, 동시에 문화적·사회적으로 받아들여질 수 있는 건설적이며 창조적인 여가 활동으로서 노인들이 레크리에이션 활동에 참가하게 되면 첫째, 건강을 증진시킬 수 있고 둘째, 정서적으로 행복을 증진시킬 수 있고 셋째, 창조적인 의욕을 다시 일깨워 줄 수 있고, 마지막으로 의미 있는 역할을 제공해 줄 수 있다(박창열, 김성은, 1999).

이렇듯 노인들은 자유 시간을 효과적으로 관리함으로써 체력으로 보상할 수 없는 생의 보람을 찾을 수 있다. 무엇보다도 우선 되어야할 문제는 노인들이 어떠한 사람들이며 무엇을 요구하고 있는지를 알아내는 일이다. 또 지도의 방법에 있어서도 노인의 특성에 적합하게 변경해야 할 것이고 프로그램 선정에 있어서도 주의를 기울여야 한다. 프로그램 선정에 있어 주의해야 할 사항들은 다음과 같다.

① 노인들이라고 해도 수동적인 프로그램을 원하는 것은 아니다.
② 사회적 기능을 최대한 발휘할 수 있는 활동을 택한다.
③ 개인차에 관심을 갖는다.
④ 경제적인 이익을 고려한다.
⑤ 개인적으로 이용할 수 있는 활동을 구상한다.
⑥ 프로그램 개발을 위해 계속적인 연구를 한다.

한 조사연구에 따르면 우리나라 시장지역의 노인들이 바라는 여가활동은 주로 관광, 원예, 간단한 운동, 관람, 독서, 게임과 놀이 등이라고 한다. 이러한 형태의 활동들이 어느 노인이나 동일한 것은 아니기 때문에 늘 변화를 가져와야 하는데 대체로 놀이 중심적인 프로그램을 지양하고 자신의 능력개발과 또 사회에 기여할 수 있는 프로그램을 계획할 필요가 있다.

복잡하지 않은 수예, 공작, 사진, 그림, 사교춤, 체조 같은 활동이 노인 레크리에이션 활동에 있어서 좋은 효과를 거둘 수 있다(조광석, 2001).

3) 노인 레크리에이션의 지도 실제

(1) 노인 레크리에이션의 지도 목표

레크리에이션 지도의 원리는 기술을 가르치고, 그 활동의 성과를 기대하기보다는 오히려 그 지도의 과정에 있는 것이다. 즉, 레크리에이션의 공유를 통해서 즐거움을 서로 나누는 것이 보다 중요하며, 레크리에이션의 공유를 통해서 즐거움을 서로 나누는 것이 보다 중요하며, 레크리에이션을 통해서 상호작용을 일으켜 주체적으로 사는 즐거움을 만들어 낼 수 있는 인간형성이 레크리에이션의 지도의 목표라 할 수 있다.

① 여가를 즐기는 능력을 익힌다.
② 인간관계능력을 높인다.
③ 사회성, 시민성을 기른다.
④ 노인에게 알맞은 여가활동을 편성한다.
⑤ 삶의 의욕을 높인다.

이상 다섯 가지의 노인을 위한 레크리에이션의 지도 목표를 살펴보았다.

특히, 노인 레크리에이션은 지도자의 인생관, 생활태도 등에 의해서 그 효과가 강하게 영향을 미치게 된다. 따라서 이 다섯 가지 목표를 항상 염두에 두어 무리 없는 수준에서 출발하여 최종목표를 향하도록 지도에 임하도록 해야한다. 노인의 일상생활에서 의식, 행동, 태도가 실제 생활에서 어떻게 변용하고 정착했는가가 최종적으로 레크리에이션의 지도를 평가받게 되는 시점이 되는 것이다.

(2) 노인 레크리에이션의 지도 실제

노인을 위한 레크리에이션 지도에서 무엇보다도 중요한 일은 노인들의 신체적 조건과 심리적 상태를 파악하여 노인에게 알맞은 레크리에이션을 실시하는 것이다. 이 일을 위해서는 노인에게 알맞은 레크리에이션을 실시할 수 있는 전문적인 지도자가 필요하다. 그리고 노인 레크리에이션 지도자는 레크리에이션 지도뿐만 아니라 노인들과 친근함을 유지하면서 그들의 심리상태를 파악할 수 있는 사회사업가로서의 역할을 수행해야 한다. 따라서 레크리에이션 프로그램에 관한 연구와 함께 노인학에 대한 연구가 필요하다. 특히 아주 고령자, 그리고 심신으로 특별한 장애를 가지고 있는 노인들을 지도하는 일은 상당히 힘든 일이다. 노인을 지도하기 위한 원리들은 대체로 다음과 같다(조광석, 2001)

① 신체적, 정신적 능력을 고려한다. 즉, 너무 복잡한 활동은 피한다.

② 너무 동적이거나 정상인 이하의 취급은 삼가한다.

③ 경우에 따라서 활동성 강한 프로그램을 선택한다.

④ 선택된 활동이 노인들에게 줄 수 있는 효과에 대하여 자신을 갖는다.

⑤ 노인들의 요구를 가능한 한 정확히 알아내고 그들의 욕구를 최대한으로 발산할 수 있도록 기회를 마련한다.

⑥ 참가자들이 소속된 기관(양로원, 병원, 가정 등)과 긴밀한 관계를 유지한다.

⑦ 친절과 열성을 보인다.

⑧ 참가자들의 행동에 긍정적인 반응(칭찬, 격려)을 표현한다.

⑨ 개인적으로 활용할 수 있도록 기술적인 지도를 시행한다.

(3) 노인 레크리에이션 효과

① 정신건강 회복

② 부자연스러운 신체기능 회복

③ 소외와 고독에서 해방

④ 새로운 취미 생활 경험

⑤ 사회봉사, 참여 의식 고취

⑥ 즐거운 생활 경험, 자기 표현력 향상과 잠재력 개발

⑦ 자신감 향상

⑧ 사회적 기능 재회복

⑨ 소속감 향상

⑩ 긍정적 사고

⑪ 외출에 대한 두려움 해소
⑫ 영양 및 건강상태 파악
⑬ 이성, 주거, 취업, 봉사, 종교, 건강, 사회보장제도 등 상담도 가능

4) 치료 레크리에이션

(1) 치료레크리에이션의 전망

레크리에이션 활동 또는 여가활동의 개념은 크게 두 가지로 나누어 생각해 볼 수 있다. 첫째는 먹고, 잠자고, 일하는 시간 이외에 이루어지는 즐거운 활동을 말하며, 둘째는 본인이 자발적으로 원해서 즐기는 모든 활동을 의미하는 것이다. 이상 두 가지의 개념으로 생각해 볼 때 선천적 또는 후천적 이유로 일할 수 없는 장애인과 특수인구집단에게는 두 번째 개념이 더욱 현실적일 것이다. 한 장애인의 삶의 질을 논할 때 치료레크리에이션 분야에서는 그 장애인이 어떻게 여가를 즐기고 있는가를 기준으로 삼는다. 왜냐하면 생활의 질이 높아짐에 따라 여가와 레크리에이션은 인간의 생활에서 인간다운 삶을 누리는 철학적 영역으로 자리를 넓혀가고 있기 때문이다. 따라서 장애인복지 기준이 1차적 욕구해결에 주안점을 두었던 과거와는 달리 현재에 와서는 정상화(Normalization)원칙에 입각한 삶의 질 향상에 주력하고 있다는 점에서 장애인 레크리에이션을 경험할 수 있는 의미 있는 존재인 것이다. 이런 인식의 변화로, 레크리에이션의 가치가 개인적으로 긴장감을 완화하여 사회적 상호작용을 돕기 때문에 점차 치료적인 환경을 조성하여 신체, 정신, 정서, 사회적으로 제한을 갖는 이들을 대상으로 전문적인 서비스의 한 영역으로서 다양한 접근을 시도하기 시작했다(채준안 외, 1997).

치료레크리에이션의 철학적 배경을 살펴보면 선사, 고대, 중세, 근대, 현대를 거슬러 올라오면서 서서히 정착하기 시작했다. 특히 공식적으로 조직화된 치료레크리에이션 프로그램의 발전을 고려하기 위해서는 1863년의 발전과정을 살펴볼 필요가 있다. 그 해 9월, 스위스의 한 은행가가 적십자를 만들기 위하여 회의를 개최할 것을 요구해 스위스에 16개국의 대표자가 모였다. 이 조직

의 설립위원회에 의해 레크리에이션 활동을 포함한, 군대를 위한 봉사단인 미국 적십자가 설립되었다. 20세기 초반 1·2차 세계대전이 연이어 발발되면서 참전 용사들은 전쟁의 후유증으로 정신과에 입원하게 되고 외상으로 인하여 치료를 필요로 하는 병사들은 외과병동을 가득 메우기 시작했다. 이 때 바로 적십자 요원들로 하여금 봉사활동이 시작 되었고 그 수단이 레크리에이션 활동이었다. 이것을 시작으로 하여 1921년 초에 Herrisburg(Pennsylvania 소재) 주립병원의 정신과 의사인 Ridagway가 정신 장애인을 위한 치료 레크리에이션의 가치를 논설했다. 역시 1937년에 William Menninger와 Issabell McCall이 Menninger Clinic Center에서 정신장애인들의 보호차원에서 활용되고 있는 레크리에이션과 그 효과에 대하여 발표했다.

1932년에는 정신지체아동을 대상으로 한 사례연구가 Bertha E. Schlotter와 Margaret Svendsen에 의해 발표되면서 점차 치료레크리에이션 활동에 대한 과학적 검증자업이 시작 되었다. 이렇게 활발한 연구로 인하여 1967년 국제 치료레크리에이션 협회(National Therapeutic Recreation Society)의 설립과 함께 전문가의 기준 및 실행표준설정, 대학에서의 학과개설 등의 많은 활동이 전개되어 현재에 이르렀다(채준안 외, 1997).

(2) 치료레크리에이션의 개념

① 치료레크리에이션의 정의

레크리에이션은 다양한 형태로 분류되었다. 가장 큰 범주로는 지역사회 복지에 목적을 둔 지역사회 레크리에이션(Community Recreation), 스포츠문화정착을 위해 실시하는 야외레크리에이션(Outdoor Recreation), 상업적인 이윤을 목적으로 실시하는 상업레크리에이션(Commercial Recreation), 그리고 치료적인 효과를 얻기 위한 치료레크리에이션(Therapeutic Recreation)이 있다. '치료레크리에이션'이라는 용어사용은 1950년대 후반까지만 해도 일반화되지는 않았다. 그 이전에 '병원레크리에이션(Hospital Recreation)', '의료레크리에이션(Medical Recreation)' '질병과 장애가 있는 사람들을 위한 레크리에이션(Recreation for the Ill and Handicapped)'이라는 용어로 사용되었다. 그러나 오늘날에는 병원레크리에이션'

이라는 용어가 병원 내에서의 서비스제공을 위해 명확하게 사용되어야 할 경우 등과 같이 어떤 특정한 세팅 안에서 분야를 확실하게 규정하기 위해 사용할 경우를 제외하고는 이러한 용어들은 거의 사용하지 않고 있다. 일반적으로 알고 있는 치료레크리에이션과 상업레크리에이션은 동일한 의미로 인식 될 수가 있으나 엄연한 차이가 있다. 상업레크리에이션은 광범위한 목적과 대상에 초점을 두어 실행되지만, 치료레크리에이션은 특정한 대상에게 체계적인 계획과 그에 따라 개입하는 레크리에이션의 특별한 적용이며 개인의 성장과 발전을 도모하도록 신체적, 정신적, 정서적, 사회적 행동에 변화를 주는 과정이다(채준안 외, 1997).

치료레크리에이션의 정의는 여러 학자에 의해 정의되면서, 1969년 현장을 주도하고 있던 전문가들에 의해 공식적으로 다음과 같이 정의 되었다. “개인의 성장과 발전을 위하여, 그리고 신체, 정서, 사회적으로 바람직한 행동의 변화를 위하여 레크리에이션 서비스를 활용하는 의도적 개입과정이다.” 이와 같은 정의는 대부분의 Human Service 관련학에서의 정의와 비슷할 것이다. 그러나 뚜렷하게 차이가 있는 것은 치료레크리에이션은 개입의 수단으로서 레크리에이션 서비스를 활용한다는 것이다.

② 치료레크리에이션의 목적

치료레크리에이션의 목적은 적합한 여가생활양식(Leisure Lifestyle)의 개발, 유지, 표현을 촉진시키는 것이다. 여기에서 중요한 단어는 여가생활양식이다.

여가생활양식이란 전체적인 관련된 태도, 인식 그리고 활동들에 대한 일상적인 행동표현을 의미한다(Peterson, 1984). 다시 말하면, 여가생활양식은 어떤 종류의 여가활동을 하고 있느냐의 의미도 담겨있으나, 그 이전에 중요한 것은 여가활동이라는 행동이 표현되기 위해서 필요한 여가에 대한 바람직한 인식 및 태도가 선행되어야 한다는 것이다.

③ 치료레크리에이션 활동

가. 활동의 목적

치료레크리에이션 활동은 치료레크리에이션의 개입수단이자 목적이다. 치료

레크리에이션 활동을 통한 개입의 목적은 특수인구집단의 신체, 정신, 정서, 사회 그리고 지적인 성장과 개발을 증진시키기 위함이다.

나. 활동의 가치

활동의 초점은 특수인구집단의 치료적 욕구를 충족시키기 위해 결정되어야 한다. 활동의 가치는 다음과 같다.

① 진단과 평가를 돕는다.

② 병원이나 재활센터 등의 시설에서의 적응을 돕는다.

③ 자아의 성장과 발전을 증진 시킨다.

④ 상호인간 관계를 통해 사회성을 증진시킨다.

⑤ 창조를 위한 기회를 제공하고 새로운 기술개발과 기존의 기술 활용을 돕는다.

⑥ 현실생활에 접근할 수 있도록 돕는다.

⑦ 적대적이고 공격적인 감정을 발산할 수 있는 합리적인 방법을 익히도록 한다.

⑧ 건전한 개인적 습관을 증진시킨다.

⑨ 일상생활 활동을 위한 준비를 하도록 한다.

다. 활동영역

치료레크리에이션 활동은 신체적, 정서적, 사회적 그리고 정신적인 한계성을 가진 개인들에게 적합하게 적용될 수 있으며 그 유형은 다양하다. 치료레크리에이션 활동은 유형, 계절, 연령, 성별, 소요경비, 필요한 공간, 참여인원, 필요한 기술, 참여시간 등에 따라 다양한 방법으로 분류된다. 그러나 특수인구집단의 신체적, 정신적, 정서적, 사회적인 욕구를 충족시킬 수 있는 활동의 형태는 제한적이다. 그래서 전문가는 대상의 능력과 수준에 적합하도록 끊임없이 활동들을 수정하고 새로운 활동들을 고안하고 있다. 다음과 같이 구체화한 치료레크리에이션 활동은 신체, 정신, 정서, 사회적으로 제한을 가진 사람을 위한 중요한 영역이라고 할 수 있다(채준안, 1997).

• 1영역 - 예술과 공예(Arts and Crafts) :

이 활동은 창조적 표현의 기회를 추구하는 사람에게 눈으로 볼 수 있는 작품의 결과를 만끽하도록 한다. 다른 활동영역에서 즐거움과 재능을 찾지 못한 많은 사람들도 이 활동에서는 큰 만족감을 얻을 수 있다. 유화, 스케치, 조각, 도자기공예, 가죽공예 등이 있다.

- 2영역 - 춤과 무용(Dance) :

춤은 움직임을 통한 표현의 형태이다. 춤은 사회적, 창조적 활동에서 즐거움과 만족감을 줄 수 있는 형태로서 개인이나 집단에게 줄 수 있는 서비스이다. 춤의 형태에는 현대무용, 민속무용, 사교춤 등이 있다.

- 3영역 - 드라마(Drama) :

드라마는 인간의 감정을 표현하는 수단이 되며, 정서적, 사회적 문제를 폭넓게 수용한다. 드라마 활동에는 극작활동, 연기, 팬터마임(동작연출), 뮤지컬, 이야기하기, 꼭두각시 등이 있다.

- 4영역 - 오락(Entertainment) :

대부분의 사람들은 활동에 참여하기보다는 활동이나 경기를 관람하는 것을 더욱 즐거워한다. 여기서 정서적이고 사회적인 즐거움을 얻을 수 있기 때문이다. 오락 활동에는 콘서트, 연극, 영화, 스포츠, 박람회, 전시회를 관람하거나 TV를 시청하고 라디오를 청취하는 것이 있다.

- 5영역 - 취미활동(Hobbies) :

취미는 입원한 환자나 걸을 수 없어서 집밖에 나올 수 없는 클라이언트에게 유일한 활동이 될 수 있다. 취미에는 수집, 뜨개질, 요리, 스크랩, 가구구조 바꾸기 등이 있다.

- 6영역 - 문학 활동(Literary Activities) :

취미와 비슷한 면이 있다. 일반적으로 읽기, 쓰기, 말하기가 있는데, 쓰기는 창조적 과정이며 말하기는 모든 사람을 보고, 듣고, 이해했던 것을 보편적으로 표현하는 방법이다. 전반적인 문학 활동에는 감상문쓰기, 작시(作詩), 독서토론, 신문제작 등이 있다.

- 7영역 - 음악(Music) :

음악은 모든 연령층에게 표현의 수단이 될 수 있으며, 인간의 감정에 강한 영향과 감동을 주며 다른 활동의 형태에 가치 있는 도움을 준다. 클라이언트는 음악 활동에 능동적으로 참여함으로써 심리적 안정을 얻을 수 있으며 창조적 활동의 기회를 갖게 되고 성취와 성공을 통해서 자기존중감을 증진시킨다.

그리고 타인을 즐겁게 함으로써 행복감을 얻게 되고 에너지 방출의 수단으로 사용되며, 가장 중요한 것은 음악이 사회화의 매체일 수 있다는 것이다. 악기를 연주한다(적극적 활동), 작업할 때, 잠 잘 때, 식사할 때 음악듣기(소극적 활동) 등이 있다.

- 8영역 - 자연과 야외레크리에이션 활동(Nature & Outdoor Recreation Activities) :

이 활동에 참여하는 아동이나 성인은 신체적, 사회적 환경을 이해하는데 흥미를 갖도록 자극을 주며 세상의 다양한 경험을 통해 지혜를 얻게 한다. 자연과 야외레크리에이션 활동은 신체, 정원 가꾸기, 수영, 낚시와 같이 자연 속에서 즐기는 활동 등이 있다.

- 9영역 - 외부활동(Outing Activities) :

심각한 상해의 결과로 인해 외부 환경에 참여할 수 없는 클라이언트에게 사회에 접할 수 있는 기회를 주기 때문에 어떠한 형태의 활동보다 클라이언트에게 중요한 영역이다. 외부활동에는 박물관, 미술관, 동·식물원, 공원 등지에서 짧은 여행(외출)을 할 수 있는 활동 등이 있다.

- 10영역 - 신체활동(Physical Activities) :

신체 활동에의 참여는 신경 및 근육계에 명백한 영향을 준다. 또한 신체적 활동에 참여하는 폭넓은 대상에게 즐거움, 만족감, 성취감, 그리고 친밀감을 느끼게 한다. 족구, 축구, 길거리 농구 등과 같은 운동경기 및 팀게임, 체조 등이 있다.

- 11영역 - 사회적 활동(Social Activities) :

사회적 활동의 주요 목표는 사회적 활동과 경험을 통해 사회화를 증진시키는 것이다. 사회적 활동은 사회요구에 부응하기 위한 일환으로 개인적 학습을 통해 기회를 제공한다. 야유회 참가, 각종 모임 참가, 여러 종류의 주제를 가지고 토론 또는 이야기 하기, 테이블 게임 등이 있다.

- 12영역 - 특별 행사(Special Event) :

사회적 활동보다는 좀 더 조직적이고 독특하고 많은 인원이 참여하며 개인이나 집단의 성취감을 위한 자극적 요소가 있다. 특별 행사 활동으로는 의상전시회, 패션쇼, 수공예품 전시, 각종 콘테스트가 있다.

- 13영역 - 자원봉사활동(Voluntary Service) :

레크리에이션의 가장 수준 높은 형태의 하나인 자원봉사 서비스는 소외된 사람을 위한 여가의 한 부분이다.

3. 웃음치료

1) 웃음치료의 의의

웃음(laughter)에는 미소(微笑), 고소(苦笑, 쓴웃음), 홍소(哄笑), 냉소(冷笑), 조소(嘲笑), 실소(失笑), 파안대소(破顔大笑), 박장대소(拍掌大笑) 등이 있다. 웃음 속에 喜怒哀樂이 다 있지만 진정한 웃음은 기쁨과 즐거움의 웃음이다. 우리 옛말에 일소일소 일노일노(一笑一少 一怒一老)라는 말이 있다. 한 번 웃으면 한 번 젊어지고 한 번 화내면 한 번 늙어진다는 말이다. 또한 소문만복래(笑門萬福來)라는 말도 있다. 즉 웃으면 복(福)이 온다는 말이다. 미국의 한 회사는 직장 일터를 즐겁게 하고 생산력을 높이려는 목적으로 유머 컨설턴트를 고용하여 한 시간 동안 웃기는데 5,000달러를 지불한다고 한다. 웃음의 가치를 돈으로 환산할 수는 없지만 우리는 돈 안 들이고 웃을 수 있지 않은가. 진정으로 부자는 재산의 부유함에 있는 것이 아니라 웃음의 양, 즉 웃을 수 있는 능력과 시간이라 할 수 있다. 실제로 장수하는 사람들을 보면 낙천적인 성격에 다 많이 웃으면서 삶을 즐겁게 살아온 사람들이다.

웃음은 마음뿐 아니라 몸도 편 하고 건강하게 해준다는 사실을 알 수 있다. 한번 웃는 것을 운동과 비교해보면 에어로빅 5분하는 효과와 맞먹는다고 한다. 우리 몸에 내장을 지배하는 신경이 자율신경인데 이 자율신경은 교감신경과 부교감신경으로 구분된다. 놀람, 공포, 불안, 초조, 짜증은 교감신경을 과민하게 만들어 심장을 크게 상하게 하고 여러 장기의 활동에 해를 끼친다. 반면 웃음은 부교감신경을 자극해 자율신경을 자유롭게 하고 심장을 천천히 뛰게 하며 우리 몸의 상태를 편안하게 해준다. 특히 배꼽을 뺀다고 표현하는 웃음, 즉 폭소 는 긴장을 이완시켜주고 혈압을 낮추며 혈액순환을 도와주고 질병에 대한 저항력을 기르는데 탁월한 효과가 있다.

웃음은 조직 활성화에 막강한 힘을 발휘한다. 또한 웃음은 행복과 밀접한 관련이 있는데, 웃음의 양과 행복의 양은 비례한다는 사실이다. 웃음은 전염되어 사람들을 하나로 묶어주는 역할을 한다. 어떤 상황에서 웃음을 유발할 수 있다면 그 상황 속의 사람들은 유대감을 느끼게 된다.

장수노인들을 조사해보면 대부분 농담도 잘하고 웃음소리도 크다는 사실을 명심 하라. 유머를 잃고 심한 노여움이나 초조, 긴장된 나날들을 보내는 것처럼 몸에 나쁜 것은 없다. 평소 의식적으로라도 유머 있는 대화를 즐겨라. 재미난 이야기를 많이 기억해 두었다가 자유자재로 구사해보자. 뇌를 활성화하는데 큰 도움이 된다고 한다.

60대에 접어든 사람이 '난 이제 늙었구나!' 생각하면 노화의 진행에 따라 몸 상태도 점점 안 좋아지지만, '인생은 이제부터야'라고 생각하면 실제로 몸 상태도 나빠지지 않고 훨씬 활기찬 생활을 할 수가 있다.

요즈음 뇌기능을 끌어올리기 위한 여러 가지 이론들이 많이 등장하고 있다. 그 중 뇌를 설득하려는 방법에 주의를 기울여 볼 필요가 있다. 억지로라도 긍정적인 생각을 하면 뇌는 그대로 받아들인다는 것이다.

뇌를 속이는 방법의 하나가 웃음수련이다. 웃을 일이 있어서 웃는 것이 아니라 그냥 웃음을 터뜨리는 수련이므로 웃을 만한 일이 있어서 웃는 것은 누구나 할 수 있다. 하지만, 이것은 뇌를 적극적으로 활용하는 상태가 아니다. 웃을 일이 없어도 웃는 것, 이것이 뇌를 속이는 것이고 활용하는 것이다. 뇌는 그냥 웃든지, 웃겨서 웃든지 상관 않고 똑같이 반응합니다. 일단 웃다 보면 기분이 좋아지고, 건강도 좋아지고, 진짜 웃을 일도 생긴다.

일부 병원에서는 웃음치료의 효과를 인정하고 있다. 실제로 장기입원환자들을 대상으로 웃음클리닉을 운영하는 병원도 있다. 어떤 효과가 있기에 많은 사람이 웃음을 '치료'의 개념으로 보고 있다.

웃음은 자신의 건강은 물론 타인에게까지 즐거움을 줘 밝고 명랑한 사회가 되는데 도움이 된다.

최근 IMF 증후군인 명예퇴직, 감봉, 정리해고 등 말만 들어도 가슴이 답답하고 식은땀이 나는 등 두려움에 사로잡히며, 여러 가지 정신적 스트레스에 노출되어 있다. 이로 인하여 두통, 불면증, 위산과다, 소화성 궤양, 당뇨, 고혈압, 협심증, 우울증 등의 질환에 시달리고 있는데 이러한 병을 예방하고 치료할 수 있는 것이 웃음이다.

소리내어 웃는 것은 또 훌륭한 유산소 운동이다. 윗몸통, 폐, 심장, 어깨, 팔, 복부, 횡격막, 다리 등 모든 근육이 움직인다. 생리학적으로 하루에 1백~2백번 정도 소리내어 웃으면 10분간 조깅하는 것과 같은 효과를 갖는다고 알려져 있다.

웃음요법은 이미 실제 치료에 적용되고 있다. 독일의 이동병원에선 매주 1회씩 어릿광대를 불러 환자들을 웃기고 있으며, 일부 기업들은 사원들은 '웃음세미나'에 참석시키고 있다. 현재 인도에는 전국적으로 2백50여개 웃음운동클럽이 활동 중이다.

웃음은 정신적, 육체적 건강에 큰 도움을 준다. 인도에선 건강을 위한 '웃음운동'이 유행하고 있다. 가정과 직장에서 일과를 시작하기 앞서 한바탕 웃음으로 컨디션을 조절하는 것이다. 웃음운동은 인도의 전통 수행법인 요가에서 비롯된 것으로 원숭이 웃음, 노새 웃음 등 여러 종류가 있다.

웃음의 효과로는 배가 아플 때까지, 눈물이 나올 때까지, 숨을 쉴 때까지, 크게 웃고 난 뒤에는 기분이 좋아지고 후련해짐을 알 수 있으며, 웃고 나면 굳어진 어깨도 풀리고, 스트레스도 사라진다.

2) 웃음의 효과

(1) 웃음은 심장을 튼튼하게 한다.

우리 몸에는 내장을 지배하는 교감 신경과 부교감 신경 등 두 가지 자율신경이 있다. 놀람, 불안, 초조, 짜증 등은 교감신경을 예민하게 만들어 심장을 상하게 한다. 반면 웃음은 부교감신경을 자극해 심장을 천천히 뛰게 하며 몸 상태를 편안하게 해 준다. 웃음은 스트레스와 분노, 긴장을 완화 해 심장마비 같은 돌연사도 예방해 준다. 특히 배가 아플 때까지, 눈물이 나올 때까지 크게 웃으면 스트레스가 진정되고, 혈압이 떨어지며 혈액순환이 개선된다.

(2) 웃음은 암도 물리친다.

웃음은 병균을 막는 항체인 인터페론 감마의 분비를 증가시켜 바이러스에 대한 저항력을 키워주며 세포 조직의 증식에 도움을 주는 것으로 밝혀졌다. 18년간 웃음의 의학적 효과를 연구해 온 미국의 리버트 박사는 웃음을 터뜨리는 사람에게서 피를 뽑아 분석해 보면 암을 일으키는 종양세포를 공격하는 킬러 세포(killer cell)가 많이 생성돼 있음을 알 수 있다고 밝혔다.

(3) 한 번 웃음은 에어로빅 5분 효과가 있다.

웃음요법 치료사들은 사람이 한 번 웃을 때의 운동 효과는 에어로빅 5분의 운동량과 같다고 주장한다. 미국 스탠포드 대학의 윌리엄 프라이 박사는 사람이 한바탕 크게 웃을 때 몸속의 650개 근육 중 231개 근육이 움직여 많은 에너지를 소모한다고 설명한다. 크게 웃으면 상체는 물론 위장, 가슴, 근육, 심장까지 움직이게 만들어 상당한 운동효과가 있다는 분석이다. 따라서 웃을 때는 배꼽을 잡고 크게 웃는 게 좋다. 20분 동안 웃는 것은 3분 동안 격렬하게 노를 젓는 운동량과 같다.

3) 웃음과 생리적 반응

(1) 웃음과 면역계

버크 교수팀의 실험결과에서 우리는 다음과 같은 결론을 얻을 수 있다.

① 에피네프린과 도파민 같은 스트레스 호르론의 감소를 가져온다.

② 다른 세포의 도움 없이 종양과 바이러스를 공격하는 백혈구를 양과 활동에서 증가 시킨다.

③ 면역체의 반응을 조직하는데 도움을 주는 T 세포를 증가시킨다. 또한 웃음은 T 세포에게 어떤 일을 준비시키도록 활성화한다.

④ 호흡기관에서 염증을 막아주는 항체 면역글로빈 A를 증가시킨다.

⑤ 면역체를 준비시켜 바이러스를 공격하고 세포의 성장을 조정하는 호르몬인 감마 인터페론을 증가시킨다.

⑥ 항체가 감염되었거나 제 기능을 발휘하지 못하는 세포를 물리치도록 돕는 보조세포를 증가시킨다.

(2) 웃음과 엔돌핀

마음이 기쁘고 즐거울 때 엔돌핀이 많이 생성되고, 우울하고 속상하면 엔돌핀과 정반대의 효과를 내는 아드레날린이 생성된다.

4) 웃음의 생리적 효과

① 뇌하수체에서 엔돌핀이나 엔케팔린 같은 자연 진통제가 생성된다.

② 부신에서 통증과 신경통과 같은 염증을 낫게 하는 신비한 화학물질이 나온다.

③ 동맥이 이완되었기 때문에 혈액의 순환과 혈압이 낮아진다.

④ 웃음은 신체의 전 기관에 긴장 완화를 준다.

⑤ 웃음은 혈액 내의 코티졸의 양을 줄여 준다.

⑥ 스트레스와 분노, 긴장의 완화로 심장마비를 예방한다.

⑦ 심장박동 수를 늘려 혈액 순환을 돕고 몸의 근육에 영향을 미친다.

⑧ 뇌졸중의 원인이 되는 순환계의 질환을 예방한다.

⑨ 암 환자의 통증을 경감시킨다.

⑩ 3~4분의 웃음은 맥박을 배로 증가시키고 혈액에 더 많은 산소를 공급한다.

⑪ 가슴과 위장, 어깨 주위의 상체 근육이 운동을 한 것과 같은 효과를 얻는다. 또한 소화기관을 자극한다.

⑫ 웃음은 감기에 덜 걸리게 한다.

⑬ 관절염 증상을 완화시켜 준다.

⑭ 학습 효과를 높여주고 기억력을 증진시킨다.

⑮ 몸의 온도를 적정 수준으로 높여준다.

4. 명상 요가

1) 명상요가

요가는 인도에서 약 6천년 동안 수행자들 사이에서 전해 내려오는 수련 방법이다.

요가의 어원은 결합한다는 뜻으로 'yuj'(유즈) 이며, 의미는 마음을 긴장시켜 어떤 목적에 상응 혹은 합일 한다는 것이다. 현대인들은 의학이 나날이 발전하고 좋은 환경에서 쾌적한 삶을 살고 있음에도 불구하고 수 천 가지 병에 시달리고 있다. 그것을 우리의 몸의 구조와 잘못된 생활습관 때문에 병을 부르게 되는 것이다.

명상은 일정한 자세를 취하고 호흡을 하면서 몸과 마음을 편안하게 하는 것이다. 명상(瞑想)의 명(瞑)은 '눈을 감음'을 의미하며, 상(想)은 '몰입함'을 의미한다. 명상의 단어적 의미는 곧 "눈감고 몰입하는 것"이다.

왜 눈을 감을까요? 마음을 혼란되고 긴장되게 하는 외부 세계와 잠시 단절하기 위해서입니다. 무엇에 몰입할까요? 호흡, 걸음걸이, 그림, 음악 등 다양한 대상이 있습니다. 혹은 '생각하지 않음' 그 자체에 몰입할 수도 있다.

"눈감고 몰입하는 일"이 왜 필요할까요? 우리 내면의 긍정적인 울림 - 건강과 휴식, 열정과 지혜 -을 회복하기 위해서이다. 우리의 마음은 잡음이 지직거리는 고장난 라디오 같은 상태일 때가 많다. 잡념과 걱정, 혼란스런 감정이 마음을 혼란스럽게 하고 몸도 아프게 만드는 것이다. 명상은 이러한 잡음을 걷어내고 깨끗하고 선명한 울림을 회복하는 방법이다. 명상은 일정한 자세를 취하고 호흡을 하면서 몸과 마음을 편안하게 하는 것이다. 한 가지 생각에 깊이 몰두하는 방법도 있고 생각을 안 하는 방법도 있는데, 전통적으로 사용하던 방법은 후자이다. 그러나 무심(無心)으로 가는 방법은 어려우므로 대개는 한가지 생각에 깊이 몰두하는 방법을 사용한다. 가만히 있는 것처럼 보이지만 내면에서는 엄청난 움직임이 있다. 명상을 '정중동(靜中動)'이라고 하는 이유가 아주 정한 상태로 하는데 안에서는 엄청나게 혁명이 일어나기 때문입니다. 가

만히 앉아 있으면서 땀도 흘리는 것이 명상이다. 명상은 스트레스를 해소하는 강력한 무기인 동시에 항노화 효과까지 있는 건강법으로 주목받아 왔다.

2003년 말 미국의 시사주간지는 미국 전역에서 불고 있는 명상 열풍을 특집으로 소개했다. 미국에서는 천만명 이상이 명상을 하고 있고 이는 10년 전보다 2배로 늘어난 수치라고 한다. 또 많은 의사들이 심장질환, 에이즈, 암, 불임 등의 고질적 질환을 앓는 환자들에게 명상을 권하고 있다. 명상의 효과에 대한 연구는 크게 두 가지 방향에서 추진되고 있다. 하나는 인간의 생리 기능에 미치는 영향에 대한 것으로 주로 고혈압 환자들을 대상으로 이뤄진다. 다른 하나는 심리 상태의 변화나 정서적인 문제에 미치는 영향으로 불안과 불안장애, 공황장애를 가진 정신과 환자들의 증상을 다루었다. 연구에서 명상의 치료 효과는 과학적으로 입증되고 있다.

미국 조지아 의과대학의 베론 바네스 박사는 명상으로 심장질환의 위험인자들을 다스릴 수 있다는 연구결과를 발표했다. 명상이 혈관을 확장하고 혈압을 낮춘다는 것이다. 최근의 연구결과는 명상이 중독성 약물을 예방하고 중독자의 재활을 돕는 것을 밝혀냈다. 또한 명상은 스트레스 관리에 효과적이며 불면증, 시험불안과 읽기 장애 등을 보이는 아동을 치료하는 데 유용하다는 것도 밝혀졌다.

사람들은 마음이 편하고 집중이 잘될 때 뇌파의 파동이 느려진다. 반대로 뇌파가 높으면 마음이 심란해지고 에너지 소모도 많아진다. 물론 명상을 하면 뇌파가 낮아진다. 뇌파가 낮아지면 외부 의식의 감각에서 벗어나 육체적으로 피로를 쉽게 극복하고 질병에 대한 예방 능력이 생긴다.

2) 명상요가의 효과

- 호르몬 분비가 조절되고 몸의 전체적인 기능이 향상된다.
- 고혈압, 당뇨, 중풍, 간질환 등 성인병이 예방된다.
- 척추가 교정되고 손상된 신경이 치유된다.
- 몸의 불균형이 해소되면서 자연스럽게 다이어트가 된다.
- 눈빛이 살아나고 피부가 맑아진다.

- 노화에 의한 치매가 예방된다.
- 불면증, 두통, 우울증, 노이로제 등 심인성 질환이 해소된다.
- 기운이 가라앉고 뇌파가 안정되어 성격이 차분해진다.
- 몸과 마음이 맑아지면서 금연, 금주할 수 있게 된다.
- 타인의 감정을 이해하고 공감하는 능력이 발달하면서 대인관계가 좋아진다.
- 감정 조절 능력이 발달하면서 조화로운 리더십을 갖게 된다.
- 머리가 맑아지고 집중력과 기억력이 증가한다.
- 뇌파가 알파파장 대역에 이르면서 창작능력이 발달한다.
- 삶의 참의미를 자각하면서 인생의 지향점을 정립하게 된다.

5. 댄스스포츠

1) 댄스스포츠의 이해

댄스스포츠는 상대방의 신체감각을 인식하고 감정을 부드럽게 표현할 수 있으며, 여러 사람들이 함께 율동을 즐김으로써 서로간의 감정을 소통시키고 친근감을 조장하는데 큰 역할을 한다. 또한, 감미로운 음악에 맞추어 남녀노소가 함께 어울려 춤을 춤으로서 자연스럽게 사교성을 함양시킬 수 있으며, 밝고 넓은 공간에서 새로운 사람들과 품위와 격식을 갖추고 우아하게 춤 출 수 있는 기회를 제공함으로써 건전한 이성간의 교제를 할 수 있는 가능성을 높여주는 역할을 한다.

댄스스포츠는 1960년대 영국에서 아르헨티나의 탱고나 쿠바의 룸바, 브라질의 삼바, 미국의 자이브나 차차차 등 세계 여러 나라의 춤을 현대적으로 각색하면서 시작됐다. 댄스스포츠라는 이름은 예술로서의 춤과 육체를 단련하는 스포츠로서의 춤을 혼합시켜 붙인 것이다. 우리나라에는 80년대에 보급되기 시작했지만 4~5 년 전부터 활성화돼 지금은 대학입시의 특기자 전형 과목으로까지 발전했다. 댄스스포츠는 크게 스탠더드 댄스와 라틴아메리칸 댄스 두 가지 로 나뉜다.

스텐다드 댄스는 스텐다드에는 왈츠(Waltz), 탱고(Tango), 퀵스텝(Quick Step), 슬로우 폭스트롯트(Slow Foxtrot), 비엔니스 왈츠(Vienness Waltz) 등 5종목으로 구성되어 있고, 라틴아메리칸 댄스(Latin American Dance)는 라틴 아메리칸 댄스에는 룸바(Rumba), 차차차(Cha Cha Cha), 자이브(Jive), 삼바(Samba), 파소도블레(Pasodoble) 등 5개가 있어 모두 '텐(10)댄스'라고 한다.

과거 우리나라는 남존여비 사상이나 가부장적 전통으로 인해 남녀가 함께 신체를 접촉하는 춤을 금기시하였고, 또 이러한 사상들이 댄스를 음성적이고 퇴폐적인 문화로 평가될 수밖에 없는 사회적인 요인으로 작용하였으며, 또한 '남녀칠세 부동석'이라는 유교적인 사상은 남녀가 함께 추는 댄스스포츠를 일반인들에게 그룻된 편견 의식을 만드는 요인으로 작용하였다(이순원, 1998). 그러나 댄스스포츠는 향락적이고 비도덕적으로 인식되어졌던 과거의 댄스 문화에서 벗어나 하나의 건전하고 선망되는 여가 활동으로 신체적, 정신적, 사회적, 교육적 가치를 인정받고 있다. 따라서 문화센타, 대학의 교양수업, 사회교육원, 지방자치 단체 프로그램 등에서 많은 강좌를 개설하고 있으며 여기에 참여하는 참여자들의 수도 계속적으로 증가하여 생활체육의 한 종목으로 자리매김하고 있는 실정이다.

댄스스포츠는 스트레스 해소는 물론 신체활동의 욕구, 집단참여의 욕구, 공동체적 인식의 욕구, 자기만족의 욕구 등을 해소하여 자기 극복의 발판이 된다.

댄스스포츠라고 하는 것은 스퀘어 댄스·포크 댄스·올드타임 댄스 등은 포함되지 않으며, 남녀 한 쌍이 자유롭게 춤추며 즐기는 형식의 것을 말한다.

댄스스포츠는 댄스의 특성과 스포츠의 특성을 공유하고 있다. 댄스스포츠는 예술성이 풍부한 실내 스포츠인 동시에 생활체육의 한 분야로 정의되고, 댄스스포츠의 본질은 전통에 의한 예의와 질서로 이루어진 도덕적 가치관을 지닌 인격표현의 선진형 윤리문화라고 한다(대한스포츠댄싱연맹, 1997). 댄스스포츠는 누구나 쉽게 배울 수 있고 건강에 좋은 스포츠이며 레크레이션으로 즐길 수 있다. 반면에 점점 숙달이 되어 초보적 수준에서 상급의 수준에 이르게 될수록 체력과 고도의 기술 그리고 파트너와의 조화를 요하는 것이 댄스스포츠의 특징이다. 댄스스포츠의 멋은 신체의 대근육을 활력 있게 움직이는 스포츠성, 음악의 리듬과 함께 율동하는 음악성, 파트너와의 호흡을 맞추는 일치성, 스텝연결과 표현의 창의성, 공간사용의 다양성 그리고 아름다운 의상과 남녀의 정중한 예절 등이 함께 어우러진 예술성에 있다. 또한 댄스스포츠의 매혹적인 아름다움과 우아함은 보는 사람에게도 예술적 경지에 이르게 한다. 그러므로 댄스스포츠는 댄스와 스포츠의 특성과 매력을 공유하고 있다고 볼 수 있다.

2) 댄스스포츠의 특성

(1) 스포츠적 특성

댄스스포츠는 대근육을 사용하는 활발한 신체활동이며, 다른 커플보다 잘 추기 위해서 서로 협동하는 가운데 경쟁해야 하는 스포츠의 신체적, 심리적, 사회적 가치를 모두 갖추고 있는 훌륭한 스포츠이고 많은 운동량과 고도의 수련을 필요로 한다. 국제 댄스스포츠연맹 회장인 하그만(Hagemann, 1997)은 "댄스스포츠는 예술성보다는 스포츠성이 강하고, 기계공학적인 요소보다는 생체역학적인 요소가 많으며, 흥행적 효과보다는 교육적 효과가 큰 올림픽 스포츠로서의 특성을 갖추고 있다"고 강조하였다.

오늘날 세계 각국이 체육을 통한 국민의 체위향상과 스포츠를 통한 국제간 친선을 도모하기 위해 최선의 노력을 경주하고, 각종 국제 경기대회와 올림픽 경기에 참여하여 체육적 역량과 문화적 역량을 총체적으로 경쟁하고 있는 현실을 고려할 때 시사하는 바가 매우 크다고 하겠다(원효순, 2000).

(2) 예술적 특성

춤은 단순한 근육의 운동만이 아니라 정신활동을 포함한 과정으로서 표출될 수 있는 움직임이다. 댄스스포츠는 다양한 동작과 기술로 구성된 도형을 연결시켜 춤이라는 실제적 움직임으로 아름다운 선과 공간미를 창출하는 시·공간적 예술이다.

댄스스포츠는 다른 커플보다 더 잘 추기 위하여 서로 협동하는 가운데 경쟁해야 하는 기본적 요소를 갖추고 발달하여온 스포츠로서 스포츠심리학적 가치뿐 만 아니라 예술적 그리고 운동 기능적 측면에서의 가치가 높이 평가되고 있다. 다양한 동작과 기술로 구성된 도형을 연결하는 댄스스포츠는 실제적 움직임으로 아름다운 선과 공간미를 창출하는 시·공간적 움직임예술이다.

(3) 운동생리학적 특성

기본적인 동작이나 고도의 기술은 전진과 후진, 회전 좌, 우, 상, 하 동작들은 주로 워킹으로 진행되므로 근력과 지구력을 발달시켜줄 뿐만 아니라 비교적 빠른 워킹으로 리듬감을 유지하므로 평형성과 심폐기능의 향상에도 크게 도움이 된다. 그러므로 댄스스포츠는 운동강도와 지구력, 평형성의 측면에서 어떤 다른 스포츠종목에 뒤지지 않으며, 댄스스포츠를 생활체육의 한 분야라고 볼 때 운동강도와 운동시간적 측면에서 모든 연령층에서 우수한 유산소운동 프로그램이 된다.

(4) 레크리에이션적 특성

댄스스포츠는 매우 훌륭한 신체활동이며, 현대사회에서 오는 정신적 긴장과 스트레스를 해소시켜줄 뿐만 아니라 정서적 안정을 도모하게 해 준다. 특히 이성간의 건전한 만남과 사교를 위한 활동으로 매우 적합하며, 음악의 리듬과 일치감을 느끼면서 움직임의 즐거움을 만끽할 수 있게 해 주는 레크리에이션적 특성을 지니고 있다.

(5) 심리적 특성

댄스 스포츠를 통하여 개인의 정서를 조정하는 기회를 삼게되고 기술적 연기와 기록향상으로 인한 성공감과 만족감, 가능성에의 도전으로 인한 기대감, 인내와 노력에 인한 성취감 등으로 스트레스 해소는 물론 적극적이며 다이나믹한 생활 태도로 바뀌게 되어 정신적 안정과 진취적 기상으로의 원동력이 된다.

댄스 스포츠는 개인에게 주어진 상황에서 불만을 해소하여주고, 긴장과 압박에서 해방시켜 주며 허탈과 허무감에서 용기를 복 돋아 준다. 댄스 스포츠 활동으로 개인의 특성과 자아를 실현시킬 수 있는 기회가 주어져 주체적 등장 인물로 활약하게 된다.

(6) 사회적 특성

댄스스포츠 활동은 연령과 성별의 제한이 없고 문화적 배경을 초월하여 모든 사람에게 사회생활을 윤택하게 해주고 정신적 긴장과 이기심을 제거해주며 기쁨과 즐거움, 정서적 안정을 도모하여 여가 생활의 활력소가 되는 생활체육의 하나이다.

그러므로 댄스스포츠의 활동을 함으로써 파트너와의 대화와 합의 그리고 양보심, 예의 등을 인지 습득하고 주종의 질서와 타인에 대한 인격 존중과 같은 인성과 덕성을 고양하고 관용과 책임감 등을 함양하게 된다.

음악을 동반한 유연한 운동의 댄스스포츠를 통하여 리듬과 함께 한다는 댄스스포츠의 특성 때문에 다른 운동에서 싫증을 느낀 사람들을 움직이게 하는 잠재적 능력을 갖고 있으며 정중한 예의와 사교성을 추구하는 원만한 사회성을 함양하고 인격완성에도 도움을 준다.

3) 댄스스포츠의 가치

(1) 여가문화로서의 가치

후기 산업사회에 들어오면서 과거에 비하여 풍요롭고 여유로운 삶을 즐길 수 있게 되었다. 댄스스포츠를 통한 생활의 재창조는 여러 연령층과 다양한 사회적 기반을 지닌 많은 사람들에게 충만한 기쁨과 즐거움을 주며 긴장을 이완시키고 사회생활을 개선시키는 역할을 한다. 댄스스포츠는 기분전환의 역할을 감당할 뿐만 아니라 지식과 창의적 기술을 연마하여 삶의 원천에 생기와 활력을 더해주는 여가선용의 기능을 배양하고 있다. 복잡한 현실사회에서 오는 정신적 긴장 해소와 정서적 안정감을 누릴 수 있는 좋은 기회가 된다. 또한 각박한 현실 사회에서 자신의 기량을 발휘할 수 있는 무대가 주어지며 개성을 발휘할 수 있는 상황이 주어져 도전적이고 진취적인 적극성을 향상시킴으로 인하여 올바른 사회생활과 원만한 인간관계를 이끌어 나갈 수 있는 바탕이 된다.

(2) 평생스포츠로서의 가치

댄스스포츠는 신체활동을 함으로서 얻는 정신적 즐거움과 그에 따른 육체적 건강, 사교활동을 통한 예의범절을 몸에 익힘으로서 개인의 행복과 생활만족의 향상을 통한 삶의 질을 높일 수 있는 건전한 여가 활동중의 하나라고 할 수 있으며, 음악에 맞춰 신체적 움직임을 바탕으로 한 건전한 여가활동이며 생활체육으로 정의 할 수 있을 것이다(김은미, 2004).

따라서 댄스스포츠는 어린이부터 노인에 이르기까지 남녀노소 누구나 참여가 가능한 운동으로 이상적인 평생 스포츠로서의 가치가 있다고 말할 수 있다.

(3) 심리적 가치

댄스스포츠는 산업발달로 인한 현대인의 운동 부족 현상을 보충하고, 참여자들의 각종 스트레스와 긴장을 해소하고, 감정의 표현과 심신의 여유를 갖게 하며, 자신의 잠재능력을 개발할 수 있는 기회를 제공하고, 문화와 예술을 이해하는 폭을 높여주고, 직접체험을 통한 아름다움의 추구를 경험하게 한다. 현대는 과거보다 더 많은 긴장과 갈등을 겪음으로 정신적 소외를 겪는 사람들이 늘고 있고, 이런 이유로 오늘날과 같은 갈등과 스트레스 속에서 생활하는 현대인에게 건강을 유지시켜 주는 이상적인 운동으로 접합하다. 댄스스포츠에 참여한 사람들은 음악에 맞추어 이성과 함께 새로운 기술을 연습하고 터득함으로 성취와 만족을 얻을 수 있으며, 집단 속에서 참여의식을 통한 심리적 안정과 적응성을 키울 수 있다. 그리고 유연한 운동을 통하여 일상생활의 무미건조함과 지루함을 없애고 정서적으로 새롭게 만드는 생활의 윤활유가 될 수 있어, 댄스스포츠는 현대인의 심리적 정신건강과 생활만족에 매우 유익하고 긍정적인 영향을 끼친다고 할 수 있다.

(4) 사회적 가치

댄스스포츠는 상대방의 신체감각을 인식하고 감정을 부드럽게 표현할 수 있으며, 여러 사람들이 함께 율동을 즐김으로써 서로간의 감정을 소통 시키고 친근감을 조장하는데 큰 역할을 한다. 또한, 음악에 맞추어 남녀노소가 함께 어울려 춤을 춤으로서 자연스럽게 사교성을 함양시킬 수 있으며, 밝고 넓은 공간에서 새로운 사람들과 품위와 격식을 갖추고 우아하게 춤 출 수 있는 기회를 제공함으로서 건전한 이성간의 교제를 할 수 있는 가능성을 높여주는 역할을 한다.

박병선(1997)은 댄스스포츠가 참여자의 개인생활이나 사회활동 또는 대인관계에 있어서 큰 역할을 한다고 주장하였고, 임혜자 등(1999)은 댄스스포츠를 통하여 협동심, 책임감, 인내와 예절을 배울 수 있으며, 자신보다 타인을 먼저 생각하고 배려하는 태도와 같은 덕성을 함양시키고 관용심과, 자제심 등을 기를 수 있기에 사회적 가치가 있다고 하였다.

(5) 교육적 가치

사교춤은 아름다움과 사치성으로 치장한 오락 수단에 불과한 것이 아니라, 인격형성 교육에 중요한 영향을 끼칠 수 있는 많은 요소를 가지고 있다(이순원, 1998). 댄스스포츠는 두 사람이 짝을 이루어 춤추는 커플 댄스이므로 정해진 피겨에 따라 파트너에 맞추어 춤추도록 노력하는 인내와 예절을 배우며, 자신보다 타인을 먼저 생각하고 배려해야 하는 면에서 보면 심신수련의 종목으로 평생 스포츠를 표방하고 있는 체육교과의 내용으로 매우 좋은 조건을 갖추고 있으며, 초·중·고교의 수업시간, 노인대학, 복지관, 대학교 축제 등은 물론이고 백화점이나 구청의 교양 강좌까지 열리고 있으며, 댄스스포츠는 스포츠 및 예술적 특성, 운동능력 및 생리학적 특성, 사회·문화적 특성, 그리고 교육적 특성을 포함하고 있다.

4) 댄스스포츠의 기능

댄스스포츠는 레크리에이션 활동으로 어린이로부터 노인까지 모든 연령층과 모든 사회적인 기반을 지닌 사람들이 어울려 즐길 수 있는 건전한 놀이 문화이다. 댄스스포츠는 오늘날과 같은 긴장과 스트레스 속에서 생활하는 현대인에게 음악을 동반한 유연한 운동을 통하여 스트레스를 해소하고 건강을 유지시켜 주는 이상적인 운동이다. 뿐만 아니라 댄스스포츠를 통한 정중한 예의와 사교성은 원만한 사회생활을 가능케 하며 인격완성에도 큰 도움을 준다.

여가 선용을 위한 댄스스포츠 교육활동에 관한 의식조사 연구에서 김민(1997)은 댄스스포츠의 가치를 첫째, 건전한 사교성을 통하여 바람직한 사회적 성격을 키운다. 둘째, 건강한 육체를 유지시킨다. 셋째, 건강한 정신을 함양시킨다. 넷째, 건전한 여가선용의 가치를 지니고 있다. 다섯째, 음악의 생활화가 된다. 여섯째, 남녀노소가 평생을 통하여 즐길 수 있는 운동이다. 일곱째, 올바른 자세와 바른 걸음 거리를 만들어 준다고 밝히고 있다.

이상의 댄스스포츠 효과를 통하여 댄스스포츠는 다음과 같은 기능을 담당하고 있음을 알 수 있다.

첫째, 건전한 여가문화로서의 기능을 한다.

둘째, 평생스포츠의 기능을 한다. 즉 댄스스포츠는 전신의 근육을 적절하게 단련시키고, 하반신을 강하게 하며 심폐기능을 활발하게 하고 성인병이나 비만의 예방과 개선에 도움을 준다.

셋째, 심리적 기능을 한다. 댄스스포츠에 참여하는 모든 사람들은 새로운 기술을 터득함으로써 성취의 만족을 얻으며 집단 속에서 참여의식을 통한 심리적 적응과 안정을 얻을 수 있다.

넷째, 사회적, 교육적 기능을 한다. 정중한 예의와 사교성을 추구하는 원만한 사회성의 학습은 댄스스포츠를 통한 인격완성에도 큰 도움을 준다.

다섯째, 정치, 외교적 기능을 한다.

6. 게이트볼

1) 게이트볼 운동의 장점

게이트볼의 유래는 13세기경 프랑스 남부 농민들이 양치기가 쓰는 끝이 굽은 막대기로 공을 쳐서 버드나무 가지로 만든 문을 통과시키는 페일-메일(Paille maille)이 발전하여 크로케가 되었다. 이 경기는 영국과 미국에도 보급되었고 2차 세계대전 직후 일본의 홋카이도(北海島:북해도)에 살던 스즈키 가즈노부(鈴木和伸)란 사람이 1947년 크로케 경기에서 힌트를 얻어 나무로 스틱과 공을 만들어 어린이들의 야외 공놀이로 '게이트볼' 이란 경기를 처음으로 고안해 냈다. 그 후 30년 동안 꾸준히 일본에 보급해서 결국 게이트볼은 현재 일본전국에 보급되어 남녀를 가리지 않고 5, 6세의 어린이로부터 90세를 넘은 노인에 이르기까지 약 8~9백만 명이 즐기고 있고 1990년대 환태평양을 중심으로 20여 개국에 보급되어 일본을 중심으로 브라질, 미국, 대만, 동남아시아 각국과 중국의 조선족이 많이 살고 있는 연변지구에는 게이트볼 경기장으로 약 2백여 개가 있고 2만 명에 이르며 전국적으로는 6백만 명에 이른다.

우리나라에는 1980년대 초반, 관광객으로 들어온 일본인을 통해 전파되었다. 1982년 경주 코오롱 호텔 잔디구장에서 경기를 한 것이 한국에서의 첫 경기로 기록되었다.

1983년 9월 2일 한국 게이트볼협회 등 임의의 단체들이 조직되어 매스컴을 통해 전국적으로 보급되기 시작하였고, 1984년 5월 10일에는 체육부에서 사회체육진흥책의 일환으로 사단법인 한국게이트볼협회를 인가하여 정식발족을 보게 되었다(석춘희, 1995). 그 후 1988년 88 서울올림픽 이후로 활성화되기 시작했다. 현재 우리나라의 게이트볼은 동호인은 약 60만 명으로 추정되며, 각종 대회 참가자 수는 2~3만 명에 이르고 있다. 게이트볼은 생활체육으로 활발하게 전개되어지고 있는 것이다.

생활체육이란 개인적인 건강증진과 체력 향상을 도모함으로써 사회적 노동력을 배가 시키고, 우애함과 연대감 등의 정서적 감정을 강화하고 확장시킬 뿐 만 아니라 공격성과 좌절감 그리고 소외감 등을 효과적으로 정화시킴으로써 개인의 심리적·사회적 적응과 안정에 기여하는 정서적 역할을 담당한다고 보고 하였다(이종길, 1992). 즉, 게이트볼을 통해 체력 향상과 건강증진 그리고 사회적인 노동력의 증가를 가져오는 좋은 운동이고 스포츠라 할 수 있다.

게이트볼이란 말은 영어의 “문”이라는 뜻의 게이트(gate)란 단어와 공이라는 뜻의 볼(ball)이란 두말을 붙여 만든 말이다. 그래서 중국에서는 문을 뜻하는 門(문)자와 공이란 球(구)를 합하여 게이트볼을 門球(문구)라 부르고 있다. 그만큼 쉽게 배울 수 있고 함께 할 수 있는 운동인 것이다.

스포츠로써의 게이트볼의 장점은 이양주(2000)의 게이트볼이 노인의 여가생활만족도에 미치는 영향에서 정리한 네 가지 장점은 다음과 같다.

① 보는 스포츠에서 하는 스포츠로

② 비용이 적게 드는 스포츠

③ 경기장이 작고 용구가 간편하고 저렴한 스포츠

④ 남녀노소 다 같이 참가하여 같이 즐길 수 있는 레저를 겸한 스포츠

이 네 가지를 완전히 해결한 구기가 바로 이 게이트볼이다. 이 게이트볼은 즐거움과 기쁨을 안겨주고, 경기 내용이 격렬하지 않으며, 정신 건강과 육체 건강을 다 같이 증진하며, 화목과 협동심을 가꾸어 나가는 스포츠로서 가장 적합한 종목이라고 하였다.

2) 게이트볼 운동의 특성

건강을 위한 운동은 수없이 많으나 그 중에서도 힘이 약한 어린이나 노인, 부녀자들에게 적합한 운동이 게이트볼이다. 누구나 쉽게 배워 즐길 수 있는 운동이며 나도 모르게 만 보를 걸을 수 있는 일석이조의 장점이 있다. 경기에 앞서 볼을 치는 방법과 몇 가지 기본적인 경기규칙만 알면 경기에 참가 할 수 있고, 또한 힘이 많이 소모되는 격렬한 운동도 아니거니와 자기 차례가 올 때

까지는 쉴 수도 있으므로, 노인, 어린이, 여성들에게 가장 적합한 운동이라 할 수 있는 것이다(차혜진, 2007). 노년기에 바람직한 운동 종목으로 배드민턴, 산책, 정구, 등산, 조깅, 게이트볼, 미니골프, 수영, 국궁, 탁구, 건강체조, 요가, 댄스스포츠 등을 들 수 있다(이혁, 2006).

게이트볼은 각각 5명으로 구성된 두 팀이 대항하는 단체경기이다. 즉 10명이 순서에 따라 1명씩 번갈아 가며 플레이하는 운동이다. 그러므로 각 개인이 개별적으로 볼을 치는 면에서는 개인의 기술기량도 중요하지만 단체 경기이기 때문에 팀워크(team-work)가 더욱 중요한 것이다(김인경, 2005).

그래서 작전을 지휘하는 주장의 작전능력이 경기의 승패를 가름하는 경우가 적지 않으므로 게이트볼에서는 경기 운영상의 작전이 매우 중요하다.

단 하나의 볼을 어떻게 치는가의 여하에 따라 단 한 번의 잘못으로 경기전체의 운명이 결정되는 경우가 있어, 실망과 희망, 기쁨과 슬픔이 교차하는 스릴과 변화가 매우 많아, 경기를 하면 할수록 더욱더 매력을 느끼게 하는 경기이다.

게이트볼은 상술한 바와 같이 운동량이 어린이나 노인들에게 적절할 뿐만 아니라 경제적인 면에서의 개인적인 부담이나 사회적인 부담이 매우 적은 것이 특이 할 만 하다. 개인적인 면에서는 용구 하나만 있으면 되고 좁은 공간에서 많은 사람들이 함께 즐길 수 있는 점에서 사회적인 부담이 매우 적다고 볼 수 있다.

게이트볼의 세부적인 특징을 정리한 김인경(2005)의 생활체육 참여에 따른 노인의 자아존중감에 관한 연구에서 다음과 같이 정리하였다.

첫째, 인간의 본능인 파괴 본능을 충족시켜준다. 자기가 표적한 볼을 터치하거나 스파크 타격(spark)하여 여러 가지 묘미를 해냈을 때 만족감이란 이루 말할 수 없다.

둘째, 장소 시설의 문제점이 없다. 게이트볼은 25(20)m×20(15)m의 정방향이면 어디든지 행할 수 있으며 부대시설 또한 필요하지 않다.

셋째, 아주 신사적이며 경기 규칙도 간단하다. 경기 규칙이 간단하며 아주 매너를 요하는 경기로써 어느 누구라도 실제 경기만 참관하면 이해할 수 있으며 친목도모에 일익을 담당한다.

넷째, 3대가 동일 조건으로 겨룰 수 있다. 게이트볼을 가족 단위로 3대가 같은 조건하에서 서로 경기를 함으로써 노인의 참여의식과 가족 상호간의 이해증진 등 가족 간의 갈등해소의 장이 된다.

다섯째, 암을 유발하는 스트레스에서 벗어날 수 있는 기회를 제공한다. 즐거운 마음으로 게이트볼에 참여하면 면역가증을 증가시켜 주는 성장 호르몬, 인슐린, 갑상선 호르몬 그리고 엔돌핀 등을 분비함으로써 질병에 대한 면역을 길러준다.

결국 게이트볼은 간단한 운동이며, 누구나 경기에 참가 할 수 있고, 경기 참가 시간도 개인적인 사정에 따라 조절 할 수 있어 편리하고 많은 사람들과 사귈 수 있는 운동으로 단순히 힘만 쓰거나 손발만을 쓰는 운동이 아니다. 머리를 써서 작전을 잘 하면 경기에서 불리한 점을 만회하여 승패를 180도 뒤집어 승리를 거두는 통쾌감도 맛볼 수 있는 경기이다. 그렇다고 누구나 머리를 써야하는 운동이 아니라, 일반 경기자는 감독이나 주장의 지시에 따라 단순히 볼만 잘 치면 되는 경기라고 할 수 있고, 작전에 관계되는 감독 및 주장은 머리를 써야 하는 두뇌 플레이의 경기라 할 수 있다.

3) 경기 방식

경기방식은 1팀 5명 이상 8명 이내(경기 참가는 5명) 1명 주장, 1게임에 3명까지 각각 1회에 한하여 선수 교체 가능 하게 되어있다. 감독은 선수를 겸할 수 없고 전임하여야 한다. 심판원은 주심 1명, 부심 1명 및 기록원 1명으로 한다. 경우에 따라 선심을 둘 수 있다. 경기시간은 원칙적으로 30분으로 한다. 기록원은 경기시간 경과 15분전, 10분전, 5분전 경기시간 종료를 통보한다. 경기시간이 종료가 되었을 경우 그 회의 짝수 경기자를 끝으로 경기는 종료된다. 어느 한 팀 전원이 완료된 경우에는 시간 내 일지라도 경기를 종료한다. 소정 시간 내 완료를 못 할 경우 그때까지의 총득점으로 승패를 결정한다. 개인 최고득점 : 5점 팀 최고득점 : 20점 동점의 승패는 다음 순서에 따라 결정한다.

① 완료된 공의 수가 많은 팀의 승리로 한다.

② 제 3게이트 통과된 공의 수가 많은 팀의 승리
③ 제 2게이트 통과된 공의 수가 많은 팀의 승리

경기의 순서는 다음의 순서를 준수한다.

① 경기대회 개최요강에 따른 경기장은 만든 후 심판원(주심1, 부심1, 기록원1)은 공, 번호복, 바인더, 기록용지 및 코트의 점검과 경기개시 5분전까지는 대전하는 양팀 주장을 불러 오더표를 받고 타격순서도 확인하고, 용구점검(스틱과 공 그리고 복장)도 한다.

② 양팀의 주장이 가위, 바위, 보를 하여 승자팀이 선공과 후공을 결정하고 선공팀은 적색 공을 후공팀은 백색공은 갖는다. 대기에리어의 선택은 후공팀이 먼저 정한다.

③ 경기개시 5분전부터 경기개시 전까지 점검을 끝내고 인사 후 출발지점으로 이동 정열시킨다.

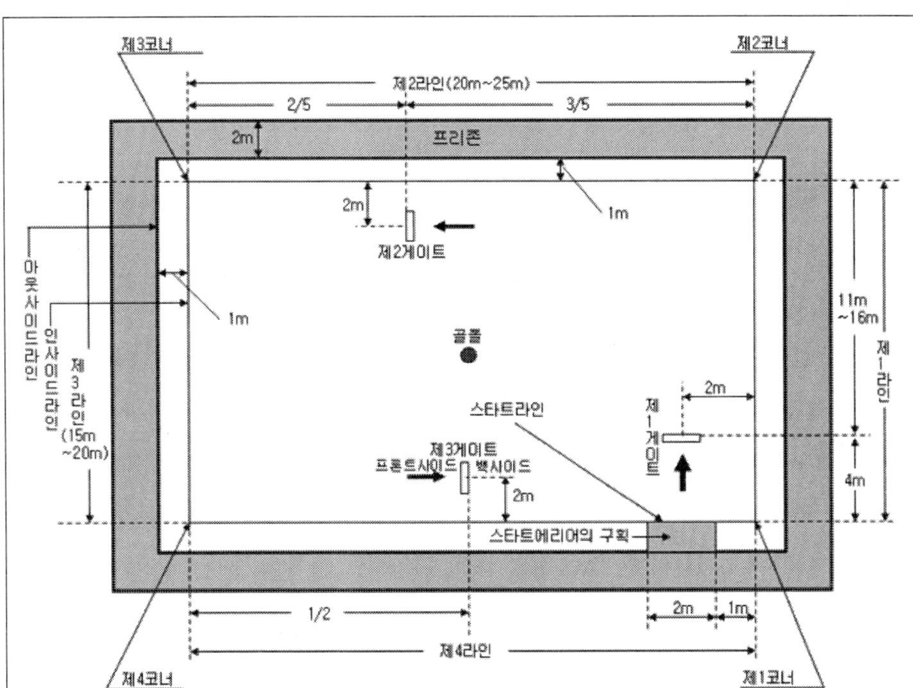

그림 4-1. 게이트볼 경기장 규격(문화관광부, 2003)

④ 타순은 1번에서 10번 순으로 하여 주심의 플레이볼 선언에 의해 개시된다.

⑤ 경기자는 타격 통과 후 10초 이내에 타격을 해야 한다. 스타트라인 위에 공을 놓을 때는 스타트라인에 닿도록 놓아야 한다.

⑥ 제 1게이트 통과는 스타트라인 위에 공을 놓고 단 한번의 타격으로 게이트를 통과시키지 않으면 안되며, 제 1게이트가 통과되면 규정에 따라 순서대로 계속 진행한다.

⑦ 제 1게이트 통과 후 자기공이 코트 밖으로 나간 경우 통과가 인정되지 않는다.

⑧ 제 2, 3게이트의 경우는 통과 후 아웃볼이 되면 게이트 통과는 인정이 되지만 타격권리는 상실한다.

⑨ 경기중에 타임을 요구할 수 있다.

⑩ 제 1게이트를 통과한 공은 상대팀 공의 게이트 통과를 방해하거나, 자기팀 공의 게이트 통과를 돕기 위하여 터치를 하며 성공하면 스파크 타격의 권리가 있고 또 자기공을 1회 치게 된다.

4) 게이트볼의 자세

게이트볼의 자세는 크게 타격 자세와 스파크 자세로 나누어 볼 수 있다. 게이트볼 자세에서 먼저 그립을 잡는 법이 가장 중요한 요소라고 할 수 있다. 그립의 잡는 방법에 따라 타격이나 스파크 할 때 거리와 방향에 많은 영향을 주기 때문이다. 그립 잡는 법에는 인터로킹 그립, 오버랩핑 그립, 베이스 볼(내츄럴) 그립 등이 있는데 그 중 인터로킹과 오버랩핑 그립이 가장 보편적으로 스틱을 잡는 방법이다.

(1) 인터로킹 그립 잡는 법

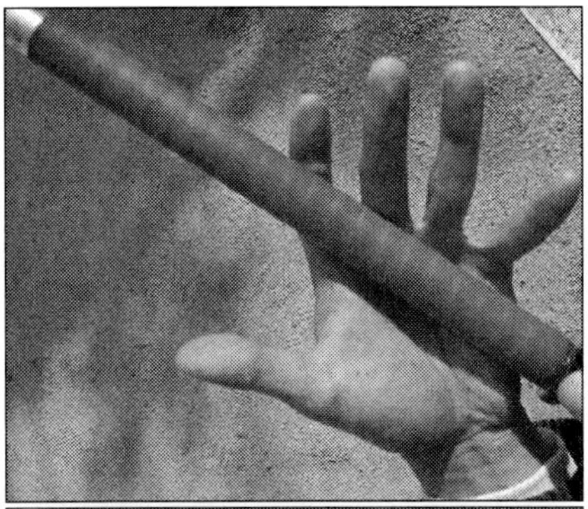

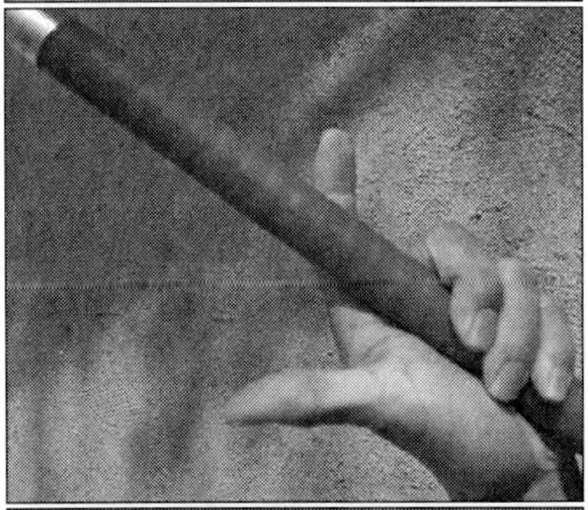

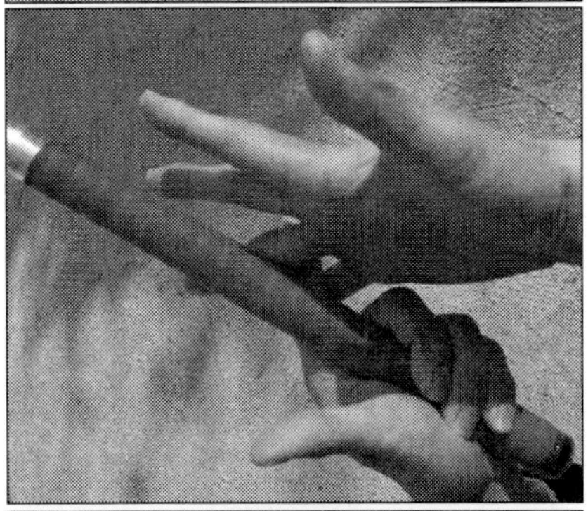

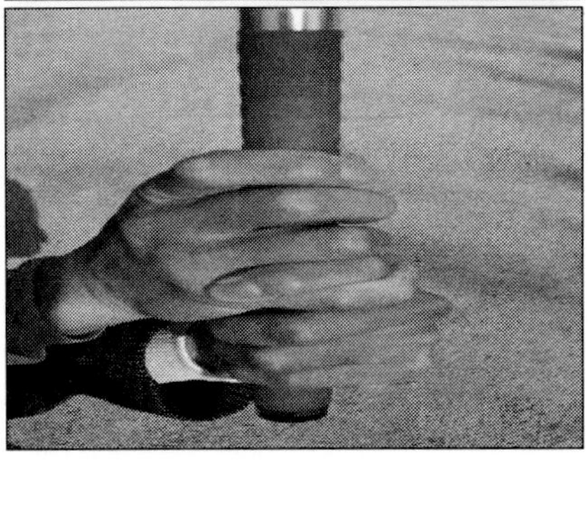

인터로킹 그립은 먼저 왼손 생명선에 맞추어 스틱의 그립을 뒤쪽(그립엔드)부분을 2㎝정도 떨어지게 하여 스틱을 놓는다.

그런 후 왼손 중지, 약지, 소지의 세개의 손가락으로 스틱의 그립을 쥐고 엄지는 그립 부분 위에 올려놓고 뻗어 준다.

다음으로 오른손의 약지를 왼손의 검지와 중지 사이에 넣는다. 오른손의 엄지는 똑바로 스틱의 샤프트위에 올려서 펴고 오른손의 엄지는 물수건이나 병아리를 손으로 잡은 듯 힘을 별로 주지 않은 상태로 짜듯이 살짝 인으로 가볍게 쥔다.

마지막으로 오른손 엄지와 검지로 'V'모양이 나오게 옆으로 가볍게 잡고 스틱의 중심부에 오도록 한다.

스틱을 쥘 때 왼손 등은 목표물(볼, 코트, 골폴 등)에 대해 평행이 되도록 하며, 스틱을 잡은 왼손과 오른손 사이가 떨어지지 않도록 주의한다. 왜냐하면 오른손과 왼손의 잡는 간격이 차이가 많이 나면, 오른팔 쪽으로 힘이 강하게 들어가 볼을 생각대로 컨트롤하기 어렵게 되기 때문이다. 또 스틱을 잡을 때 중심보다도 아래쪽을 잡으면 허리를 필요 이상으로 굽히게 되어 부자연스런 타격자세가 된다. 그리고 항상 양손의 힘과 양팔의 힘이 균등하게 잡혀있고 항상 상호 견제된 느낌으로 잡아야 한다. 즉, 항상 합장한 느낌의 힘의 균형이 유지되어야 한다.

(2) 오버랩핑 그립 잡는 법

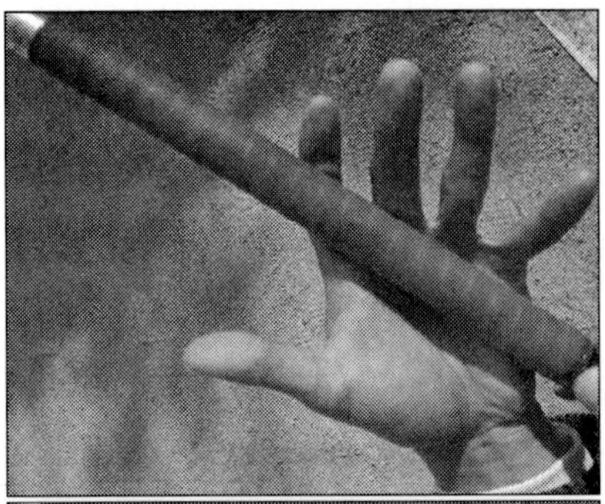
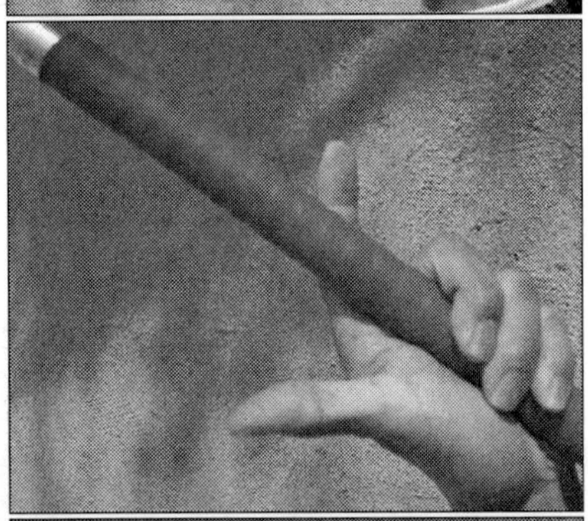
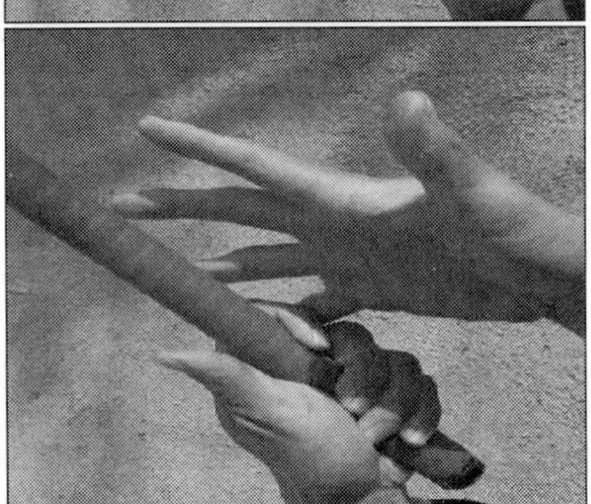
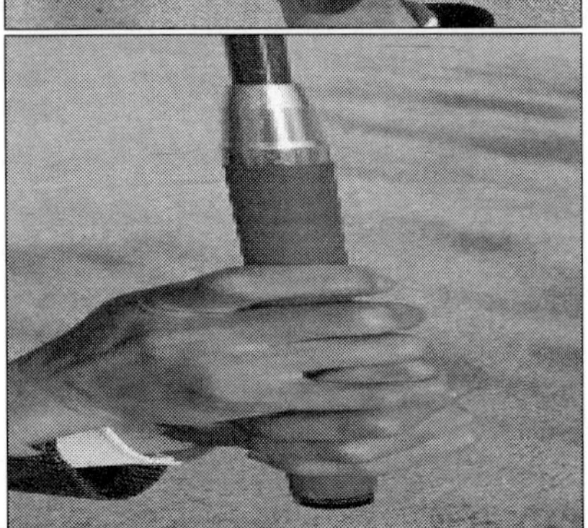

오버랩핑 그립은 먼저 왼손 생명선에 맞추어 스틱의 그립을 뒤쪽(그립엔드)부분을 2㎝정도 떨어지게 하여 스틱을 놓는다.

그런 후 왼손 중지, 약지, 소지의 세개의 손가락으로 스틱의 그립을 쥐고 엄지는 그립 부분 위에 올려놓고 뻗어 준다.

다음으로 오른손의 약지를 왼손의 검지 손가락 위에 가볍게 올려놓는다. 오른손의 엄지는 똑바로 스틱의 샤프트위에 올려서 펴고 오른손의 엄지는 물수건이나 병아리를 손으로 잡은 듯 힘을 별로 주지 않은 상태로 짜듯이 살짝 안으로 가볍게 쥔다.

마지막으로 오른손 엄지와 검지로 'V'모양이 나오게 옆으로 가볍게 잡고 스틱의 중심부에 오도록 한다.

스틱을 쥘 때 왼손 등은 목표물(볼, 코트, 골폴 등)에 대해 평행이 되도록 하며, 스틱을 잡은 왼손과 오른손 사이가 떨어지지 않도록 주의한다. 왜냐하면 오른손과 왼손의 잡는 간격이 차이가 많이 나면, 오른팔 쪽으로 힘이 강하게 들어가 볼을 생각대로 컨트롤하기 어렵게 되기 때문이다. 또 스틱을 잡을 때 중심보다도 아래쪽을 잡으면 허리를 필요 이상으로 굽히게 되어 부자연스런 타격자세가 된다. 그리고 항상 양손의 힘과 양팔의 힘이 균등하게 잡혀있고 항상 상호 견제된 느낌으로 잡아야 한다. 즉, 항상 합장한 느낌의 힘의 균형이 유지되어야 한다.

(3) 베이스볼(내츄럴) 그립 잡는 법

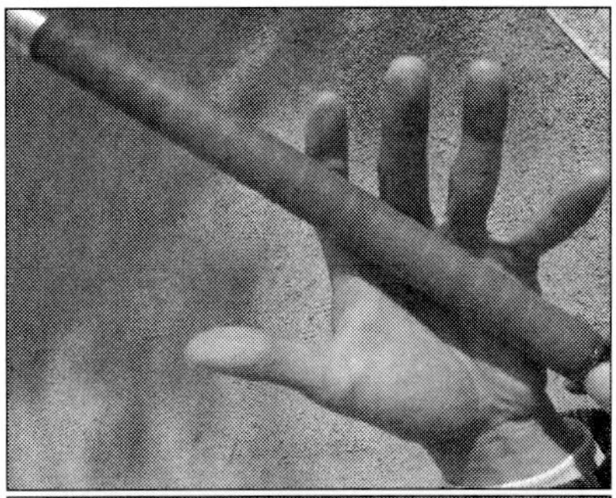

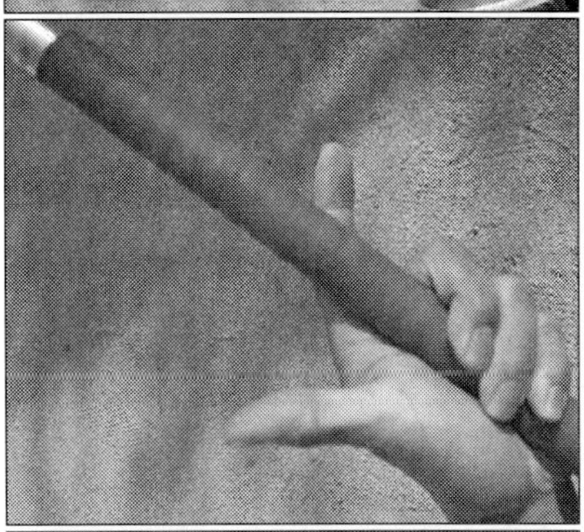

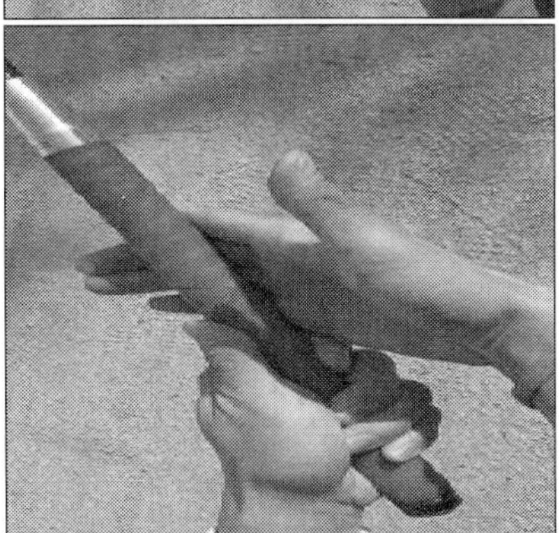

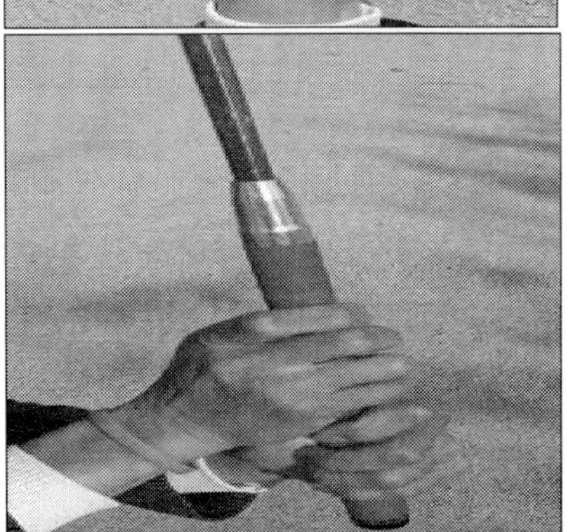

베이스볼 그립은 먼저 왼손 생명선에 맞추어 스틱의 그립을 뒤쪽(그립엔드)부분을 2㎝정도 떨어지게 하여 스틱을 놓는다.

그런 후 왼손 중지, 약지, 소지의 세 개의 손가락으로 스틱의 그립을 쥐고 엄지는 그립 부분 위에 올려놓고 뻗어 준다.

다음으로 오른손 전체를 왼손 잡은 부분보다 조금 위에 따로 가볍게 올려놓는다. 오른손의 엄지는 똑바로 스틱의 샤프트위에 올려서 펴고 오른손의 엄지는 야구 배트를 쥐듯 힘을 별로 주지 않은 상태로 짜듯이 살짝 안으로 가볍게 쥔다.

마지막으로 오른손 엄지와 검지로 'V'모양이 나오게 옆으로 가볍게 잡고 스틱의 중심부에 오도록 한다.

스틱을 쥘 때 왼손 등은 목표물(볼, 코트, 골폴 등)에 대해 평행이 되도록 하며, 스틱을 잡은 왼손과 오른손 사이가 떨어지지 않도록 주의한다. 오른손과 왼손의 잡는 간격이 차이가 많이 나면, 오른팔 쪽으로 힘이 강하게 들어가 볼을 생각대로 컨트롤하기 어렵게 되기 때문이다. 또 스틱을 잡을 때 중심보다도 아래쪽을 잡으면 허리를 필요 이상으로 굽히게 되어 부자연스런 타격자세가 된다. 그리고 항상 양손의 힘과 양팔의 힘이 균등하게 잡혀있고 항상 상호 견제된 느낌으로 잡아야 한다. 즉, 항상 합장한 느낌의 힘의 균형이 유지되어야 한다.

(4) 타격자세

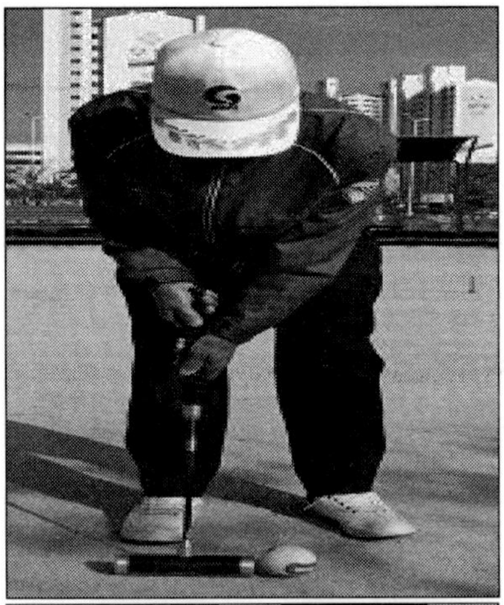

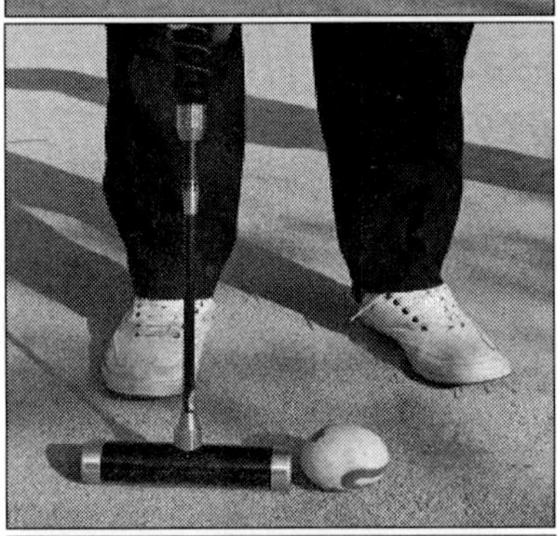

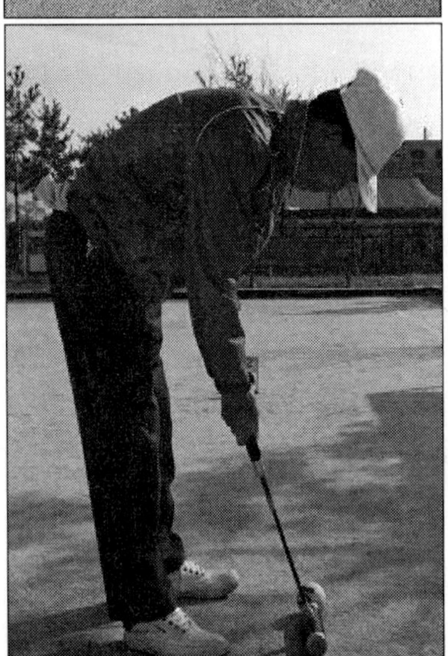

① 타격 자세 A

타격자세는 게이트볼의 가장 기본적인 자세로 스탠스(좌우양발의 벌림)는 어깨 폭이나 그것보다 조금 좁은 정도가 가장 자연스럽다. 얼굴을 아래로 향하고 눈의 위치로 볼을 정한다. 이 때 볼은 왼발 앞에 놓으면 컨트롤하기 쉽다. 볼과 발 앞과의 거리는 사람에 따라 다르지만 10~20cm 폭을 유지하듯이 서는 자연체(自然體)가 적합하다.

구체적으로는 등을 펴고 턱을 끌어 뒷걸음으로 보고 볼의 숫자가 보이는 곳까지의 폭을 대게 10~20cm의 폭이 된다. 다음에 무릎을 가볍게 안으로 구부리고, 어깨에 힘을 뺀다. 발 앞을 연결한 선과 스틱을 휘두르는 방향 선은 평행으로 하며, 이 때 손등의 선과 게이트 평면선과의 평행이 된다. 좌측 사진의 그림 모양은 역 그립(reverse hand grip)으로 중앙에 위치시킨 모양이다. 양팔의 위치는 몸의 중앙에 오도록 하며 시선은 볼을 볼 수 있도록 아래로 향한 뒤 상체를 살짝 구부린다.

타격 자세 시 볼의 위치는 어깨 넓이만큼 다리를 벌린 뒤 왼쪽 발뒤꿈치 왼쪽 눈 바로 아래에 볼을 위치시킨다.

어깨는 가볍게 힘을 빼고 스틱을 몸 안쪽으로 가볍게 당긴다. 양손의 위치는 중앙에서 살짝 왼쪽으로 위치시킨다. 허리는 가볍게 구부린 뒤 시선은 아래로 즉 볼 위를 주시하도록 한다.

② 타격 자세 B

타격자세는 게이트볼의 가장 기본적인 자세로 스탠스(좌우양발의 벌림)는 어깨 폭이나 그것보다 조금 좁은 정도가 가장 자연스럽다. 얼굴을 아래로 향하고 눈의 위치로 볼을 정한다. 이 때 볼은 왼발 앞에 놓으면 컨트롤하기 쉽다. 볼과 발 앞과의 거리는 사람에 따라 다르지만 10~20cm 폭을 유지하듯이 서는 자연체(自然體)가 적합하다. 구체적으로는 등을 펴고 턱을 끌어 뒷걸음으로 보고 볼의 숫자가 보이는 곳까지의 폭을 대게 10~20cm의 폭이 된다. 다음에 무릎을 가볍게 안으로 구부리고, 어깨에 힘을 뺀다. 발 앞을 연결한 선과 스틱을 휘두르는 방향 선은 평행으로 하며, 이 때 손등의 선과 게이트 평면선과의 평행이 된다.

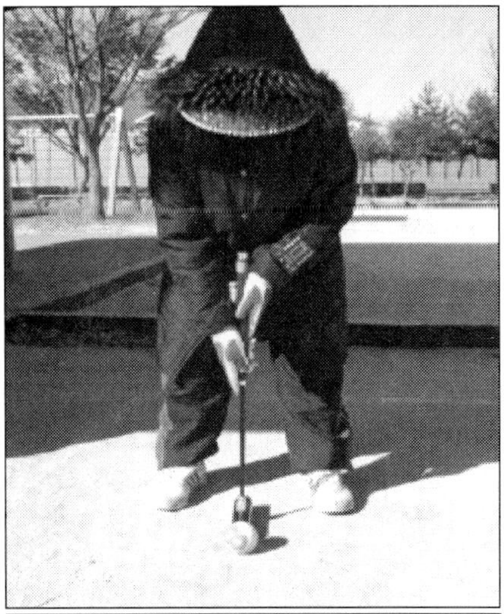

어깨는 가볍게 힘을 빼고 스딕을 몸 안쪽으로 가볍게 당긴다. 양손의 위치는 중앙에서 살짝 왼쪽으로 위치시킨다. 양팔의 위치는 몸의 중앙에 오도록 하며 시선은 볼을 볼 수 있도록 아래로 향한 뒤 상체를 살짝 구부린다.

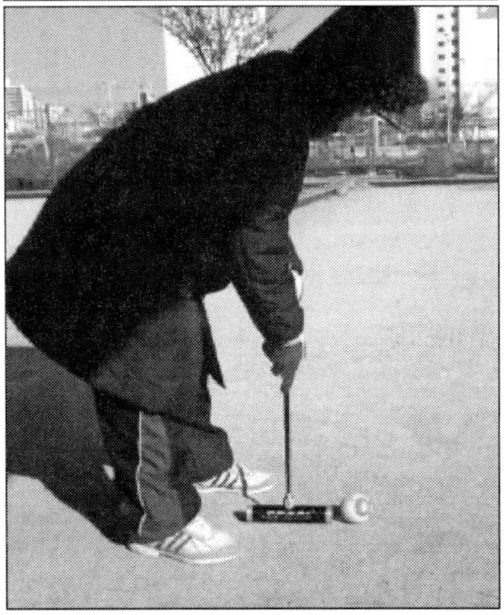

허리는 가볍게 구부린 뒤 시선은 아래로 즉 볼 위를 주시하도록 하며 정한 목표에 정확히 볼을 타격 할 수 있도록 한다.

(5) 스파크 자세

스파크는 터치한 타구(他球)를 이용한 타격방법으로 자구(自球)와 타구가 함께 정지한 후, 터치한 타구를 왼손에 쥐고, 자구가 정지한 위치에서 자구를 밟고, 타구를 자구에 접촉시키듯이 둔다. 그 상태에서 자구를 쳐서 타구를 날리고, 자구에서 발을 뗄 때까지를 스파크 타격이라고 한다. 이 스파크는 다른 스포츠에는 볼 수 없고, 게이트볼 특유의 타격방법이다.

스파크 타격의 순서는 먼저 자구를 발끝에서 누르고 발뒤꿈치를 내린다. 자구가 발에서 이동하지 않도록 확실히 발로 밟는다. 자구의 중심을 발의 엄지부분으로 밟고, 타구를 접촉시킨다. 자구를 7분, 타구를 3분의 비율로 밟는다. 그 후 목표로 한 거리를 확인해서 자구를 타격함에 의해 그 충격으로 타구를 날리게 된다.

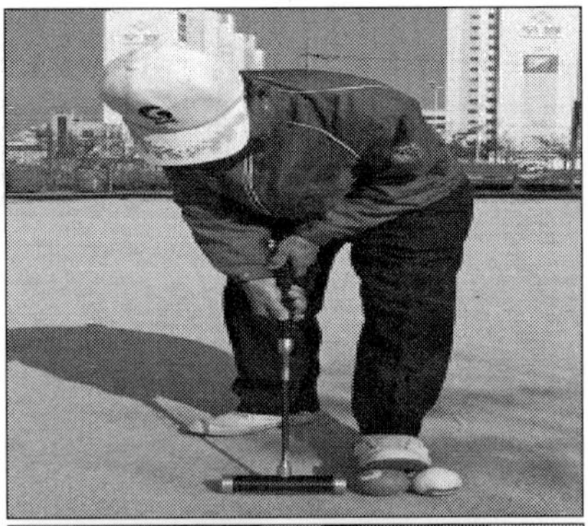

스파크 타격 자세 준비 시에는 타격할 볼을 가볍게 밟은 상태에서 타구를 칠 방향에 가볍게 놓은 뒤 타구 역시 1/3정도 밟는다.

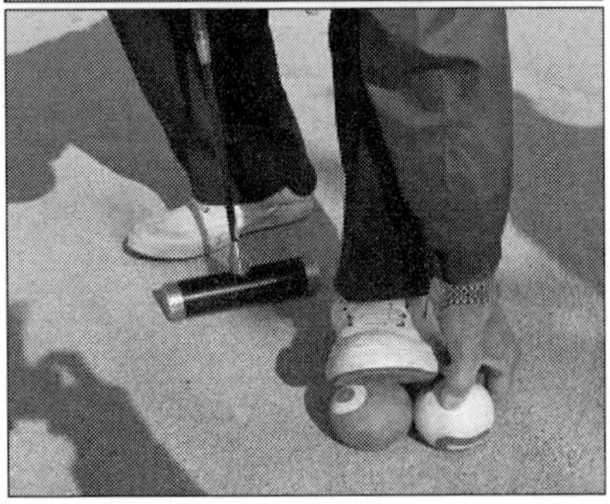

주의 사항으로 자구를 너무 꽉 밟고 있을시 타격이 제대로 이루어지지 않기 때문에 적정한 힘으로 볼을 밟아야 한다. 너무 약하게 볼을 밟을 시에는 자구가 움직일 위험성이 있으므로 이것 또한 주의 하여야 한다.

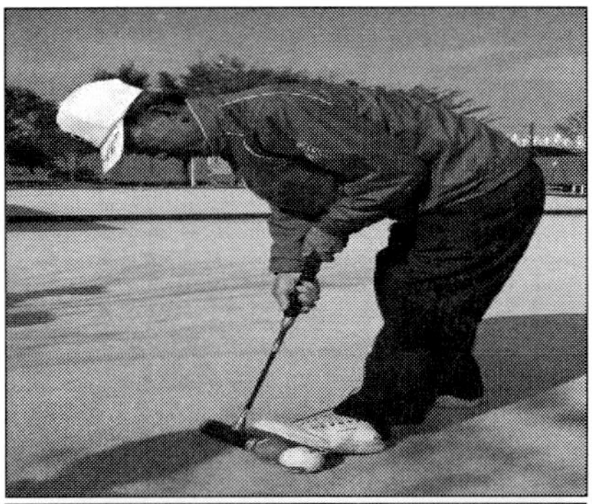

자구가 발에서 이동하지 않도록 정확한 힘을 배분시켜 타격 자세를 취했다면 목표를 설정한 곳으로 타격할 준비를 한다.

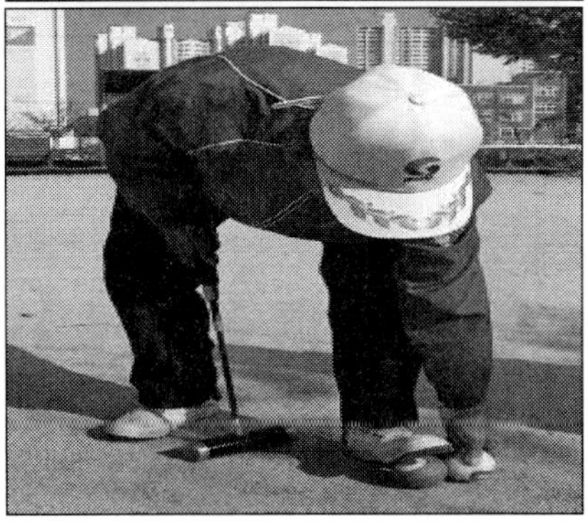

상체를 가볍게 숙인 뒤 체중은 오른쪽 발에 70% 왼쪽 발에 30%정도 배분 시킨 뒤 목표로 한 거리를 확인해서 자구를 타격함에 의해 그 충격으로 타구를 날린다.

(6) 게이트볼에 요구되는 운동 기능성

인체의 움직임이 착용한 의복에 의해서 구속 받거나 억제되지 않도록 하기 위해서는 운동량을 의복 형태에 맞추어 적절히 배분하는 것이 필요하다. 특히 피부의 운동기구는 관절의 움직임과 근육의 수축에 의한 골력의 이동, 그것에 따른 근육의 움직임 등이 동작에 의해 생긴 체형의 변화에 교묘히 순응한다. 즉, 팔꿈치와 무릎의 굴곡, 상지 운동시의 어깨와 겨드랑이의 복잡한 기구 등이 그것이다. 스포츠 웨어나 작업복에는 이러한 요소들을 고려한 운동기능성이 더욱 요구된다(성수광, 권요경, 1995).

5) 게임의 진행방법

(1) 경기를 시작하기 전에

① 타순을 정한다.
② 선공과 후공을 정한다.
③ 인사를 한다.
④ 경기를 위한 정렬을 한다.

(2) 게임의 개시

대회 본부에서 경기개시의 신호에 따라 주심은 플레이볼의 선고 후 경기자는 아웃사이드라인에서 대기한다. 주심으로부터 타순번호를 통고받은 타자는 한쪽팔을 높이들고 "○번" 하고 복창과 동시에 스타트라인으로 나간다. 그리고 타자는 자기 공을 라인위에 두고 타격 자세를 취한다. 심판은 그것을 보고 타격의 신호를 한다. 또한 경기자는 신호 10분 이내에 제1게이트를 향해 자기 공을 쳐야 한다. 이것으로 게임은 시작된다.

(3) 타순에 따라서 경기한다.

타순 1번이 친공이 제1게이트를 통과하면 계속하여 타격할 수 있지만 그렇지 못하면 실패한 공은 코트의 다른 곳으로 각각 보낸다. 종료와 동시에 심판은 2번이라고 부르고, 후공팀의 일번타자(2번)가 출발점 라인에 나와 같은 방법으로 자기의 공을 타격한다. 10번까지 타순이 한바퀴 돌면, 다음은 1번의 사람이 친다. 이 타순이 틀리면 부정 타순이란 반칙이 된다.

(4) 제1게이트 통과

제1게이트를 통과한 경기자는 자기 타순의 경기에 의하여 제2게이트의 통과를 목표로 한다. 또 제1게이트를 통과하면, 타인의 공에 터치를 하여, 스파크 타격을 할 수 있다. 제1게이트 통과 후의 공은 자기팀 터치나 거기에 계속되는 스파크 타격에 의하여, 다음 제2게이트를 통과시킬 수 있는 자격을 받을 수가 있다. 그러나 그 반대로 상대팀 사람의 터치나 스파크 타격에서 보다 제2게이트로부터 멀리할 수 있기도 하고 아웃시키는 일도 있다.

(5) 아웃볼

자기 공이 자기의 타격이나 타인의 터치, 스파크타격에 의하여 제1라인의 코트 밖으로 내보내면 아웃이 된다. 아웃볼은 제1라인에서 1cm사이를 둔 코트 밖에서 다음 타순을 기다린다. 아웃의 판정은 경기 규칙에서는 공이 완전히 제1라인을 넘을 경우에 아웃(조금이라도 걸려있으면 세이프)으로 되고 있다. 심판원은 아웃이 된 때 제1라인 위로 공이 지나쳐 긴 지점을 확실히 하여 거기에서 10센티 바깥쪽으로 아웃볼을 둔다. 그리고 다음 타순이 오면 그 지점에서 공을 코트 안으로 쳐서 넣는다. 아웃볼은 코트에 넣는데는 몇 가지 규칙이 있다. 다음사항에 주의하여야 한다.

① 아웃볼의 타격

· 타자가 아웃볼을 타격할 때는 심판원이 놓아둔 위치에서 한다.

· 타자가 아웃볼을 타격하여 자기공에 재차 인사이드 라인 밖으로 나간 때

② 아웃볼 위반

· 타자가 아웃볼을 타격하여 공에 맞거나 또는 게이트 혹은 골폴에 맞혔을 때

· 터치를 할 수 없는 다른 공에 닿으면 아웃볼의 접촉 위반

· 다른 공을 움직이게 하면 이동 위반

· 지정 지점(제1라인 공의 통과 지점에서 10cm 바깥쪽)이외의 곳으로 쳤을 때 게이트를 지나도 통과는 아니다.

· 골폴에 닿아도 종료되지 않는다.

· 쳐서 들어간 공이 재차 제1라인을 넘어 아웃이 되었을 때는 원 위치 플레이 아웃되었을 때는 코트에 들어가 경기가 될 뿐 그 이외의 경기는 되지 않는다.

(6) 터치와 스파크 타격

터치는 타인의 공에 자기 공을 맞추는 것이다. 터치는 자기팀 공이나 상대팀 공이나 자유롭게 할 수 있다. 터치가 성공하면 계속하여 그 터치한 다른 공에 스파크 타격을 행할 수 있다. 다만, 터치를 한 후 자기의 공 혹은 터치한 다른 공이 아웃된때는 스파크 타격을 할 수 없다. 스파크 타격을 바르게 행하면, 다시 한번 더 계속하여 타격을 할 권리를 얻는다. 그 타격에 따라서 또 터치를 해도 좋고, 다음 게이트 통과를 겨냥해도 좋다. 이와 같이 터치는 변화가 많은 경기이다. 터치에서 스파크 타격, 그리고 추가 1번의 타격과 한 번의 타순에서 3번의 경기가 적어도 계속되는 상황이다. 더욱이 추가한 타격에서 게이트를 통과하기도 하고, 다른 공에 터치를 하면 거듭 경기를 할 수 있다. 또 처치는 타인의 공을 두 개 이상 동시에 혹은 연속해서 해도 유효하다. 2개의 공을 동시에 연속하여 터치를 할 때는 어느 쪽에도 스파크타격이 가능하고, 그 후 2번 타격의 권리가 인정이 되는 것이다. 터치와 스파크타격에 의하여 자기팀 공을 게이트 통과나 종료시킬 수 있다. 그 반대로 상대의 공을 아웃시키기도 하고, 게이트에서 멀리하게도 할 수 있다. 이와 같이 터치와 스파크타격을 크게 활용하여, 일회의 타순을 할 수 있을 뿐 아니라 가능한 한 경기를 계속해, 자기팀을 유리하게, 상대팀을 불리하게 하는 것이 게이트볼의 재미이다. 더욱이 일회의 타순에서 한번 터치한 타인의 공에는 터치를 할 수 없다. 만약 그것을 행하면, 두 번 터치의 반칙이 된다. 그밖에 터치와 스파크타격의 경기에는 몇 가지의 규칙이 있다.

(7) 제2, 제3게이트의 통과

게이트를 통과한 제1, 제2, 제3의 순서로 나간다. 제2게이트를 통과하지 않고, 제3게이트를 지나쳐가도 통과라고 인정되지 않는다. 제2, 제3게이트도 자기의 타격에 의하여 통과할 때는 다시한번 더 칠 수 있는 권리를 얻는다. 다만, 통과해도 아웃이 된 때는 잇따라 칠 수 없다. 타인의 터치나 스파크 타격에 의하여 바르게 게이트를 통과한 경우도 통과가 되지만, 그 경우는 추가 타격은 물론 인정되지 않는다. 제2, 제3게이트의 통과는 말하자면 게임의 중발전이다. 코트 내에는 상대팀과 자기팀이 뒤섞여, 몇 개의 공이 산재해 있다. 자신의 공에 익숙해지자. 자신의 공뿐만 아니라 자기팀 공을 어떠한 방법으로 유리한 장소에 두어 상대팀의 공을 어떻게 불리하게 할 것 인가, 단지 게이트를 통과시키는 것 뿐만 아니라, 양팀 경기자의 터치나 스파크타격에 의하여 격한 공방전이 벌어지는 장면에서 게이트볼의 가장 재미있는 점을 발견할 것이다. 그렇기 때문에 타순이 된 경기자의 책임은 무거워지고, 공의 배치를 보아 전체 정세안에서 자기 타격의 방법을 정해야 한다. 즉시 다음 게이트를 통과하든가, 그렇지 않으면 다른 공에 터치를 하든가의 판단이 필요한 것이다. 스트레이트로 다음 게이트를 겨냥해서 통과시키는 것이 승부 절반이라고 생각할 때는 차라리 터치를 택하는 쪽이 좋은 경우도 있다.

(8) 게임중 경기자의 위치

타순에 의하여 자기의 타격과 그 위에 계속하여 인정되는 경기가 끝나면, 신속하게 코트를 떠나, 제2라인 밖으로 나간다. 게임 중 제2라인의 안에 들어올 수 있는 것은 심판과 타순에 의하여 경기를 하는 사람뿐이다. 감독은 제2라인과 제1라인의 사이에 들어와도 좋지만 코트 내에는 들어올 수 없다. 타순에 의하여 경기를 하고 있는 경기자 이외의 사람은 제2라인의 바깥쪽 자기 공에 가깝게 위치한다. 그리고 다음 타순이 되어 심판통고가 있으면 코트에 들어와 경기를 한다. 만약, 심판의 통고 전에 제2라인 안에 들어오면 반칙이 되며, 타격을 할 수 있는 권리를 잃어버린다. 심판에 지시로 경기를 하는 경기자 이외의 사람이 코트 내에 들어오는 것은 전부 반칙이 된다.

(9) 경기자의 교체

교체는 교체하려고 하는 경기자가 타순에 의한 타격을 심판에게 통고받기 전에 감독이 심판에게 신고하는 것으로 인해 인정된다. 교체한 경기자의 타순은 교대한 본래의 경기자의 타순이다. 교체를 하여 일단 게임에서 퇴장한 사람은 같은 게임에 재차 출전할 수 없다. 같은 게임 중에 교체를 할 수 있는 것은 2명까지 이다. 심판이 최초 경기자의 타순을 확인한 후 만일 플레이볼의 선고 이전이라 하더라도, 경기자를 교체시키면 정규 교체가 된다. 교체를 했으면 재차 참가시킬 수 없는 것이다. 심판에게 신고 후 교체를 하거나 타격의 통고 후에 교체를 하거나 일단 교체해 퇴장한 경기자가 같은 게임에 재차 출전할 때는 교체 위반 반칙이 된다.

(10) 종료

게이트 통과 순서에 따라서, 제3게이트를 통과한 공이 바른 경기에 의해 골폴에 맞으면 그 공은 종료가 된다. 종료하려면 자신의 타격이라도 타인의 터치나 스파크타격이 되지 않는다. 종료된다면 그 공의 사람은 모든 경기가 종료되고 공을 재빠르게 코트 밖으로 내보낸다. 게이트볼은 종료를 목표로 하는 게임으로, 될 수 있는 한 재빨리 게임이 될 수 있게 경기자 각자가 노력한다. 종료는 모든 경기의 종료가 되지만 종료된 공은 어떠한 경기도 할 수 없고, 종료된 사람은 그 이후 어떠한 경기를 할 수 없다. 따라서, 이후의 게임은 종료된 사람을 빼고, 남은 경기자로 행한다.

(11) 경기 종료

게임은 어느 쪽이든 그 팀의 전원이 종료된 때든가, 양 팀이 함께 전원이 종료될 수 없는 상태로 정해진 경기 시간이 끝났을 때에 종료한다. 그때 심판은 경기 종료를 신호로써 통고한다.

(12) 승패를 정하는 방법

게이트볼은 정해진 경기 시간 내에 어느 쪽의 팀이든지 전원 종료 된 팀이 이기게 된다. 그러나, 경기 시간 내에 양 팀 전원이 종료 되지 않는 경우도 있다. 그 때는 득점에 의하여 승패를 정하지만, 그러나 정해져 있지 않을 때의 방법도 룰에 따라서 정할 수 있다.

① 득점을 세는 방법

득점은 각 게이트의 통과와 골폴에 닿은 종료에 따라 정해져 있다. 경기 시간내에 어느 쪽인가의 팀이 전원 종료되었을 때는 이 득점이 승패를 결정하는데 사용한다. 게이트통과 및 종료의 득점수는 다음과 같다.

제1게이트를 통과 : 1점

제2게이트를 통과 : 2점

제3게이트를 통과 : 3점

종료되면 : 5점

경기가 종료한 때, 각각 팀의 5명의 경기자의 최종득점을 합계한 것이 그 팀의 득점이다.

② 승패를 정하는 방법

승패는 다음의 방법에 의하여 결정한다.

ⓐ 경기 시간내에 먼저 전원이 종료된 팀 : 승리

ⓑ 경기 시간 종료 때, 어느 쪽의 팀도 전원이 종료되지 않았을 때

ⓒ b의 방법에서 득점합계가 동점일 때 : 종료된 공이 많은 팀이 승리

ⓓ c의 방법에서 종료된 공의 수가 양 팀 같은 숫자일 때

ⓔ d의 방법에서 제3게이트 통과 공의 수가 양 팀 같은 숫자이면

ⓕ e의 방법에서도 정해지지 않는 경우

(13) 몰수 시합과 경기 중지

① 몰수 시합

몰수 시합이란 심판 판단에 의하여 그 경기를 계속하지 않고 승패를 선언할 수 있는 경우를 말한다. 점은 10대 0으로 한다. 경기 개시 5분전까지, 코트에 집합해 있지 않는 팀은 시합 포기로 간주되어, 상대 팀이 이긴 것이 된다. 판이 경기를 하라는 지시를 해도, 경기를 거부할 때는 경기 거부로 되어 그 경

기는 몰수되며 상대팀이 승리한 것으로 된다. 참가 신청의 멤버(등록 멤버 1) 이외의 사람이 감독이나 경기자로서 출전하고 있는 것이 발견되면, 그 시합은 몰수되어 상대팀이 이기게 된다.

② 경기가 중지될 때

경기대회에서는 날씨, 기상의 격변이나 그 외에 예측하지 않았던 일 때문에 경기가 계속 될 수 없다고 주최자가 판단할 때, 경기중지나 연기를 하는 경우가 있다. 경기 중에 경기가 일시 중지된 때는 중지한 때의 상태 그대로 타순의 공의 위치, 경기시간에 의하여 게임을 재개한다. 소나기 등으로 경기를 일시 중지하고, 비가 그친 후, 재차 시작하는 일도 있다. 경기 연기는 그날의 경기를 재개할 수 없다고 판단할 경우에 정해진다. 또 경우에 따라서는 중지되는 수도 있다. 경기가 연기되어 다른 날에 경기를 시행할 때에는 중지한 게임을 처음부터 행한다(국민생활체육전국게이트볼연합회, 2007).

5장

건강장수 운동 프로그램의 실제

1. 맨손 체조 지도안

학습목표 : 유연성 향상, 바른 자세, 기초체력 증진			
주간	지도내용	세부지도내용	준비물
1	* 맨손체조(가벼운 전신체조) * 주 운동(관절부위) * 마무리운동	* 준비운동 및 체조 * 쓰지 않았던 관절부위 늘려주기 * 맨손체조의 유의점	매트
2	* 맨손 체조 (반복적인 학습으로 신체활동증진) * 주 운동(관절부위) * 마무리운동	* 준비운동 및 체조 * 한 동작에서 10초 이상 정지 시켜줌으로 근력증진 * 마무리운동	매트
3	* 맨손체조(가벼운 전신 체조) * 주 운동(전신관절부위) * 마무리운동	* 준비운동 및 체조 * 스트레칭으로 대근육과 소근육을 발달시켜줌 * 마무리운동	매트
4	* 맨손체조(전신체조) * 주 운동(전신관절부위) * 마무리운동	* 준비운동 및 체조 * 수건이용으로 근육통예방 체조 * 마무리운동	수건
5	* 맨손체조(전신체조) * 주 운동(전신관절부위) * 마무리운동	* 준비운동 및 체조 * 짝을 이루어 수건을 이용체조, 근육통예방 * 마무리운동	수건
6	* 맨손체조(전신체조) * 주 운동(전신관절부위) * 마무리운동	* 준비운동 및 체조 * 짝을 이루어 수건을 이용한 체조, 근육통예방 * 마무리운동	매트
7	* 맨손체조(전신체조) * 주 운동(전신 근육풀어주기)	* 스트레칭 * 앉아서 스트레칭, 누워서 스트레칭, 엎드려 스트레칭 * 마무리운동	매트
8	* 맨손체조(전신체조) * 주 운동(전신 근육풀어주기)	* 스트레칭 * 앉아서 스트레칭, 누워서 스트레칭, 엎드려 스트레칭 * 마무리운동	매트
9	* 맨손체조 * 맨손 트레이닝 * 마무리운동	* 자신의 몸무게를 이용한 트레이닝으로 대근육과 소근육 증진 * 마무리운동	매트
10	* 맨손체조 * 마무리운동	* 스트레칭 * 제자리걸음으로 유산소 운동 * 마무리운동	매트

2. 치료레크리에이션 지도안

치료레크리에이션 지도안

<table>
<tr><td rowspan="2">주제</td><td rowspan="2">공동체 의식 함양</td><td rowspan="2">차 시</td><td rowspan="2">1</td><td>지도교사(정)</td><td></td></tr>
<tr><td>지도교사(부)</td><td></td></tr>
<tr><td>학습
목표</td><td colspan="5">1. 흥미유발을 위한 활동을 통하여 지도자와의 관계형성을 도모하고, 프로그램에 대한 참여 동기를 강화시킨다.
2. 활동을 통하여 민첩성 강화</td></tr>
<tr><td rowspan="2">학습
자료</td><td colspan="3">교 사</td><td colspan="2">학 생</td></tr>
<tr><td colspan="3">카세트, 음악CD, 음료수, 수건</td><td colspan="2">긍정적인 오픈 마인드</td></tr>
</table>

<table>
<tr><td>단계</td><td>학습주제</td><td>교 수 – 학 습 활 동</td><td>시간</td><td>지도상의 유의점</td></tr>
<tr><td>기초
단계</td><td>준비

목표제시</td><td>* 수업 선서
-상호간 인사
-수업내용 설명
* 스트레칭</td><td>10</td><td>자연스럽게 진행한다.</td></tr>
<tr><td>실행
단계</td><td>탐색

생활
실습</td><td>* 안마하기
신나는 댄스 음악에 맞추어 앞뒤 사람에게 안마하기.
* 민첩성 운동
음악에 맞추어 춤을 추다가 신호와 함께 빨리 자리에 앉는다.
* 꼬리 늘리기
효과 : 가위 바위 보를 통해 진 사람이 이긴 사람 뒤에 붙어감으로 수를 늘려감에 따라 같은 팀에 대한 소속감이나 단결감을 느끼게 한다.</td><td>30</td><td>앞뒤 사람에게 불편함이 없도록 한다.</td></tr>
<tr><td>정리
단계</td><td>정리
평가
차시예고</td><td>* 평가
* 차시예고</td><td>10</td><td>규정서식에 결과를 기록한다.</td></tr>
</table>

치료레크리에이션 지도안

<table>
<tr><td rowspan="2">주제</td><td rowspan="2">리듬감 향상</td><td rowspan="2">차 시</td><td rowspan="2">2</td><td>지도교사(정)</td><td></td></tr>
<tr><td>지도교사(부)</td><td></td></tr>
<tr><td>학습
목표</td><td colspan="5">1. 흥미유발을 위한 활동을 통하여 지도자와의 관계형성을 도모하고, 프로그램에 대한 참여동기를 강화시킨다.
2. 활동을 통하여 리듬감을 익힌다.</td></tr>
<tr><td rowspan="2">학습
자료</td><td colspan="3">교 사</td><td colspan="2">학 생</td></tr>
<tr><td colspan="3">카세트, 음악CD, 음료수, 수건</td><td colspan="2">긍정적인 오픈 마인드</td></tr>
<tr><td>단계</td><td>학습주제</td><td colspan="2">교 수 — 학 습 활 동</td><td>시간</td><td>지도상의
유의점</td></tr>
<tr><td>기초
단계</td><td>준비
목표제시</td><td colspan="2">* 수업 선서
-상호간 인사
-수업내용 설명
* 스트레칭
* 복습</td><td>10</td><td>자연스럽게 진행한다.</td></tr>
<tr><td>실행
단계</td><td>탐색
생활
실습</td><td colspan="2">* 인사하기
2인1조로 나누어 파트너에게 서로 장점3가지씩 이야기하기
* 박수게임
음악에 맞추어 여러 가지 형태의 박수를 친다.
* 리듬감을 향상을 위한 활동
도레미송 게임</td><td>30</td><td>최대한 리듬에 맞춰 박수를 치도록 한다.</td></tr>
<tr><td>정리
단계</td><td>정리
평가
차시예고</td><td colspan="2">* 평가
* 차시예고</td><td>10</td><td>규정서식에 결과를 기록한다.</td></tr>
</table>

치료레크리에이션 지도안

주제	리듬감과 숫자개념 향상	차 시	3	지도교사(정)	
				지도교사(부)	

학습목표	
	1. 흥미유발을 위한 활동을 통하여 지도자와의 관계형성을 도모하고, 프로그램에 대한 참여동기를 강화시킨다. 2. 활동을 통하여 숫자개념을 익힌다.

학습자료	교 사	학 생
	카세트, 음악CD, 음료수, 수건	긍정적인 오픈 마인드

단계	학습주제	교 수 — 학 습 활 동	시간	지도상의 유의점
기초단계	준비 목표제시	* 수업 선서 -상호간 인사 -수업내용 설명 * 스트레칭 * 복습	10	자연스럽게 진행한다.
실행단계	탐색 생활실습	* 리듬감각 익히기 경사났네 게임 * 줄줄이 인사하기 -취지 : 모두의 얼굴을 한사람씩 차례로 쳐다보며 얼굴을 익힐 수 있고 인사하는 놀이이다. -방법 : ① 원형으로 둘러앉아 어느 한사람으로부터 연속으로 번호를 불러나간다. ② 특정 숫자를 정하여 그 숫자의 배수나 끝자리가 같으면 번호를 부르는 대신 "안녕"하고 인사를 한다. ③ 다시 말하면 만약 4를 선택했으면 4, 8, 12, 16, 20, 24, 28...이 같이 인사를 한다. ④ "안녕"이라는 인사대신 자기 이름을 부르게 하면 이름을 익힐 수 있어서 좋다.	30	전체학습 후에 개인커플별로 학습하도록 한다.
정리단계	정리 평가 차시예고	* 평가 * 차시예고	10	규정서식에 결과를 기록한다.

치료레크리에이션 지도안

<table>
<tr><td rowspan="2">주제</td><td rowspan="2" colspan="2">단결력 강화</td><td rowspan="2">차 시</td><td rowspan="2">4</td><td>지도교사(정)</td><td></td></tr>
<tr><td>지도교사(부)</td><td></td></tr>
<tr><td>학습
목표</td><td colspan="6">1. 흥미유발을 위한 활동을 통하여 지도자와의 관계형성을 도모하고, 프로그램에 대한 참여동기를 강화시킨다.
2. 활동을 통하여 공동체의식을 익힌다.</td></tr>
<tr><td rowspan="2">학습
자료</td><td colspan="4">교 사</td><td colspan="2">학 생</td></tr>
<tr><td colspan="4">카세트, 음악CD, 음료수, 수건</td><td colspan="2">긍정적인 오픈 마인드</td></tr>
<tr><td>단계</td><td>학습주제</td><td colspan="3">교 수 — 학 습 활 동</td><td>시간</td><td>지도상의
유의점</td></tr>
<tr><td>기초
단계</td><td>준비

목표제시</td><td colspan="3">* 수업 선서
-상호간 인사
-수업내용 설명
* 스트레칭
* 복습</td><td>10</td><td>자연스럽게 진행한다.</td></tr>
<tr><td>실행
단계</td><td>탐색

생활
실습</td><td colspan="3">* 김밥 말이
-취지 : 공동체 놀이에 임하는 자세에 있어 흔하게 있을 수 있는 소극성을 없앨 수 있는 놀이로서 몸위 구르기를 제안한다. 이 놀이는 남, 녀의 차별을 두지 않고 서로 대항하게하고 친구와 손을 잡고 서로 부딪치는 과정 속에서 적극적이고 자신감 있는 행동을 하게 한다.
-방법 :
① 처음에 서있는 사람부터 김밥을 말듯이 안으로 말아간다. 이 때 틈새가 없이 밀착해야 하며 어리고 약한사람일수록 먼저 말아 들어간다.
② 각 그룹이 각기 김밥을 말았으면 사회자의 신호에 따라 서로 부딪히면서 밀어내기를 한다.
③ 허리를 잡은 손이 떨어지거나 먼저 넘어지면 진다.</td><td>30</td><td>활동시 방향 전환에 유의한다.</td></tr>
<tr><td>정리
단계</td><td>정리
평가
차시예고</td><td colspan="3">* 평가
* 차시예고</td><td>10</td><td>규정서식에 결과를 기록한다.</td></tr>
</table>

치료레크리에이션 지도안

<table>
<tr><td rowspan="2">주제</td><td rowspan="2">리듬감과 표현력향상</td><td rowspan="2">차 시</td><td rowspan="2" colspan="2">5</td><td>지도교사(정)</td><td></td></tr>
<tr><td>지도교사(부)</td><td></td></tr>
<tr><td>학습
목표</td><td colspan="6">1. 흥미유발을 위한 활동을 통하여 지도자와의 관계형성을 도모하고, 프로그램에 대한 참여동기를 강화시킨다.
2. 활동을 통하여 표현력을 익힌다.</td></tr>
<tr><td rowspan="2">학습
자료</td><td colspan="4">교 사</td><td colspan="2">학 생</td></tr>
<tr><td colspan="4">카세트, 음악CD, 음료수, 수건</td><td colspan="2">긍정적인 오픈 마인드</td></tr>
<tr><td>단계</td><td>학습주제</td><td colspan="3">교 수 — 학 습 활 동</td><td>시간</td><td>지도상의
유의점</td></tr>
<tr><td>기초
단계</td><td>준비

목표제시</td><td colspan="3">* 수업 선서
-상호간 인사
-수업내용 설명
* 스트레칭
* 복습</td><td>10</td><td>자연스럽게 진행한다.</td></tr>
<tr><td>실행
단계</td><td>탐색

생활
실습</td><td colspan="3">* 아름답게 표현하기
-취지 : 한 그룹을 15명 정도로 함께 협동하여 사물이나 도형을 몸으로 표현해 본다.
-방법 :
① 그룹별로 노래하며 움직이다가 리더가 ‘뱀을 만드세요’ ‘정사각형을 만드세요’ 등 다양하게 명령을 내린다.
② 모두 재빠르게 움직여서 15명 인원이 서로 눕기도 하고 서기도 하여 명령대로 표현한다.
③ 완성된 상태를 보고 서로가 평가함으로 승리팀을 가린다.
④ 명령들의 예 : 꽃 모양 만들기, 피라밋 쌓기, 점 만들기, 동물농장 표현하기, 춤추기, 글자 만들기 등</td><td>30</td><td></td></tr>
<tr><td>정리
단계</td><td>정리
평가
차시예고</td><td colspan="3">* 평가
* 차시예고</td><td>10</td><td>규정서식에 결과를 기록한다.</td></tr>
</table>

치료레크리에이션 지도안

<table>
<tr><td>주제</td><td colspan="2">공동체 의식 함양</td><td>차 시</td><td>6</td><td>지도교사(정)
지도교사(부)</td><td></td></tr>
<tr><td>학습
목표</td><td colspan="6">1. 흥미유발을 위한 활동을 통하여 지도자와의 관계형성을 도모하고, 프로그램에 대한 참여동기를 강화시킨다.
2. 활동을 통하여 순발력을 익힌다.</td></tr>
<tr><td rowspan="2">학습
자료</td><td colspan="4">교 사</td><td colspan="2">학 생</td></tr>
<tr><td colspan="4">카세트, 음악CD, 음료수, 수건</td><td colspan="2">긍정적인 오픈 마인드</td></tr>
<tr><td>단계</td><td>학습주제</td><td colspan="3">교 수 — 학 습 활 동</td><td>시간</td><td>지도상의 유의점</td></tr>
<tr><td>기초
단계</td><td>준비
목표제시</td><td colspan="3">* 수업 선서
-상호간 인사
-수업내용 설명
* 스트레칭
* 복습</td><td>10</td><td>자연스럽게 진행한다.</td></tr>
<tr><td>실행
단계</td><td>탐색
생활
실습</td><td colspan="3">* 같은 사람끼리 모이기
-취지 : 사람들은 누구나 3명 이상만 모이면 편이 갈리기가 쉽다. 인원이 많은 경우엔 더욱 심해서 소외감으로 분반이나 그룹에서 이탈자가 생기기까지 한다. 이러한 분위기를 없애기 위해 이 놀이를 진행해 보자.
대형 : 둥근 원으로 대형을 만든다.
-방법 :
① 모든 인원이 둥글게 둘러앉아 노래를 부른다.
② 사회자는 미리 준비한 메모지에 공통된 낱말을 적어 모든 참가자에게 보여주고, 참가자는 사회자가 지시한 사람들끼리 모여 앉는다.
③ 예문은 이렇다. '같은 길이 머리', '같은 색 티셔츠', '같은 색 양말', '안경은 안경끼리', '눈은 눈끼리' 등</td><td>30</td><td>그룹에서 이탈자가 생기지 않도록 한다.</td></tr>
<tr><td>정리
단계</td><td>정리
평가
차시예고</td><td colspan="3">* 평가
* 차시예고</td><td>10</td><td>규정서식에 결과를 기록한다.</td></tr>
</table>

치료레크리에이션 지도안

<table>
<tr><td rowspan="2">주제</td><td rowspan="2">표현력과 기억력 향상</td><td rowspan="2">차 시</td><td rowspan="2">7</td><td>지도교사(정)</td><td></td></tr>
<tr><td>지도교사(부)</td><td></td></tr>
<tr><td>학습
목표</td><td colspan="5">1. 흥미유발을 위한 활동을 통하여 지도자와의 관계형성을 도모하고, 프로그램에 대한 참여동기를 강화시킨다.
2. 활동을 통하여 표현력과 기억력을 향상시킨다.</td></tr>
<tr><td rowspan="2">학습
자료</td><td colspan="3">교 사</td><td colspan="2">학 생</td></tr>
<tr><td colspan="3">카세트, 음악CD, 음료수, 수건</td><td colspan="2">긍정적인 오픈 마인드</td></tr>
</table>

<table>
<tr><td>단계</td><td>학습주제</td><td>교 수 — 학 습 활 동</td><td>시간</td><td>지도상의
유의점</td></tr>
<tr><td>기초
단계</td><td>준비

목표제시</td><td>* 수업 선서
-상호간 인사
-수업내용 설명
* 스트레칭
* 복습</td><td>10</td><td>자연스럽게 진행한다.</td></tr>
<tr><td>실행
단계</td><td>탐색

생활
실습</td><td>* 갈수록 태산
-대형 : 원형
-방법 :
① 제비를 뽑아 누구부터 자기소개를 할 것인지를 결정한다.
② 맨 처음으로 소개하는 사람은 자기 이름과 신상에 대해서 간단하게 소개를 한다.
③ 두 번째 사람부터는 앞사람의 이름을 먼저 말하고 자기소개를 한다.(예: 000옆에 000입니다)
④ 이런 식으로 맨 마지막 사람까지 소개해 나가는데 점점 갈수록 소개 절차가 길어지고 어려워진다. 즉, 앞사람들의 이름을 모두 외워야 한다.
⑤ 도중에 이름을 못 외우거나 틀리게 말하는 사람은 잘 외울 때까지 시킨다.</td><td>30</td><td>전체학습 후에 개인커플별로 학습하도록 한다.</td></tr>
<tr><td>정리
단계</td><td>정리
평가
차시예고</td><td>* 평가
* 차시예고</td><td>10</td><td>규정서식에 결과를 기록한다.</td></tr>
</table>

치료레크리에이션 지도안

<table>
<tr><td rowspan="2">주제</td><td rowspan="2" colspan="2">리듬감각향상</td><td rowspan="2">차 시</td><td rowspan="2">8</td><td>지도교사(정)</td><td></td></tr>
<tr><td>지도교사(부)</td><td></td></tr>
<tr><td>학습
목표</td><td colspan="6">1. 흥미유발을 위한 활동을 통하여 지도자와의 관계형성을 도모하고, 프로그램에 대한 참여동기를 강화시킨다.
2. 활동을 통하여 리듬감각과 순발력을 향상시킨다.</td></tr>
<tr><td rowspan="2">학습
자료</td><td colspan="4">교 사</td><td colspan="2">학 생</td></tr>
<tr><td colspan="4">카세트, 음악CD, 음료수, 수건</td><td colspan="2">긍정적인 오픈 마인드</td></tr>
<tr><td>단계</td><td>학습주제</td><td colspan="3">교 수 — 학 습 활 동</td><td>시간</td><td>지도상의
유의점</td></tr>
<tr><td>기초
단계</td><td>준비

목표제시</td><td colspan="3">* 수업 선서
-상호간 인사
-수업내용 설명
* 스트레칭
* 복습</td><td>10</td><td>자연스럽게 진행한다.</td></tr>
<tr><td>실행
단계</td><td>탐색

생활
실습</td><td colspan="3">* 리듬감각 향상
경사났네 게임
* 노래 이어부르기
-대형 : 4팀으로 구성
-방법
① 제비를 뽑아 먼저 노래를 부르는 순서를 정한다.
② 노래를 시작 후 그만 구호와 함께
바로 다음 팀이 앞서 부른 노래를 바로
이어서 노래를 부르는 게임</td><td>30</td><td></td></tr>
<tr><td>정리
단계</td><td>정리
평가
차시예고</td><td colspan="3">* 평가
* 차시예고</td><td>10</td><td>규정서식에 결과를 기록한다.</td></tr>
</table>

치료레크리에이션 지도안

주제	협응력과 민첩성향상		차 시	9	지도교사(정)	
					지도교사(부)	
학습목표	1. 흥미유발을 위한 활동을 통하여 지도자와의 관계형성을 도모하고, 프로그램에 대한 참여동기를 강화시킨다. 2. 활동을 통하여 리듬감각과 민첩성을 향상시킨다.					
학습자료	교 사				학 생	
	카세트, 음악CD, 음료수, 수건				긍정적인 오픈 마인드	

단계	학습주제	교 수 — 학 습 활 동	시간	지도상의 유의점
기초단계	준비 목표제시	* 수업 선서 -상호간 인사 -수업내용 설명 * 스트레칭 * 복습	10	자연스럽게 진행한다.
실행단계	탐색 생활실습	* 집중공격 -대형 : 원형 -방법 : ① 둥그렇게 둘러앉아 모두 노래를 부른다. ② 모자를 머리에 썼다가 벗어서 옆사람에게 주어 모자를 돌린다. ③ 한편, 또 하나의 모자를 반대 방향으로 돌린다. ④ 모자가 돌다가 어느 한 사람에게 집중해, 한꺼번에 두 개가 모이게 되면 그 사람은 실격이 된다. ⑤ 사회자가 도중에 호루라기를 불면 가던 방향을 바꾼다. ⑥ 모자 대신 손수건으로 해도 재미있다.	30	
정리단계	정리 평가 차시예고	* 평가 * 차시예고	10	규정서식에 결과를 기록한다.

치료레크리에이션 지도안

<table>
<tr><td rowspan="2">주제</td><td rowspan="2" colspan="2">근력 향상</td><td rowspan="2">차 시</td><td rowspan="2">10</td><td>지도교사(정)</td><td></td></tr>
<tr><td>지도교사(부)</td><td></td></tr>
<tr><td>학습 목표</td><td colspan="6">1. 흥미유발을 위한 활동을 통하여 지도자와의 관계형성을 도모하고, 프로그램에 대한 참여동기를 강화시킨다.</td></tr>
<tr><td rowspan="2">학습 자료</td><td colspan="4">교 사</td><td colspan="2">학 생</td></tr>
<tr><td colspan="4">카세트, 음악CD, 음료수, 수건</td><td colspan="2">긍정적인 오픈 마인드</td></tr>
<tr><td>단계</td><td>학습주제</td><td colspan="3">교 수 — 학 습 활 동</td><td>시간</td><td>지도상의 유의점</td></tr>
<tr><td>기초 단계</td><td>준비
목표제시</td><td colspan="3">* 수업 선서
-상호간 인사
-수업내용 설명
* 스트레칭
* 복습</td><td>10</td><td>자연스럽게 진행한다.</td></tr>
<tr><td>실행 단계</td><td>탐색
생활 실습</td><td colspan="3">* 돌고 도는 신발
-대형 : 원형
-방법 :
① 모두 신발을 벗어서 원 한가운데에 놓는다.
② 사회자의 신호가 떨어지면 모두 달려가서 아무 신발이나 짝이 안 맞아도 상관없이 두 짝을 신고서 자기 자리로 돌아온다.
③ 둥그렇게 서서 옆 사람과 팔짱을 끼고 오른쪽 신발을 벗어서 옆으로 돌린다.
④ 신발이 돌 때 자시 신발과 짝이 맞으면 신발을 신고 원 안으로 들어간다.
⑤ 자기의 왼쪽 신발과 맞는 짝을 찾을 때까지 계속하며 가장 늦게 신발을 찾는 사람은 벌칙을 받게 된다.</td><td>30</td><td>자기 신발에 대한 특징을 주지시킨다.</td></tr>
<tr><td>정리 단계</td><td>정리
평가
차시예고</td><td colspan="3">* 평가
* 차시예고</td><td>10</td><td>규정서식에 결과를 기록한다.</td></tr>
</table>

3. 웃음치료 지도안

웃음치료 지도안

<table>
<tr><td rowspan="2">주제</td><td rowspan="2">건강한 노후를 위한 웃음운동</td><td rowspan="2">차 시</td><td rowspan="2">1</td><td>지도교사(정)</td><td></td></tr>
<tr><td>지도교사(부)</td><td></td></tr>
<tr><td>학습
목표</td><td colspan="5">1. 웃음의 기본기를 익히기.
2. 웃음을 접목한 댄스와요가로 웃음 자아내기.
3. 치매예방을 위한 두뇌 웃음운동.</td></tr>
<tr><td rowspan="2">학습
자료</td><td colspan="3">교 사</td><td colspan="2">학 생</td></tr>
<tr><td colspan="3">카세트, 음악CD, 매트, 수건</td><td colspan="2">긍정적인 오픈마인드</td></tr>
</table>

<table>
<tr><td>단계</td><td>학습주제</td><td>교 수 — 학 습 활 동</td><td>시간</td><td>지도상의 유의점</td></tr>
<tr><td>기초
단계</td><td>준비
목표제시</td><td>* 수업 선서
웃음가득 옆 사람과의 인사!
* 스트레칭</td><td>10</td><td>개인별로 자유스럽게 진행한다.</td></tr>
<tr><td>실행
단계</td><td>탐색

생활
실습</td><td>* 웃음자아내기
웃음운동의 기본기 3가지

* 웃음댄스지도
신나는 음악에 맞추어
웃음댄스 (반복연습)

* 웃음근육을 만드는 5가지 웃음운동
(도레미 웃음운동, 순발력웃음운동)

* 웃음요가와 아사나 (Asana)
1. 타다아사나 (산자세)
2. 척추강화체위
3. 사자자세

* 웃음명상과 나를 사랑하는 웃음
삶의 의미를 찾아가는 묵상 웃음법.</td><td>30</td><td>전체학습 후에 조별로 학습하도록 한다.</td></tr>
<tr><td>정리
단계</td><td>정리
평가
차시예고</td><td>* 평가
* 개인연습
* 차시예고</td><td>10</td><td>규정서식에 결과를 기록한다.</td></tr>
</table>

웃음치료 지도안

<table>
<tr><td rowspan="2">주제</td><td colspan="2" rowspan="2">건강한 노후를 위한 웃음운동</td><td rowspan="2">차 시</td><td rowspan="2">2</td><td>지도교사(정)</td><td></td></tr>
<tr><td>지도교사(부)</td><td></td></tr>
<tr><td>학습
목표</td><td colspan="6">1. 웃음의 기본기를 익히기.
2. 웃음을 접목한 댄스와요가로 웃음 자아내기.
3. 치매예방을 위한 두뇌 웃음운동.</td></tr>
<tr><td rowspan="2">학습
자료</td><td colspan="4">교 사</td><td colspan="2">학 생</td></tr>
<tr><td colspan="4">카세트, 음악CD, 매트, 수건</td><td colspan="2">긍정적인 오픈마인드</td></tr>
<tr><td>단계</td><td>학습주제</td><td colspan="3">교 수 — 학 습 활 동</td><td>시간</td><td>지도상의
유의점</td></tr>
<tr><td>기초
단계</td><td>준비

목표제시</td><td colspan="3">* 수업 선서
웃음가득 옆 사람과의 인사 !
* 스트레칭</td><td>10</td><td>개인별로 자유스럽게 진행한다.</td></tr>
<tr><td>실행
단계</td><td>탐색

생활
실습</td><td colspan="3">* 웃음지이내기
웃음운동의 기본기 3가지
(크게 길게 온몸으로..)

* 웃음댄스지도
신나는 음악에 맞추어
웃음댄스 (반복연습)

* 웃음근육을 만드는 5가지 웃음운동
(행복 웃음운동, 박장대소 웃음운동)

* 웃음요가와 아사나 (Asana)
사자자세, 허리강화체위(고양이),코브라

* 웃음명상과 나를 사랑하는 웃음
삶의 의미를 찾아가는 묵상 웃음법</td><td>30</td><td>전체학습 후에 조별로 학습하도록 한다.</td></tr>
<tr><td>정리
단계</td><td>정리
평가
차시예고</td><td colspan="3">* 평가
* 개인연습
* 차시예고</td><td>10</td><td>규정서식에 결과를 기록한다.</td></tr>
</table>

웃음치료 지도안

<table>
<tr><td rowspan="2">주제</td><td rowspan="2">건강한 노후를 위한 웃음운동</td><td rowspan="2">차 시</td><td rowspan="2">3</td><td>지도교사(정)</td><td></td></tr>
<tr><td>지도교사(부)</td><td></td></tr>
<tr><td>학습
목표</td><td colspan="5">1. 웃음의 기본기를 익히기.
2. 웃음을 접목한 댄스와요가로 웃음 자아내기.
3. 치매예방을 위한 두뇌 웃음운동.</td></tr>
<tr><td rowspan="2">학습
자료</td><td colspan="3">교 사</td><td colspan="2">학 생</td></tr>
<tr><td colspan="3">카세트, 음악CD, 매트, 수건</td><td colspan="2">긍정적인 오픈마인드</td></tr>
</table>

<table>
<tr><td>단계</td><td>학습주제</td><td>교 수 — 학 습 활 동</td><td>시간</td><td>지도상의
유의점</td></tr>
<tr><td>기초
단계</td><td>준비

목표제시</td><td>* 수업 선서
웃음가득 옆 사람과의 인사 !
* 스트레칭</td><td>10</td><td>개인별로 자유스럽게 진행한다.</td></tr>
<tr><td>실행
단계</td><td>탐색

생활
실습</td><td>* 웃음자아내기
웃음운동의 기본기 3가지
(크게 길게 온몸으로..)

* 웃음댄스지도
신나는 음악에 맞추어
웃음댄스 (반복연습)

* 웃음근육을 만드는 5가지 웃음운동
(조개 웃음운동, 박장대소 웃음운동)

* 관절을 부드럽게 하는 약손 웃음운동

* 웃음요가와 아사나 (Asana)
사자자세, 허리강화체위(고양이),코브라

* 웃음명상과 나를 사랑하는 웃음
삶의 의미를 찾아가는 묵상 웃음법.</td><td>30</td><td>전체학습 후에 조별로 학습하도록 한다.</td></tr>
<tr><td>정리
단계</td><td>정리
평가
차시예고</td><td>* 평가
* 개인연습
* 차시예고</td><td>10</td><td>규정서식에 결과를 기록한다.</td></tr>
</table>

웃음치료 지도안

<table>
<tr><td rowspan="2">주제</td><td rowspan="2">건강한 노후를 위한 웃음운동</td><td rowspan="2">차 시</td><td rowspan="2">4</td><td>지도교사(정)</td><td></td></tr>
<tr><td>지도교사(부)</td><td></td></tr>
<tr><td>학습
목표</td><td colspan="5">1. 웃음의 기본기를 익히기.
2. 웃음을 접목한 댄스와요가로 웃음 자아내기.
3. 치매예방을 위한 웃음운동.</td></tr>
<tr><td rowspan="2">학습
자료</td><td colspan="4">교 사</td><td>학 생</td></tr>
<tr><td colspan="4">카세트, 음악CD, 매트, 수건</td><td>긍정적인 오픈마인드</td></tr>
</table>

<table>
<tr><td>단계</td><td>학습주제</td><td>교 수 — 학 습 활 동</td><td>시간</td><td>지도상의
유의점</td></tr>
<tr><td>기초
단계</td><td>준비

목표제시</td><td>* 수업 선서
웃음가득 옆사람과의 인사 !
* 스트레칭</td><td>10</td><td>개인별로 자유스럽게 진행한다.</td></tr>
<tr><td>실행
단계</td><td>탐색

생활
실습</td><td>* 웃음자아내기
웃음운동의 기본기 3가지
(크게 길게 온몸으로..)

* 웃음댄스지도
신나는 음악에 맞추어
웃음댄스 (반복연습)

* 웃음근육을 만드는 5가지 웃음운동
(먼지털이 웃음법, 행복의잔 웃음운동)

* 혈당을 조절해주는 하하신발 웃음운동

* 웃음요가와 아사나 (Asana)
사자자세, 허리강화체위(고양이),코브라

* 웃음명상과 나를 사랑하는 웃음
삶의 의미를 찾아가는 묵상웃음법.</td><td>30</td><td>전체학습 후에 조별로 학습하도록 한다.</td></tr>
<tr><td>정리
단계</td><td>정리
평가
차시예고</td><td>* 평가
* 개인연습
* 차시예고</td><td>10</td><td>규정서식에 결과를 기록한다.</td></tr>
</table>

웃음치료 지도안

<table>
<tr><td rowspan="2">주제</td><td rowspan="2" colspan="2">건강한 노후를 위한 웃음운동</td><td rowspan="2">차 시</td><td rowspan="2">5</td><td>지도교사(정)</td><td></td></tr>
<tr><td>지도교사(부)</td><td></td></tr>
<tr><td>학습
목표</td><td colspan="6">1. 웃음의 기본기를 익히기.
2. 웃음을 접목한 댄스와요가로 웃음 자아내기.
3. 치매예방을 위한 웃음운동.</td></tr>
<tr><td rowspan="2">학습
자료</td><td colspan="4">교 사</td><td colspan="2">학 생</td></tr>
<tr><td colspan="4">카세트, 음악CD, 매트, 수건</td><td colspan="2">긍정적인 오픈마인드</td></tr>
<tr><td>단계</td><td>학습주제</td><td colspan="3">교 수 — 학 습 활 동</td><td>시간</td><td>지도상의
유의점</td></tr>
<tr><td>기초
단계</td><td>준비

목표제시</td><td colspan="3">* 수업 선서
웃음가득 옆 사람과의 인사 !
* 스트레칭</td><td>10</td><td>개인별로 자유스럽게 진행한다.</td></tr>
<tr><td>실행
단계</td><td>탐색

생활
실습</td><td colspan="3">* 웃음자아내기
웃음운동의 기본기 3가지
(크게 길게 온몸으로..)

* 웃음댄스지도
신나는 음악에 맞추어
웃음댄스 (반복연습)

* 웃음근육을 만드는 5가지 웃음운동
(손뼉 웃음법, 곤지곤지 웃음운동)

* 혈압을 정상적으로 만드는 웃음운동

* 웃음요가와 아사나 (Asana)
사자자세, 허리강화체위(고양이),코브라

* 웃음명상과 나를 사랑하는 웃음
삶의 의미를 찾아가는 묵상웃음법.</td><td>30</td><td>전체학습 후에 조별로 학습하도록 한다.</td></tr>
<tr><td>정리
단계</td><td>정리
평가
차시예고</td><td colspan="3">* 평가
* 개인연습
* 차시예고</td><td>10</td><td>규정서식에 결과를 기록한다.</td></tr>
</table>

웃음 지도안

주제	건강한 노후를 위한 웃음운동	차 시	6	지도교사(정)	
				지도교사(부)	
학습목표	1. 웃음의 기본기를 익히기. 2. 웃음을 접목한 댄스와요가로 웃음 자아내기. 3. 치매예방을 위한 웃음운동.				

학습자료	교 사	학 생
	카세트, 음악CD, 매트, 수건	긍정적인 오픈마인드

단계	학습주제	교 수 — 학 습 활 동	시간	지도상의 유의점
기초단계	준비 목표제시	* 수업 선서 웃음가득 옆 사람과의 인사 ! * 스트레칭	10	개인별로 자유스럽게 진행한다.
실행단계	탐색 생활실습	* 웃음자아내기 웃음운동의 기본기 3가지 (크게 길게 온몸으로..) * 웃음댄스지도 신나는 음악에 맞추어 웃음댄스 (반복연습) * 웃음근육을 만드는 5가지 웃음운동 (비행기 웃음법, 먼지털이 웃음법) * 생기 넘치는 얼굴만드는 웃음운동 * 웃음요가와 아사나 (Asana) 복부강화체위. 전굴아사나. 활체위. 사자자세 * 웃음명상과 나를 사랑하는 웃음 삶의 의미를 찾아가는 묵상웃음법.	30	체학습 후에 조별로 학습하도록 한다.
정리단계	정리 평가 차시예고	* 평가 * 개인연습 * 차시예고	10	규정서식에 결과를 기록한다.

웃음치료 지도안

주제	건강한 노후를 위한 웃음운동	차 시	7	지도교사(정)	
				지도교사(부)	

학습목표	1. 웃음의 기본기를 익히기. 2. 웃음을 접목한 댄스와요가로 웃음 자아내기. 3. 치매예방을 위한 웃음운동.

학습자료	교 사	학 생
	카세트, 음악CD, 매트, 수건	긍정적인 오픈마인드

단계	학습주제	교 수 — 학 습 활 동	시간	지도상의 유의점
기초단계	준비 목표제시	* 수업 선서 웃음가득 옆 사람과의 인사 ! * 스트레칭	10	개인별로 자유스럽게 진행한다.
실행단계	탐색 생활실습	* 웃음자아내기 웃음운동의 기본기 3가지 (크게 길게 온몸으로..) * 웃음댄스지도 신나는 음악에 맞추어 웃음댄스 (반복연습) * 웃음근육을 만드는 5가지 웃음운동 (손뼉 웃음법, 곤지곤지 웃음운동) * 자연스런 표정을 만드는 스트레칭 * 웃음요가와 아사나 (Asana) 사자자세, 허리강화체위(고양이),코브라 * 웃음명상과 나를 사랑하는 웃음 삶의 의미를 찾아가는 묵상웃음법.	30	전체학습 후에 조별로 학습하도록 한다.
정리단계	정리 평가 차시예고	* 평가 * 개인연습 * 차시예고	10	규정서식에 결과를 기록한다.

웃음치료 지도안

<table>
<tr><td rowspan="2">주제</td><td rowspan="2">건강한 노후를 위한 웃음운동</td><td rowspan="2">차 시</td><td rowspan="2">8</td><td>지도교사(정)</td><td></td></tr>
<tr><td>지도교사(부)</td><td></td></tr>
<tr><td>학습
목표</td><td colspan="5">1. 웃음의 기본기를 익히기.
2. 웃음을 접목한 댄스와요가로 웃음 자아내기.
3. 치매예방을 위한 웃음운동.</td></tr>
<tr><td rowspan="2">학습
자료</td><td colspan="3">교 사</td><td colspan="2">학 생</td></tr>
<tr><td colspan="3">카세트, 음악CD, 매트, 수건</td><td colspan="2">긍정적인 오픈마인드</td></tr>
</table>

<table>
<tr><th>단계</th><th>학습주제</th><th>교 수 — 학 습 활 동</th><th>시간</th><th>지도상의
유의점</th></tr>
<tr><td>기초
단계</td><td>준비

목표제시</td><td>* 수업 선서
웃음가득 옆 사람과의 인사 !
* 스트레칭</td><td>10</td><td>개인별로 자유스럽게 진행한다.</td></tr>
<tr><td>실행
단계</td><td>탐색

생활
실습</td><td>* 웃음지이내기
웃음운동의 기본기 3가지
(크게 길게 온몸으로..)

* 웃음댄스지도
신나는 음악에 맞추어
웃음댄스 (반복연습)

* 웃음근육을 만드는 5가지 웃음운동
(웃음법, 웃음운동)

* 치매예방을 위한 두뇌 웃음운동

* 웃음요가와 아사나(Asana)
사자자세, 허리강화체위(고양이),코브라

* 웃음명상과 나를 사랑하는 웃음
삶의 의미를 찾아가는 묵상 웃음법</td><td>30</td><td>전체학습 후에 조별로 학습하도록 한다.</td></tr>
<tr><td>정리
단계</td><td>정리
평가
차시예고</td><td>* 평가
* 개인연습
* 차시예고</td><td>10</td><td>규정서식에 결과를 기록한다.</td></tr>
</table>

웃음치료 지도안

<table>
<tr><td rowspan="2">주제</td><td rowspan="2" colspan="2">건강한 노후를 위한 웃음운동</td><td rowspan="2">차 시</td><td rowspan="2">9</td><td>지도교사(정)</td><td></td></tr>
<tr><td>지도교사(부)</td><td></td></tr>
<tr><td>학습
목표</td><td colspan="6">1. 웃음의 기본기를 익히기.
2. 웃음을 접목한 댄스와요가로 웃음 자아내기.
3. 치매예방을 위한 웃음운동.</td></tr>
<tr><td rowspan="2">학습
자료</td><td colspan="4">교 사</td><td colspan="2">학 생</td></tr>
<tr><td colspan="4">카세트, 음악CD, 매트, 수건</td><td colspan="2">긍정적인 오픈마인드</td></tr>
<tr><td>단계</td><td>학습주제</td><td colspan="3">교 수 — 학 습 활 동</td><td>시간</td><td>지도상의
유의점</td></tr>
<tr><td>기초
단계</td><td>준비

목표제시</td><td colspan="3">* 수업 선서
웃음가득 옆 사람과의 인사 !
* 스트레칭</td><td>10</td><td>개인별로 자유스럽게 진행한다.</td></tr>
<tr><td>실행
단계</td><td>탐색

생활
실습</td><td colspan="3">* 웃음자아내기
웃음운동의 기본기 3가지
(크게 길게 온몸으로..)

* 웃음댄스지도
신나는 음악에 맞추어
웃음댄스 (반복연습)

* 웃음근육을 만드는 5가지 웃음운동
(행복의잔 웃음법 , 행복 웃음법)

* 혈압을 정상적으로 만드는 웃음운동

* 웃음요가와 아사나 (Asana)
복부강화체위, 전굴아사나, 활체위, 사자자세

* 웃음명상과 나를 사랑하는 웃음
삶의 의미를 찾아가는 묵상 웃음법</td><td>30</td><td>전체학습 후에 조별로 학습하도록 한다.</td></tr>
<tr><td>정리
단계</td><td>정리
평가
차시예고</td><td colspan="3">* 평가
* 개인연습
* 차시예고</td><td>10</td><td>규정서식에 결과를 기록한다.</td></tr>
</table>

웃음치료 지도안

주제	건강한 노후를 위한 웃음운동	차 시	10	지도교사(정)	
				지도교사(부)	

학습목표	1. 웃음의 기본기를 익히기. 2. 웃음을 접목한 댄스와요가로 웃음 자아내기. 3. 치매예방을 위한 두뇌 웃음운동.

학습자료	교 사	학 생
	카세트, 음악CD, 매트, 수건	긍정적인 오픈마인드

단계	학습주제	교 수 — 학 습 활 동	시간	지도상의 유의점
기초단계	준비 목표제시	* 수업 선서 웃음가득 옆 사람과의 인사! * 스트레칭	10	개인별로 자유스럽게 진행한다.
실행단계	탐색 생활실습	* 웃음자아내기 웃음운동의 기본기 3가지 * 웃음댄스지도 신나는 음악에 맞추어 웃음댄스 (반복연습) * 웃음근육을 만드는 5가지 웃음운동 (도레미 웃음운동, 순발력웃음운동) * 웃음요가와 아사나 (Asana) ① 타다아사나 (산자세) ② 척추강화체위 ③ 사자자세 * 웃음명상과 나를 사랑하는 웃음 삶의 의미를 찾아가는 묵상 웃음법	30	전체학습 후에 조별로 학습하도록 한다.
정리단계	정리 평가 차시예고	* 평가 * 개인연습 * 차시예고	10	규정서식에 결과를 기록한다.

4. 게이트볼

게이트볼 지도안

<table>
<tr><td rowspan="2">주제</td><td colspan="2" rowspan="2">게이트볼의 역사, 특성 및 자세</td><td rowspan="2">차 시</td><td rowspan="2">1</td><td>지도교사(정)</td><td></td></tr>
<tr><td>지도교사(부)</td><td></td></tr>
<tr><td>학습
목표</td><td colspan="6">1. 게이트볼의 역사를 이해한다.
2. 게이트볼의 특성과 용어를 이해한다.
3. 스틱을 잡는 법과 스윙 배우기</td></tr>
<tr><td rowspan="2">학습
자료</td><td colspan="4">교 사</td><td colspan="2">학 생</td></tr>
<tr><td colspan="4">스틱, 게이트, 볼, 전자득점기, 자켓</td><td colspan="2">운동화, 음료수, 수건</td></tr>
<tr><td>단계</td><td>학습주제</td><td colspan="2">교 수 — 학 습 활 동</td><td>시간</td><td colspan="2">지도상의
유의점</td></tr>
<tr><td>기초
단계</td><td>준비

목표제시</td><td colspan="2">* 수업 선서
-상호간 인사
-수업내용 설명
* 스트레칭</td><td>30</td><td colspan="2">개인별로 자유스럽게 진행한다.</td></tr>
<tr><td>실행
단계</td><td>탐색

생활
실습</td><td colspan="2">① 게이트볼의 역사를 이해한다.
게이트볼 역사의 설명과 이해
게이트볼 역사관계 자료 프리젠테이션

② 게이트볼의 특성과 용어를 이해한다.
게이트볼의 특성과 용어에 대한 설명과 이해
게이트볼의 특성과 용어자료 프리젠테이션

③ 스틱을 잡는 법(그립)과 스윙 배우기
게이트볼 스틱 잡는 법 설명
(오버랩핑, 인터로킹, 내츄럴 그립)
게이트볼 스윙 설명
게이트볼 실습과 연습</td><td>60</td><td colspan="2">전체학습 후에 개인커플별로 학습하도록 한다.</td></tr>
<tr><td>정리
단계</td><td>정리
평가
차시예고</td><td colspan="2">* 평가
* 개인연습
* 차시예고</td><td>30</td><td colspan="2">규정서식에 결과를 기록한다.</td></tr>
</table>

게이트볼 지도안

주제	스탠스와 스트록크 배우기	차 시	2	지도교사(정)	
				지도교사(부)	
학습 목표	1. 양발의 위치(스탠스) 2. 바로 스틱을 흔들기(기본자세)				

학습 자료	교 사	학 생
	스틱, 게이트, 볼, 전자득점기, 자켓	운동화, 음료수, 수건

단계	학습주제	교 수 — 학 습 활 동	시간	지도상의 유의점
기초 단계	준비 목표제시	* 수업 선서 -상호간 인사 -수업내용 설명 * 스트레칭	30	팀별로 자유스럽게 진행한다.
실행 단계	탐색 생활 실습	① 스탠스 이해한다. square stance 설명과 실습 open stance 설명과 이해 및 실습 close stance 설명과 실습 ② 바로 스틱을 흔들기(기본자세) 실습하기. grip잡는법의 자세한 설명 및 이해 grip의 실습과 스트로크 실습 take away설명과 실습 ③ 스탠스와 스윙의 올바른 연습하기. stance, grip의 혼용과 실습 (open, square, close stance/ open, square, close grip) 게이트볼 스윙 설명 게이트볼 실습과 연습	60	전체학습 후에 개인별로 학습하도록 한다.
정리 단계	정리 평가 차시예고	* 평가 * 개인연습 * 차시예고	30	규정서식에 결과를 기록한다.

게이트볼 지도안

<table>
<tr><td rowspan="2">주제</td><td rowspan="2">기본타와 거리감 배우기</td><td rowspan="2">차 시</td><td rowspan="2">3</td><td>지도교사(정)</td><td></td></tr>
<tr><td>지도교사(부)</td><td></td></tr>
<tr><td>학습
목표</td><td colspan="5">1. 슬라이드 터치의 기본타
2. 거리감을 익힌다.</td></tr>
<tr><td rowspan="2">학습
자료</td><td colspan="3">교 사</td><td colspan="2">학 생</td></tr>
<tr><td colspan="3">스틱, 게이트, 볼, 전자득점기, 자켓</td><td colspan="2">운동화, 음료수, 수건</td></tr>
</table>

<table>
<tr><td>단계</td><td>학습주제</td><td>교 수 — 학 습 활 동</td><td>시간</td><td>지도상의
유의점</td></tr>
<tr><td>기초
단계</td><td>준비

목표제시</td><td>* 수업 선서
-상호간 인사
-수업내용 설명
* 스트레칭</td><td>30</td><td>팀별로 자유스럽게 진행한다.</td></tr>
<tr><td>실행
단계</td><td>탐색

생활
실습</td><td>① 슬라이드 터치의 기본타 배우기
슬라이드 터치의 설명과 이해 및 실습
기본타의 설명과 이해 및 실습

② 거리감을 익히기.
3m거리감을 익히기
5m거리감을 익히기
7m거리감을 익히기
10m거리감을 익히기</td><td>60</td><td>전체학습 후에 개인별로 학습하도록 한다.</td></tr>
<tr><td>정리
단계</td><td>정리
평가
차시예고</td><td>* 평가
* 개인연습
* 차시예고</td><td>30</td><td>규정서식에 결과를 기록한다.</td></tr>
</table>

게이트볼 지도안

주제	스파크타격, 게이트 통과 및 게임	차 시	4	지도교사(정)	
				지도교사(부)	

학습목표	1. 스파크타격의 게이트 통과 2. 득점을 쟁취하는 게임 방법

학습자료	교 사	학 생
	스틱, 게이트, 볼, 전자득점기, 자켓	운동화, 음료수, 수건

단계	학습주제	교 수 — 학 습 활 동	시간	지도상의 유의점
기초 단계	준비 목표제시	* 수업 선서 -상호간 인사 -수업내용 설명 * 스트레칭	30	팀별로 자유스럽게 진행한다.
실행 단계	탐색 생활 실습	① 스파크타격의 게이트 통과 연습. 스파크타격의 설명과 이해 및 실습 게이트 통과 연습 설명과 이해 및 실습 ② 득점을 쟁취하는 게임 방법 이해. 쟁취하는 게임 방법 설명과 이해 및 실습 게이트볼 실습 게임	60	전체학습 후에 개인 및 그룹별로 학습하도록 한다.
정리 단계	정리 평가 차시예고	* 평가 * 개인연습 * 차시예고	30	규정서식에 결과를 기록한다.

게이트볼 지도안

<table>
<tr><td rowspan="2">주제</td><td rowspan="2" colspan="2">게이트볼의 실전및 연구과제</td><td rowspan="2">차 시</td><td rowspan="2">5</td><td>지도교사(정)</td><td></td></tr>
<tr><td>지도교사(부)</td><td></td></tr>
<tr><td>학습
목표</td><td colspan="6">1. 게이트볼의 실전
2. 게이트볼의 연구과제</td></tr>
<tr><td rowspan="2">학습
자료</td><td colspan="4">교 사</td><td colspan="2">학 생</td></tr>
<tr><td colspan="4">스틱, 게이트, 볼, 전자득점기, 자켓</td><td colspan="2">운동화, 음료수, 수건</td></tr>
<tr><td>단계</td><td>학습주제</td><td colspan="3">교 수 ― 학 습 활 동</td><td>시간</td><td>지도상의
유의점</td></tr>
<tr><td>기초
단계</td><td>준비

목표제시</td><td colspan="3">* 수업 선서
-상호간 인사
-수업내용 설명
* 스트레칭</td><td>30</td><td>팀별로 자유스럽게 진행한다.</td></tr>
<tr><td>실행
단계</td><td>탐색

생활
실습</td><td colspan="3">① 게이트볼의 실전.
실전 게임을 통한 게이트볼 이해 및 실습
실전 게임을 통한 게이트볼 규칙의 이해

② 게이트볼의 연구과제
게이트볼 게임의 목적에 대한 이해
게이트볼 게임의 필요성에 대한 이해
게이트볼 게임의 효과에 대한 이해</td><td>60</td><td>전체학습 후에 개인 및 그룹별로 학습하도록 한다.</td></tr>
<tr><td>정리
단계</td><td>정리
평가
차시예고</td><td colspan="3">* 평가
* 개인연습
* 차시예고</td><td>30</td><td>규정서식에 결과를 기록한다.</td></tr>
</table>

게이트볼 지도안

<table>
<tr><td rowspan="2">주제</td><td rowspan="2" colspan="2">경기규칙 주지</td><td rowspan="2">차 시</td><td rowspan="2">6</td><td>지도교사(정)</td><td></td></tr>
<tr><td>지도교사(부)</td><td></td></tr>
<tr><td>학습
목표</td><td colspan="6">1. 경기규칙의 이해
2. 경기규칙의 숙지</td></tr>
<tr><td rowspan="2">학습
자료</td><td colspan="3">교 사</td><td colspan="3">학 생</td></tr>
<tr><td colspan="3">스틱, 게이트, 볼, 전자득점기, 자켓</td><td colspan="3">운동화, 음료수, 수건</td></tr>
<tr><td>단계</td><td>학습주제</td><td colspan="3">교 수 — 학 습 활 동</td><td>시간</td><td>지도상의
유의점</td></tr>
<tr><td>기초
단계</td><td>준비
목표제시</td><td colspan="3">* 수업 선서
-상호간 인사
-수업내용 설명
* 스트레칭</td><td>30</td><td>팀별로 자유스럽게 진행한다.</td></tr>
<tr><td>실행
단계</td><td>탐색
생활
실습</td><td colspan="3">① 경기규칙의 이해.
실전 게임을 통한 경기규칙의 설명 및 실습
실전 게임을 통한 게이트볼 규칙의 이해
② 경기규칙의 숙지.
실전 게임을 통한 경기규칙의 숙지 및 반복
실전 게임을 통한 몸에 숙지된 규칙의 이해</td><td>60</td><td>전체학습 후에 개인 및 그룹별로 학습하도록 한다.</td></tr>
<tr><td>정리
단계</td><td>정리
평가
차시예고</td><td colspan="3">* 평가
* 개인연습
* 차시예고</td><td>30</td><td>규정서식에 결과를 기록한다.</td></tr>
</table>

게이트볼 지도안

<table>
<tr><td rowspan="2">주제</td><td rowspan="2">심판보는 요령 및 제스쳐</td><td rowspan="2">차 시</td><td rowspan="2">7</td><td>지도교사(정)</td><td></td></tr>
<tr><td>지도교사(부)</td><td></td></tr>
<tr><td>학습
목표</td><td colspan="5">1. 심판보는 요령 배우기
2. 심판의 각종 제스쳐 배우기</td></tr>
<tr><td rowspan="2">학습
자료</td><td colspan="3">교 사</td><td colspan="2">학 생</td></tr>
<tr><td colspan="3"></td><td colspan="2">운동화, 음료수, 수건</td></tr>
</table>

<table>
<tr><td>단계</td><td>학습주제</td><td>교 수 — 학 습 활 동</td><td>시간</td><td>지도상의
유의점</td></tr>
<tr><td>기초
단계</td><td>준비

목표제시</td><td>* 수업 선서
-상호간 인사
-수업내용 설명
* 스트레칭</td><td>30</td><td>팀별로 자유스럽게 진행한다.</td></tr>
<tr><td>실행
단계</td><td>탐색

생활
실습</td><td>① 심판보는 요령 배우기.
실전 게임을 통한 심판보는 요령의 설명
실전 게임을 통한 심판보는 요령의 실습
실전 게임을 통한 게이트볼 심판의 이해

② 심판의 각종 제스쳐 배우기.
실전 게임을 통한 심판 제스쳐 요령의 설명
실전 게임을 통한 심판 제스쳐 요령의 실습
실전 게임을 통한 심판 제스쳐의 이해</td><td>60</td><td>전체학습 후에 개인 및 그룹별로 학습하도록 한다.</td></tr>
<tr><td>정리
단계</td><td>정리
평가
차시예고</td><td>* 평가
* 개인연습
* 차시예고</td><td>30</td><td>규정서식에 결과를 기록한다.</td></tr>
</table>

게이트볼 지도안

<table>
<tr><td>주제</td><td colspan="2">오더표 기록표 작성요령</td><td>차 시</td><td>8</td><td>지도교사(정)</td><td></td></tr>
<tr><td></td><td colspan="2"></td><td></td><td></td><td>지도교사(부)</td><td></td></tr>
<tr><td>학습목표</td><td colspan="6">1. 오더표 기록표 작성요령</td></tr>
<tr><td rowspan="2">학습자료</td><td colspan="3">교 사</td><td colspan="3">학 생</td></tr>
<tr><td colspan="3">스틱, 게이트, 볼, 전자득점기, 자켓</td><td colspan="3">운동화, 음료수, 수건</td></tr>
<tr><td>단계</td><td>학습주제</td><td colspan="3">교 수 — 학 습 활 동</td><td>시간</td><td>지도상의 유의점</td></tr>
<tr><td>기초단계</td><td>준비
목표제시</td><td colspan="3">* 수업 선서
-상호간 인사
-수업내용 설명
* 스트레칭</td><td>30</td><td>팀별로 자유스럽게 진행한다.</td></tr>
<tr><td>실행단계</td><td>탐색
생활실습</td><td colspan="3">① 오더표 작성요령.
실전 게임을 통한 오더표 작성요령의 설명
실전 게임을 통한 오더표 작성요령의 실습
실전 게임을 통한 오더표 작성의 이해

② 기록표 작성요령.
실전 게임을 통한 기록표 작성요령의 설명
실전 게임을 통한 기록표 작성요령의 실습
실전 게임을 통한 기록표 작성의 이해</td><td>60</td><td>전체학습 후에 개인 및 그룹별로 학습하도록 한다.</td></tr>
<tr><td>정리단계</td><td>정리
평가
차시예고</td><td colspan="3">* 평가
* 개인연습
* 차시예고</td><td>30</td><td>규정서식에 결과를 기록한다.</td></tr>
</table>

게이트볼 지도안

<table>
<tr><td rowspan="2">주제</td><td colspan="2" rowspan="2">경기준비 절차 및 진행 요령</td><td rowspan="2">차 시</td><td rowspan="2">9</td><td>지도교사(정)</td><td></td></tr>
<tr><td>지도교사(부)</td><td></td></tr>
<tr><td>학습목표</td><td colspan="6">1. 경기준비 절차 및 진행 요령</td></tr>
<tr><td rowspan="2">학습자료</td><td colspan="4">교 사</td><td colspan="2">학 생</td></tr>
<tr><td colspan="4">스틱, 게이트, 볼, 전자득점기, 자켓</td><td colspan="2">운동화, 음료수, 수건</td></tr>
<tr><td>단계</td><td>학습주제</td><td colspan="3">교 수 — 학 습 활 동</td><td>시간</td><td>지도상의 유의점</td></tr>
<tr><td>기초단계</td><td>준비
목표제시</td><td colspan="3">*수업 선서
-상호간 인사
-수업내용 설명
*스트레칭</td><td>30</td><td>팀별로 자유스럽게 진행한다.</td></tr>
<tr><td>실행단계</td><td>탐색
생활실습</td><td colspan="3">① 경기준비 절차 요령.
실전 게임전 준비 방법 설명
실전 게임전 준비 절차 설명
실전 게임전 경기 준비 실습
실전게임 실행

② 경기 진행 요령.
실전 게임을 통한 경기진행 요령 설명
실전 게임을 통한 경기진행 요령 실습
실전 게임을 통한 경기진행의 이해</td><td>60</td><td>전체학습 후에 개인 및 그룹별로 학습하도록 한다.</td></tr>
<tr><td>정리단계</td><td>정리
평가
차시예고</td><td colspan="3">* 평가
* 개인연습
* 차시예고</td><td>30</td><td>규정서식에 결과를 기록한다.</td></tr>
</table>

게이트볼 지도안

<table>
<tr><td rowspan="2">주제</td><td rowspan="2">게이트볼 시합</td><td rowspan="2">차 시</td><td rowspan="2">10</td><td>지도교사(정)</td><td></td></tr>
<tr><td>지도교사(부)</td><td></td></tr>
<tr><td>학습
목표</td><td colspan="5">1. 게이트볼 경기를 통한 게이트볼 수업 과정의 복습 및 이해</td></tr>
<tr><td rowspan="2">학습
자료</td><td colspan="3">교 사</td><td colspan="2">학 생</td></tr>
<tr><td colspan="3">스틱, 게이트, 볼, 전자득점기, 자켓</td><td colspan="2">운동화, 음료수, 수건</td></tr>
<tr><td>단계</td><td>학습주제</td><td colspan="2">교 수 — 학 습 활 동</td><td>시간</td><td>지도상의
유의점</td></tr>
<tr><td>기초
단계</td><td>준비

목표제시</td><td colspan="2">* 수업 선서
-상호간 인사
-수업내용 설명
* 스트레칭</td><td>30</td><td>팀별로 자유스럽게 진행한다.</td></tr>
<tr><td>실행
단계</td><td>탐색

생활
실습</td><td colspan="2">① 경기준비 실습.
실전 게임전 준비 방법 실습
실전게임 실행

② 경기 진행 실습.
실전 게임을 통한 경기진행

③ 경기 중 심판요령 및 제스쳐 실습
실전 게임을 통한 심판요령 및 제스쳐

④ 경기의 정리
경기의 종료

⑤ 수업에 대한 총평
수업의 문제점과 보완점 토론
수업의 평가</td><td>60</td><td>전체학습 후에 개인별로 학습하도록 한다.</td></tr>
<tr><td>정리
단계</td><td>정리
평가
차시예고</td><td colspan="2">* 평가
* 개인연습
* 차시예고</td><td>30</td><td>규정서식에 결과를 기록한다.</td></tr>
</table>

6장

노인 체력측정 및 평가

1. 노인 체력측정의 의의

현재 우리나라는 2000년도에 65세 이상의 노인인구가 7.2%를 넘어 고령화 사회에 접어들었으며, 2010년에는 노인인구 비율이 10.9%, 2018년에는 14.3%가 되어 고령화 사회에 진입하고, 2026년에 20.8%로 추정되어 초고령 사회에 도달할 것으로 전망된다(통계청, 2006).

낙상 사고는 생의 모든 주기에 걸쳐 발생하며, 특히 65세 이상의 노인에서 많이 발생되는데(Kang, et. al., 1999), 75세 이후에는 낙상이 완만하게 증가하다가 80~84세 사이에 최고조에 이르며 85세 이상에서는 생존율이 감소하고 활동의 제한이 많기 때문에 빈도수가 감소하게 된다(Runge, 1993).

낙상은 외적인 충격 없이 일상생활을 수행하는 동안 비의도적으로 균형이나 안정성을 잃으면서 신체의 일부분이 바닥에 닿는 것을 의미한다(Lord et al., 1991). 낙상은 내적인 요인과 외적인 요인에 의해 발생되며(Nickens, 1985), 내적인 요인은 근력변화, 관절, 시각감각 손상, 전정기능의 감소, 기립균형과 가동성의 감소와 관련이 있으며, Silsupadol 등(2005)은 모든 낙상의10～25%는 균형감소와 비정상적인 보행과 관계가 있다고 하였다. 외적요인은 환경적인 요소를 포함하며 주위 환경적 장애물, 즉 의자, 침대, 화장실, 흐린 조명, 젖은 마룻바닥과 난간이 없는 계단 등이 넘어짐을 유발시킨다(Tideikssar, 1997).

낙상은 노인의 건강을 위협하는 가장 심각한 문제 중의 하나이고, 신체적 손상 뿐 아니라 정신적인 피해를 가져오며(Colling & Park, 1983), 낙상에 의해 유발된 통증 때문에 움직이는데 제한을 받게 된다. 낙상에 의한 상해는 고관절 또는 다른 부위의 골절과 심한 연골의 손상을 포함하며, 손상의 심각성과 관계없이 한 번의 낙상으로 낙상에 대한 두려움을 초래하여 낙상으로 인한 두려움은 사회적 활동을 제한하며, 낮은 주관적 건강도, 신체기능의 약화, 낙상에 의한 상해와 관절의 통증 등의 특징을 가지게 된다.

60대에서 운동을 규칙적으로 수행한 사람일수록 낙상의 위험을 감소시킬 수 있다고 한다(Speechley & Tinetti, 1991). 규칙적인 운동은 심폐기능 향상, 근력의 증가, 관절 유연성 등을 강화시키며, 또한 정신적인 안녕에도 긍정적인 영향을 가져와 불안과 우울에 대한 민감도를 개선시키는 것으로 보고되고 있다(Morgan & Goldston, 1987).

이러한 관점에서 볼 때, 규칙적인 운동은 노인의 노화 예방 및 체력 향상에 긍정적인 영향을 미친다는 결과가 있었으며, 미국 대학스포츠의학회(American College of Sport Medicine, ACSM, 1998)의 장기연구 발표에 따르면, "규칙적인 신체활동과 운동이 심장병, 고혈압, 골다공증, 비만, 정신건강 등의 위험을 감소시키고 수명을 연장시킨다"고 하였다. 이렇듯 운동이 노인의 신체적, 정서적 건강은 물론 삶의 질 향상에도 긍정적 영향을 미칠 것이라는 연구들은 많이 이루어져 왔으며, 금번에 실시한 장수마을 운동프로그램이 노인들의 건강증진에 미치는 영향을 알아보고자 한다.

1) 노인운동의 이점

(1) 운동에서 노인이 얻을 수 있는 생리적인 효과

○ 일시적인 효과

- 포도당 수치 : 운동은 혈당 수준을 조절하는데 도움이 된다.
- 카테콜라민 활동 : 운동은 아드레날린과 노르아드레날린 수치를 증가시킨다.
- 수면 개선 : 운동은 모든 연령의 사람에게서 수면의 질과 양을 높이는 것으로 드러났다.

○ 장기적인 효과

- 유산소/심폐지구력 : 적절한 신체 훈련을 실시하고 난 뒤에는 심혈관 기능의 거의 모든 측면에서 상당한 개선이 나타났다.

- 저항 훈련/근력 강화 : 모든 연령의 사람들이 근력 강화 운동으로부터 효과를 얻을 수 있다. 저항 훈련은 노인의 독립성 유지에 커다란 영향을 미친다.

- 유연성 : 관절 가동 범위 내에서의 움직임을 자극하는 운동은 유연성의 보존과 회복에 도움을 준다.

- 균형/협응 : 규칙적인 운동은 노화와 관련된 균형과 협응의 감소를 막거나 지연시키는 데 도움이 된다. 노화와 관련된 균형과 협응의 감소는 넘어지게 만드는 주된 위험인자이다.

- 동작의 속도 : 행동이 느려지는 것은 노화의 특징이다. 규칙적인 운동을 하는 사람들은 이러한 노화와 관련된 감소를 지연시킬 수 있는 경우가 많다.

(2) 운동에서 노인이 얻을 수 있는 심리적인 효과

○ 일시적인 효과

- 이완 : 적절한 운동은 이완을 촉진한다.

- 스트레스와 불안의 감소 : 규칙적인 운동은 스트레스와 불안을 감소시킬 수 있다는 증거가 있다.

- 기분 좋게 하기 : 수많은 사람들이 적절한 운동을 하고 나면 기분이 좋아진다고 말한다.

(3) 장기적인 효과

- 전반적인 행복감(well-being) : 광범위한 신체활동을 오랫동안 실시했을 경우 심리적인 기능의 거의 모든 측면이 개선되는 것으로 나타났다.

- 정신 건강의 향상 : 규칙적인 운동은 우울증과 불안 신경증(anxiety neurosis)을 비롯한 몇 가지 정신 질환의 치료에 중요한 기여를 할 수 있다.

- 인지 능력의 향상 : 규칙적인 운동은 노화와 관련해 중추신경계 처리 속

도가 느려지는 것을 지연시키는 데 도움을 주고 반응시간을 높인다.

- 운동 제어와 수행 : 규칙적인 운동은 노화와 관련해 소근운동기술(fine motor)과 대근운동기술(gross motor)이 감소하는 것을 예방하거나 지연시키는 데 도움을 준다.

- 기술 습득 : 연령에 상관없이 모든 사람들이 새로운 기술을 익힐 수 있고, 기존의 기술을 다듬을 수 있다.

2) 검사와 평가가 중요한 이유

신체 기능(특히 균형과 활동능력)의 여러 요소들을 평가하는 것은 저자에게 많은 측면에서 도움을 준다. 평가는 여러 신체기관의 현저한 변화로 인해 자세 안정성과 활동능력이 눈에 띄게 변하는 것을 경험하기 시작하는 노인을 조기에 파악하게 해 줄 뿐만 아니라, 파악된 신체기관 장애에 초점을 맞춘 적절한 운동 계획을 설계할 수 있게 도와준다. 재평가를 정기적으로 실시하면 이러한 여러 테스트를 통해 얻은 정보를 이용해 특정한 운동을 선택하거나 빼고, 참가자에게 적절한 장·단기 목표를 세우는 데 도움을 주며, 이것들이 목표를 달성하도록 동기를 부여할 수 있다. 끝으로, 프로그램의 전반적인 효과와 지도자의 강의 내용을 평가할 수 있다.

철저한 검사와 평가는 균형 문제를 조기에 파악하게 하고, 파악된 신체기관 장애에 초점을 맞춘 운동 계획을 설계할 수 있게 도와준다.

3) 균형 및 활동능력 장애가 있는 노인들을 평가하는 방법

장애로 가는 4단계 과정(질병, 손상, 기능 제한, 장애)을 명하는 장애모델(Nagi Disabiliaty Modal)에 맞춰 특히 이미 균형과 활동능력의 문제를 겪고 있는 노인을 심사하고 평가하는 4단계 중 각각의 기능 이상의 정도를 평가하기 위한 테스트가 포함되어야 한다. 이러한 다단계 평가는 지도자에게 가장 적절한 운동을 선택하는 데 이용될 수 있는 심층적인 정보를 제공해 준다. 최근 밝혀진 증거에 따르면 신체 활동을 하지 않는 것이나, 신체를 사용하지 않는 것과 같은 생활방식 요인들이 노인의 허약과 장애에 기여하는 중요한 질병요인으로 간주되고 있다.

4) 노인체력검사(Senior Fitness Test)를 이용한 신체 장애의 평가

노인의 기능성 활동능력과 관련된 기초적인 신체장애는 Rikli와 Jones(1999)가 개발한 노인 체력 검사(Senior Fitness Test)를 이용해 측정한다. 이 6가지 항목으로 구성된 테스트에는 상체와 하체의 근력 및 유연성, 유산소성 지구력, 동적 균형 및 민첩성이 포함되어 있으며, 실시 지침에 맞춰 실행된 테스트 결과를 한국인을 대상으로 산출된 평가 기준과 비교할 수 있다. 이 테스트는 높은 신뢰도와 타당도를 보여 왔고, 신체 기능이 건강한 노인에서부터 신체 기능이 약한 노인에 이르기까지 성공적으로 실시될 수 있다. 허약한 노인의 경우에는 특정한 테스트 항목을 실시하는 방법을 수정해야 할지도 모르지만(의자에 서기나 비대칭적인 다리 들어올리기에서 손을 사용하게 하거나, 2분 스텝 테스트 중에 외부 지지물을 사용하게 하는 것), 프로그램 실행 필요성을 파악하고 프로그램을 실행하는 중에 규칙적인 검사를 같은 방식으로 실시했을 때 진전 과정을 평가하는 데 이 결과를 이용할 수 있다.

2. 노인 체력의 필요성

과거에는 젊은 사람이 체력에 많은 관심을 가지고 있었으나 최근 들어 나이든 사람들도 젊은 사람 못지않게 체력에 많은 관심을 보이고 있다. 노인들이 노후에도 자립적이고 활동적인 생활 또는 특별한 보조 기구 없이도 일상적인 활동을 하기 위해서 체력 수준의 유지가 무엇보다도 중요하다. 그러나 대부분의 노인들이 노후에 만성질환과 일상생활로의 복귀가 늦어지거나 불가능 한 것은 <그림 6-1>에서 보는 바와 같이 신체활동의 부족으로 야기되며, “Health People 2000”이란 책에서도 수명이 늘어남에 따라 70세 이상의 노인들이 옷을 입고 벗거나 목욕과 같은 일상생활 활동에서 발생되는 장애가 증가하고 있다고 하였다. 다행스러운 것은 노화로 인한 신체적 능력의 감소는 지속적인 신체활동 참여로 예방할 수 있을 뿐만 아니라 개선할 수 있다는 것이며, 특히 중요한 것은 자신의 신체적 기능이 약하다는 것을 빨리 인식하고 신체활동을 규칙적으로 하는 습관이 필요하다. 따라서 체력검사의 목적은 이미 만성질환이 어느 정도 진행되어 있다고 볼 수 있는 노인들 대상으로 체력수준을 평가함으로써 활동적이고, 다른 사람의 도움 없이 독립적인 생활을 영위할 수 있도록 노인들에게 알맞은 운동방법을 제시하는데 있다.

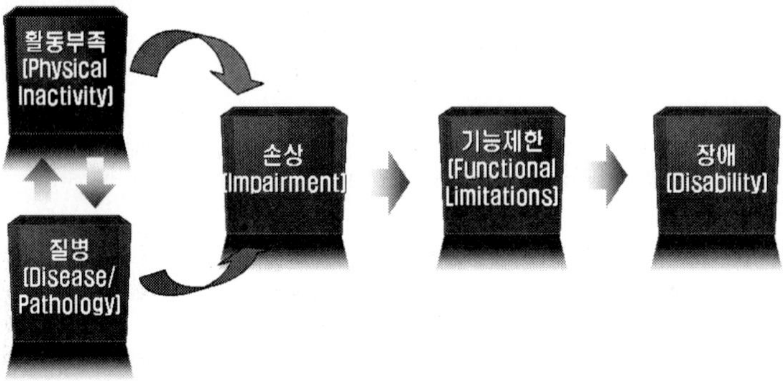

그림 6-1. 장애발생 경로

1) 근력

근력은 50세 이후에 10년마다 15~20%의 감소를 보이며(ACSM, 1998), 노인들의 일상생활 활동에 많은 영향을 미치게 된다. 예를 들어 하체 근력은 계단 오르기나 장거리 보행, 의자에서 일어서기와 같은 활동에 필요하며, 상체근력은 물건 나르기, 가방 들기, 혼자 안기와 같은 일상생활을 위해서 필요하다. 통계적으로 많은 노인들이 노화가 시작되면서 기능적인 손실이 발생하는 이유로 근력의 감소를 원인으로 제시하고 있다(Stump et al, 1997; Gill et al, 1996). 또한 근력이나 근기능의 유지는 낙상으로 인해 발생하는 부상의 위험을 감소시켜주기 때문에 낙상예방을 위해서 무엇보다 중요하며(Bohannon, 1995; Brown et al, 1995), 하지근력(대퇴근력)의 감소는 근육의 무력화나 이동의 불편함과 직결된다는 연구(Bassey et al. 1992; Ploutz-Snyder et al. 2002)와 근력이 신체적 기능과 상태에 큰 영향력을 미친(Foldvari et al. 2000; Bean et al. 2002)다고 보고되고 있다. 이뿐 만이 아니라 근력과 신체활동과의 관계 등 노인들의 근력에 대한 중요성으로 인해 다양한 형태와 방법으로 연구가 이루어져 왔다(Skelton et al, 1994; Kostka et al, 1997, 2000). 따라서 근력 운동을 통해서 노화와 관련된 건강상태에 긍정적인 효과를 미치며 이러한 효과로서는 근력운동이 뼈의 소실 감소와 혈당 이용의 개선, 제지방 조직의 유지 및 비만을 예방해 준다고 보고되고 있다(Haskell & Phillips, 1995).

근육 양이나 근력의 감소는 다양한 요인들에 의해 영향을 받지만, 노인의 근력 감소와 관련된 가장 중요한 변수는 신체활동 부족이다. 노인들의 신체활동부족은 근력의 지속적인 소실을 가져오며 많은 선행연구 결과 연령과 상관없이 신체활동의 증가로 감소한 근력과 근육양을 다시 회복하여 기능을 향상시킬 수 있다고 하였다(Evans, 1995; McCarteny et al, 1996; Fiatarone et al, 1994). 따라서 노년기에 근력 유지는 낙상예방과 독립적인 생활을 위해서 무엇보다 중요하기 때문에 근력(상체 및 하체)의 측정은 노인의 체력평가 및 운동프로그램 계획에서 반드시 필요하다.

2) 전신 지구력

적절한 전신지구력(오랜 시간 동안 대근육 활동을 유지할 수 있는 능력)은 걷기나 쇼핑, 관광, 레크리에이션 활동 및 스포츠 활동에 필요한 부분으로 에너지 대사과정에서 얼마나 많은 산소를 이용할 수 있느냐와 관련이 있다. 일반적으로 최대 산소소비량/전신지구력을 측정하는 VO_2max가 15~18ml/kg/min 정도 되어야 독립생활을 유지할 수 있으며, 비활동적인 생활은 80세 이전에 VO_2max의 15~18ml/kg/min이하로 감소할 수 있다(Paterson et al, 1999; Shephard, 1997).

전신지구력은 30세 이후에 10마다 5~15%의 감소율을 보여 70세까지 50%가 감소하지만, 연구 결과들에 따르면 신체적 활동을 통해 감소율을 절반으로 줄일 수 있다고 보고되고 있으며, 적절한 전신 지구력의 유지는 개인 기능에 직접적인 영향을 미치고 심혈관계 질환, 당뇨, 비만, 고혈압, 암과 같은 성인병

질환의 위험을 간접적으로 감소시킨다(U.S. Department of Health and Human Services, 1996). 노인들이 운동량을 늘리면 근력이 개선되는 것과 같이 전신지구력 역시 실질적으로 개선될 수 있으며(ACSM, 1998), 연구 결과를 종합해 볼 때 노인들도 전신지구력 운동의 효과가 젊은 사람과 비슷하게 향상될 수 있다고 하였다(Hagberg et al, 1989; Kohrt et al, 1991). 따라서 근력뿐만 아니라 전신지구력도 확실히 노인들의 체력 구성에 있어 중요한 요소이다.

3) 유연성

유연성의 중요성은 연령 증가에 따른 자신의 체력 수준과 관련이 있으며 유연성의 감소는 몸 굽히기, 들기, 뻗기, 걷기, 계단 오르기와 같은 일상생활 동작에 필요한 기능을 손상시킨다(Konczak et al, 1992). 하체의 유연성, 특히 고관절 및 슬관절의 유연성은 요통과 근골격계의 손상, 비정상적인 보행을 예방하고 낙상의 위험을 감소시키는데 중요하다(Liemohn et al, 1988). 상체(어깨부위)의 적절한 가동범위는 머리 빗기, 등 뒤의 지퍼 올리기, 머리 위로 옷 벗기, 지갑을 뒷주머니에 넣기, 안전벨트 착용하기와 같은 동작에서 필요하며, 견갑골 주변의 가동범위 감소는 통증과 자세의 불안정(Magee, 1922)을 일으킬 수 있다. 65세 이상 건강한 노인의 36%가 어깨 통증을 호소하는데 이것은 어깨의 유연성이 떨어지기 때문이라고 보고되고 있다(Chakravarty & Webley, 1993). 유연성은 나이가 증가함에 따라 감소하지만 운동을 통해 개선시킬 수 있는 상체와 하체의 유연성(Hubley-Kozey et al, 1995; Morey et al, 1991)은 노인들의 활동 체력에 중요한 요소이다.

4) 민첩성과 동적 평형성

스피드와 협응성을 포함하는 민첩성과 활동 중 자세의 안정성을 유지하는 동적 평형성은 버스를 타고 내리기, 자동차나 다른 물체로부터 신속하게 몸을 피하기, 빨리 일어나서 전화 받기, 욕조에 들어가거나 나오기 또는 부엌 일 하기와 같은 빠른 동작을 할 때 필요로 하며, 적절한 민첩성과 동적평형성은 많은 레크리에이션 게임이나 스포츠 활동에 안전하게 참여하기 위해 절대적으로 필요하다.

민첩성과 평형성이 각각 체력의 다른 요소를 대표하여 분리해서 평가하지만 많은 일상생활 활동을 성공적으로 수행하는데 반드시 두 요소가 함께 작용하므로 하나의 요소로 다루기도 한다. 연구결과에 따르면 민첩성과 동적 평형성이 결합된 수행력은 보행속도, 다른 평형성 측정 점수, 일상생활 활동지수와 관련이 있으며, 낙상의 재발을 예측해주는 인자이다(Boussuge et al, 2006).

5) 신체조성

사람의 신체구성은 제지방량(lean body mass)에 대한 지방량(body fat)의 비율로 개인의 건강이나 기능에 큰 영향을 미칠 수 있다. 근육 양에 비해 체지방량이 과도하게 많은 사람은 근육과 지방의 비율이 정상인 사람에 비해 기능이 떨어지며, 30대에 들어서면서 남자는 약 50세, 여자는 약 60세가 될 때까지 해마다 체중이 증가한 후 몇 년 동안 안정되다가 점차 감소하기 시작한다. 그러나 대부분의 사람들에게서 나타나는 체중 감소는 지방의 손실이 아니라 제지방(근육 및 뼈)의 감소가 원인이 된다. 신체조성의 측정은 다양한 방법(생체전기저항분석법, 수중체중법, 공기치환법, 피부두겹법 등)으로 이루어지고 있으며, 수중체중법과 높은 상관관계를 보이는 신체질량지수(Body Mass Index)는 측정의 용이성으로 인해 많이 사용하고 있다. 신체질량지수는 신장과 체중의 비율로 측정하지만 신장보다는 체중과 상관성이 높기 때문에 올바른 체중 관리를 위한 일반적인 지표로 수년 동안 사용되어 왔다(Shephard, 1997). 신체조성에 관한 연구를 살펴보면 비만인 사람은 정상적인 신체질량 비율을 갖고 있는 사람들보다 노년에 무기력해질 수 있으며 신체질량 지수가 매우 낮은 사람들 또한 근육양과 뼈밀도의 감소로 건강과 기능상의 문제를 일으킬 수 있는 위험이 증가한다(Losonczy et al, 1995). 따라서 노화의 특징 중의 하나로 근육량과 근력이 감소하고 지방조직이 늘어남으로 인해 비만과 관련된 건강 측면에 대해 관심이 집중되어 왔으며(Franklin et al. 2000), 이러한 측면에서 노인들의 신체조성의 측정이 필요할 것으로 생각된다.

3. 노인 체력검사(Senior Fitness Test) 방법

1) 노인 운동 능력 및 체력 측정 방법

- 내 용 :
  - ○ 시작 전·후 체력측정 및 분석
  - ○ 노인 생활습관, 건강의식 설문조사
  - ○ 체성분 분석
  - ○ 노인체력검사(Senior Fitness Test)의 6가지 항목
    - 30초간 의자에 앉았다 일어서기
    - 팔(이두근) 구부리기
    - 6분간 걷기 혹은 2분간 스텝
    - 체전굴
    - 등 뒤에서 손 엇갈려 마주잡기
    - 의자에 앉았다 일어서서 2.44m 걸어가기
    - 키, 몸무게 등

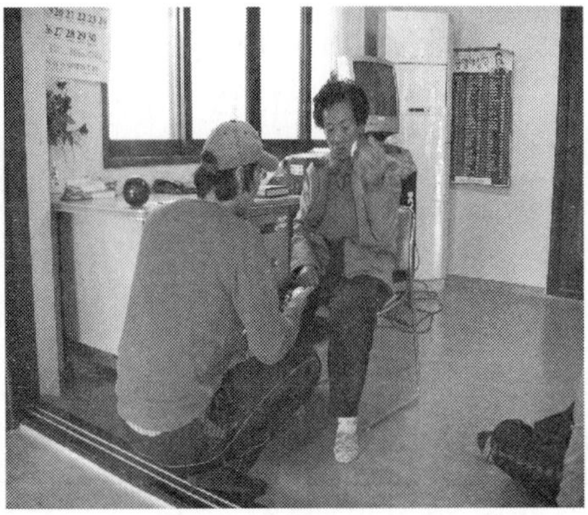

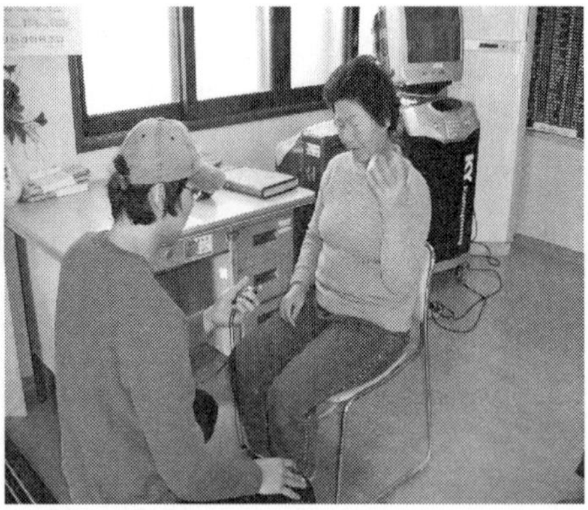

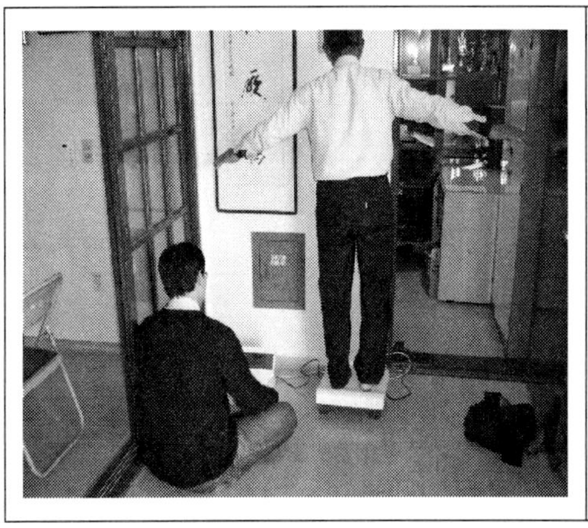
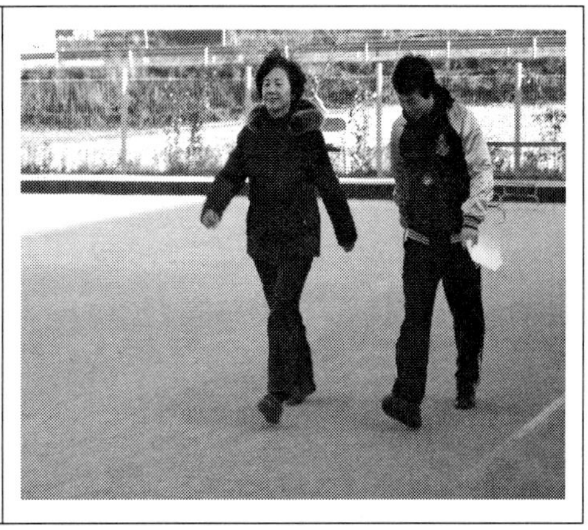
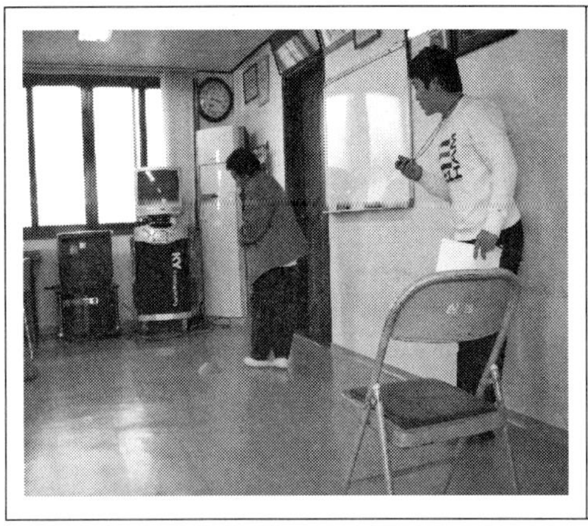
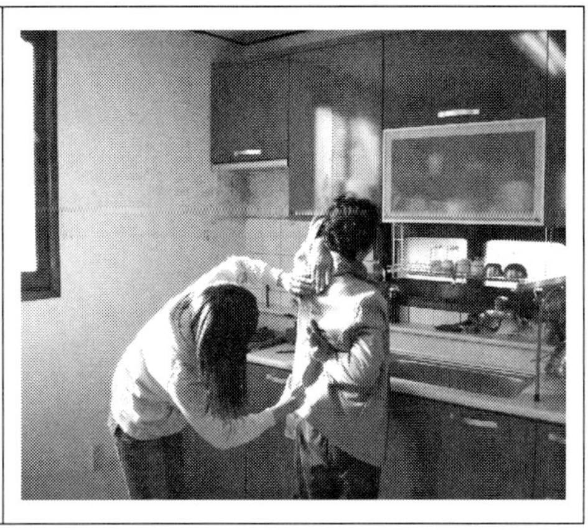
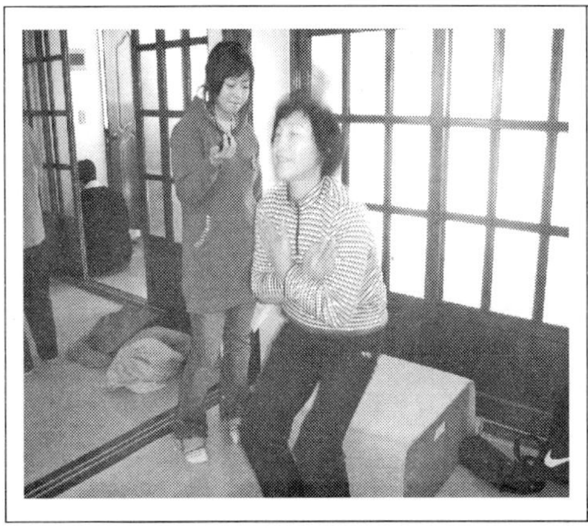
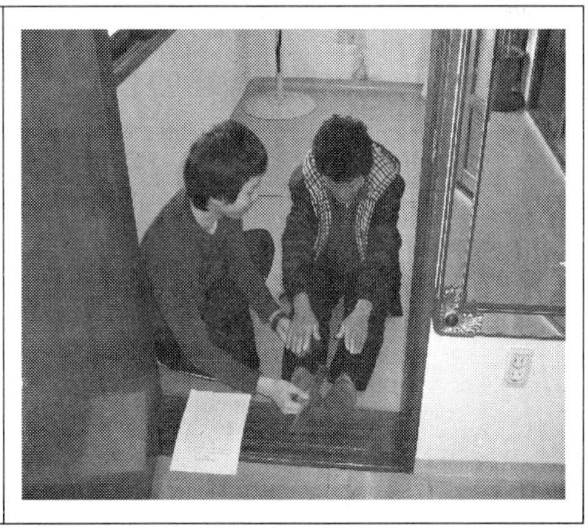

표 6-1. 한국 노인의 체력요인별 평가 기준치(김창규 등, 2000)

구 분	성별	연령	A 등급	B 등급	C 등급	D 등급	E 등급
상체근력 (회/30sec)	남	65 ~ 69	34이상	30-33	24-29	20-23	19이하
		70 ~ 74	35이상	27-34	22-26	18.21	17이하
		75 ~ 79	29이상	24-28	19-23	17-18	16이하
		80 이상	27이상	24-26	18-23	15-17	14이하
	여	65 ~ 69	29이상	24-28	18-23	16-17	15이하
		70 ~ 74	29이상	25-28	20-24	16-19	15이하
		75 ~ 79	26이상	21-25	17-20	10-16	15이하
		80 이상	22이상	20-21	16-19	12-15	11이하
하체근력 (회/30sec)	남	65 ~ 69	32이상	27-31	20-26	16-19	15이하
		70 ~ 74	29이상	23-28	18-22	14-17	13이하
		75 ~ 79	25이상	21-24	16-20	14-15	13이하
		80 이상	21이상	18-20	15-17	11-14	10이하
	여	65 ~ 69	29이상	24-28	18-23	16-17	15이하
		70 ~ 74	27이상	23-26	17-22	14-16	13이하
		75 ~ 79	23이상	20-22	15-19	13-14	12이하
		80 이상	19이상	17-18	13-16	11-12	10이하
좌전굴 (cm)	남	65 ~ 69	15이상	6.5-14.5	-2-6	-8-2.5	-8.5이하
		70 ~ 74	12.5이상	5-12	-6-4.5	-13.5-6.5	-14이하
		75 ~ 79	10이상	2-9.5	-9.5-1.5	-17.5-10	-18이하
		80 이상	9이상	4-8.5	-9.5-3.5	-17.5-10	-18이하
	여	65 ~ 69	19.5이상	15-19	9.5-14.5	4-9	3.5이하
		70 ~ 74	18.5이상	14-18	7.5-13.5	2.5-7	2이하
		75 ~ 79	17.5이상	13-17	6-12.5	-1.5-5	-1.5이하
		80 이상	14이상	9-13.5	3-8.5	-2.5-2.5	-3이하
어깨 유연성 (cm)	남	65 ~ 69	4이상	-7.5-3.5	-19-7	-30-19.5	-30.5이하
		70 ~ 74	0이상	-10-0.5	-21-10.5	-30.5-21.5	-31이하
		75 ~ 79	-1.0이상	-11.5-1.5	-24-12	-29.5-24.5	-30이하
		80 이상	-2.5이상	-11.5-3	-24.5-12	-31-25	-31.5이하
	여	65 ~ 69	3.5이상	0-3	-9-0.5	-15.5-9.5	-16이하
		70 ~ 74	3이상	-3-2.5	-13-3.5	-19.5-13.5	-20이하
		75 ~ 79	3.5이상	-5-3	-15.5-5.5	-23.5-16	-24이하
		80 이상	-4.5이상	-10-5	-20-10.5	-35.5-20.5	-36이하
민첩성 (sec)	남	65 ~ 69	1.5이하	1.6-2.0	2.1-2.7	2.8-3.9	4.0이상
		70 ~ 74	1.7이하	1.8-2.0	2.1-3.1	3.2-4.3	4.4이상
		75 ~ 79	2.0이하	2.1-2.5	2.6-3.6	3.7-4.4	4.5이상
		80 이상	2.1이하	2.2-2.7	2.8-4.0	4.1-6.5	6.6이상
	여	65 ~ 69	2.2이하	2.3-2.6	2.7-3.3	3.4-4.4	4.5이상
		70 ~ 74	2.3이하	2.4-2.8	2.9-3.6	3.7-4.7	4.8이상
		75 ~ 79	2.6이하	2.7-3.1	3.2-4.1	4.2-5.5	5.6이상
		80 이상	2.8이하	2.9-3.7	3.8-5.5	5.6-7.9	8.0이상

2) 선호하는 속도와 최대 속도로 50보 걷기 검사 실행 지침

(1) 목적 : 선호하는 속도와 빠른 속도에서 보행 속도를 측정한다. 검사 거리를 가는 데 뗀 걸음의 수를 세서 보폭도 측정할 수 있다. 느린 보행 속도는 넘어질 위험의 증가와 관련이 있다.

(2) 기구 : 초시계, 측정 테이프(30m 이상), 시작점(3m, 18m, 21m)을 표시하기 위한 테이프나 분필.

(3) 측정방법 : 21m를 재고 코스를 따라 3m, 18m, 21m에 시작점을 표시해 둔다. 지도자가 멈추라고 할 때까지 참가자에게 편안한 속도로 걷기 시작하게 한다. 참가자가 3m지점을 지나는 순간부터 시간을 잰다. 한 발이 18m지점을 지나면 경과 시간을 기록하는 것을 중단한다. 추가 3m는 참가자가 시작점에서 가소한 이후에 비교적 일정하게 걷는 속도에 다다르게 하기 위해 시작점과 끝나는 지점에서 포함된다. 보폭은 3m지점과 18m지점 사이에서 참가자가 뗀 걸음의 수를 세어서 계산할 수 있다. 3m지점을 지나는 순간부터 셈을 시작해서 한 발이 18m지점을 지나는 순간에 계산을 중단한다. 보폭은 검사 거리인 15m 중에 기록된 걸음의 수로 나눈 결과이다(즉, 걸음 수/15m). 지도자는 참가자의 보행 속도에 영향을 주지 않도록 참가자보다 약간 뒤에서 걸어야 한다. 참가자가 지시를 주면 눈에 띄게 보행 속도를 바꿀 수 있는지 보기 위해서 15m를 처음에는 선호하는 속도로, 그 다음에는 최고 속도로 걷게 한다. 참가자에게 최대한 빨리, 그러나 "안전하게 걸으세요." 라고 지시한다. 이 검사를 실시하기 위해 보조 기구가 사용될 수 있다. 다음 검사에서 같은 기구가 사용되도록 어떤 유형의 도구를 사용했는지를 반드시 표시해 둔다.

- 60대 걷기에 대한 참고 값(m/sec)
  - 선호하는 속도 남자 : 1.36(.023), 여자 : 1.30(.019)
  - 최대속도 남자 : 1.93(.032), 여자 : 1.77(.029)
- 70대 걷기에 대한 참고 값(m/sec)
  - 선호하는 속도 남자 : 1.33(.022), 여자 : 1.27(.021)
  - 최대속도 남자 : 2.08(.035), 여자 : 1.75(.029)

① 30초간 의자에서 일어서기

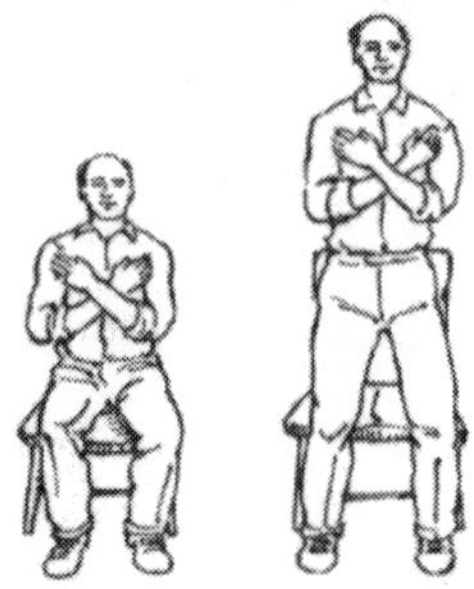

• 목　　적 : 계단 오르기, 걷기, 의자에서 일어서거나 욕조 또는 차에서 나오기와 같은 수많은 과제들을 하는 데 필요한 하체의 근력 평가

• 측정방법 : 양팔을 가슴 앞에 모은 상태로 30초간 의자에 앉아 있다 완전히 일어선 횟수 측정

• 평균수준 : 60~69세 14.0±2.4회, 70~79세 12.9±3.0회, 80~89세 11.9±3.6회

• 위험수위 : 남녀 모두 도움을 받지 않고 8회 미만으로 일어서는 경우

• 측정의 준거 타당도 : 레그프레스 1-RM(repeated maximum)을 기준으로 상관관계가

r = 0.77(Jones et al. 1999)

• 의자에서 일어섰다 앉기(회) 백분율 : 표 6-2 참조

② 아래팔 구부리기(덤벨들기)

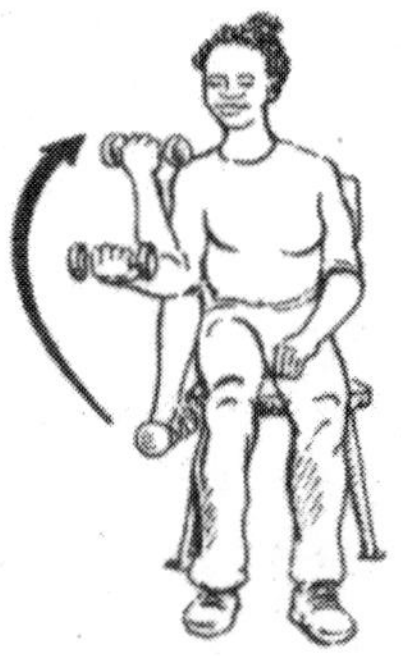

• 목　　적 : 집안일과 식료품, 서류가방 같은 물건과 손자를 들어올리고 나르는 것과 관련된 기타 활동들을 하는 데 필요한 상체의 근력 평가

• 측정방법 : 여성은 2.27kg, 남성은 3.63kg의 손 웨이트를 들고 30초 동안 최대한 팔꿈치를 폈다가 구부린 횟수 측정

• 평균수준 : 60~69세 19.8±4.1회, 70~79세 18.2±3.9회, 80~89세 16.5±4.1회

• 위험수위 : 남녀 모두 정확한 자세로 11회 미만으로 실시하는 경우

• 측정의 준거 타당도 : 이두근, 가슴 등을 혼합된 1-RM(repeated maximum)을 기준으로 남자는 상관관계가 r=0.84, 여자는 r=0.71(James, 1999)

• 아래팔 구부리기(덤벨들기)(회) 백분율 : 표 6-3 참조

③ 6분간 걷기

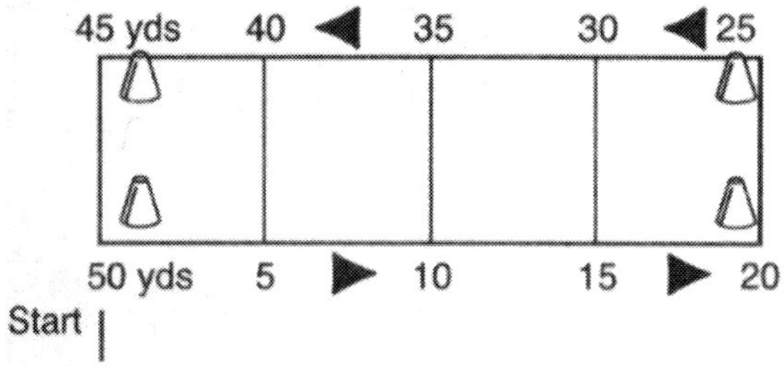

• 목　　적 : 장거리 걷기, 계단 오르기, 쇼핑, 관광과 같은 과제를 하는 데 중요한 지구력 평가

• 측정방법 : 50m 코스를 6분 동안 걸을 수 있는 m 수

• 평균수준 : 60～69세 677.8±95.0m, 70～79세 621.0±82.4m, 80～89세 550.1±86.7m

• 위험수위 : 남녀 모두 320m 미만으로 실시하는 경우

• 측정의 준거 타당도 : 트레드밀에서 최대심박수 85%에 도달하는 시점과 1.65km 달리기를 기준으로 남자는 상관관계가 r=0.82, 여자는 r=0.71(Rikli et al, 1998)

• 6분 걷기(m) 백분율 : 표 6-4 참조

④ 2분간 제자리 걷기

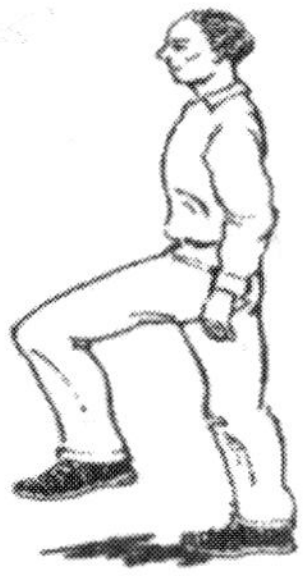

• 목　　적 : 공간적인 제한이나 날씨 때문에 6분간 걷기 테스트를 실시할 수 없을 때 대안이 되는 유산소 지구력 검사

• 측정방법 : 오른쪽, 왼쪽 무릎을 각각 슬개골과 장골릉(iliac crest) 중간지점까지(무릎높이 이상) 올리면서 2분간 실시한 완전한 스텝의 횟수를 측정, 오른쪽 무릎이 정해진 높이까지 닿는 횟수를 점수로 함.

• 평균수준 : 60～69세 100.4±9.0회, 70～79세 92.6±16.0회, 80～89세 83.5±22.6회

• 위험수위 : 남녀 모두 65스텝 미만으로 실시하는 경우

• 측정의 준거 타당도 : 트레드밀에서 최대심박수 85%에 도달하는 시점을 기준으로 상관관계가 r=0.74(Johnston, 1998)

• 2분간 제자리 걷기(회) 백분율 : 표 6-5 참조

⑤ 의자앉아 앞으로 굽히기(cm)

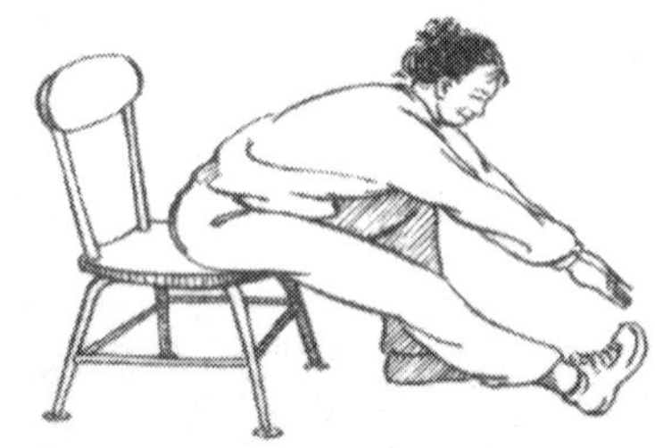

• 목　　적 : 좋은 자세, 정상적인 보행 패턴, 욕조나 차에 들어가고 나오기와 같은 다양한 운동성 과제를 수행하는데 중요한 하체 유연성 평가

• 측정방법 : 의자의 앞쪽에 앉은 자세에서 다리를 쭉 펴고, 양손은 발끝을 향해 뻗는다. 쭉 뻗은 중지와 발끝 사이의 거리를 cm로 측정

• 평균수준 : 60～69세 -0.4±5.4cm, 70～79세 -0.4±6.2 cm, 80～89세 -3.3±6.0cm

• 위험수위 : 남자 -10cm, 여자 -5cm 미만으로 실시하는 경우

• 측정의 준거 타당도 : 슬건 유연성을 기준으로 상관관계가 r=0.83(Jones et al, 1998)

• 의자 앉아 앞으로 굽히기(cm) 백분율 : 표 6-6 참조

⑥ 등 뒤에서 손잡기(cm)

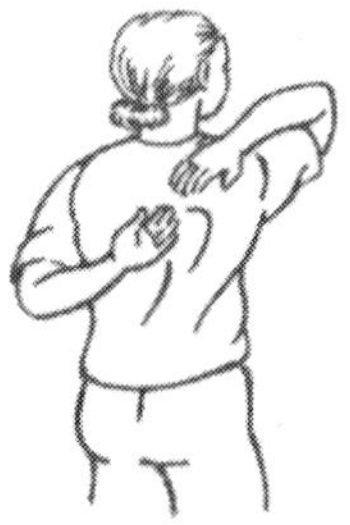

• 목　　적 : 머리 빗기, 머리 위로 입은 옷 입기, 좌석벨트를 매기 위해 손 뻗기와 같은 과제에 중요한 상체 유연성 평가

• 측정방법 : 한손은 어깨 위로 가져가고 다른 손은 등의 가운데로 뻗게 해서 중지 사이의 거리를 cm로 측정

• 평균수준 : 60～69세 1.0±2.0cm, 70～79세 -0.4±3.0cm, 80～89세 -1.8±4.4cm

• 위험수위 : 남자 -20cm, 여자 -10cm 미만으로 실시하는 경우

• 측정의 준거 타당도 : 전반적인 어깨 유연성을 최대한 고려(Gross et al, 1996; Starkey & Ryan, 1996)

• 등 뒤에서 손잡기(cm) 백분율 : 표 6-7 참조

⑦ 2.44m 왕복걷기

• 목　　적 : 버스좌석에서 앉아 있다가 내릴 정거장에서 내리기, 일어서서

부엌일 돌보기, 일어서서 화장실 가기, 전화 받기와 같은 빠른 동작에 필요로 하는 과제에 중요한 민첩성과 동적 균형 평가

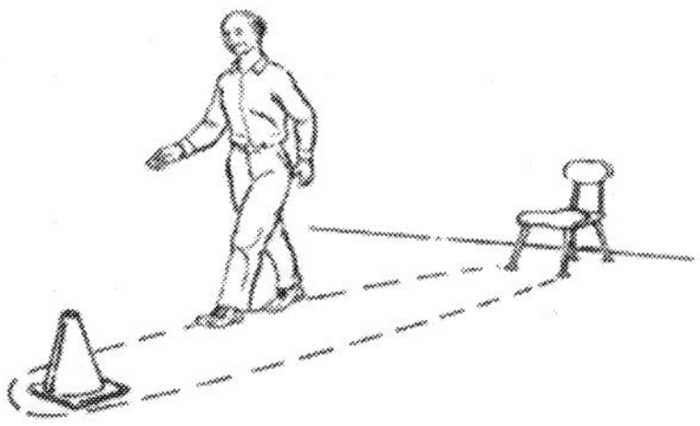

- 측정방법 : 앉은 자세에서 일어서 2.44m 걸은 다음 돌아서 다시 앉은 자세로 돌아가는 데 걸리는 시간을 초로 측정
- 평균수준 : 60～69세 5.2±0.6cm, 70～79세 6.1±1.2cm, 80～89세 7.1±2.0cm
- 위험수위 : 남녀모두 9초 미만으로 실시하는 경우
- 측정의 준거 타당도 : 일상 활동에서 접하게 되는 결합된 생리학적 특성(파워, 스피드, 민첩성과 평형성)의 측정이 되기 위한 고려(Rodsiadlo & Richardson, 1991; Tinetti et al, 1986).
- 2.44m 왕복걷기(초) 백분율 : 표 6-8 참조

표 6-2. 의자에서 일어섰다 앉기(회) 백분율

백분율	60-64세		65-69세		70-74세		75-79세		80-84세		85-89세		90-94세	
	남	여	남	여	남	여	남	여	남	여	남	여	남	여
95	23	21	23	19	21	19	21	19	19	18	19	17	16	16
90	22	20	21	18	20	18	20	17	17	17	17	15	15	15
85	21	19	20	17	19	17	18	16	16	16	16	14	14	13
80	20	18	19	16	18	16	18	16	16	15	15	14	13	12
75	19	17	18	16	17	15	17	15	15	14	14	13	12	11
70	19	17	18	15	17	15	16	14	14	13	13	12	12	11
65	18	16	17	15	16	14	16	14	14	13	13	12	11	10
60	17	16	16	14	16	14	15	13	13	12	12	11	11	9
55	17	15	16	14	15	13	15	13	13	12	12	11	10	9
50	16	15	15	14	14	13	14	12	12	11	11	10	10	8
45	16	14	15	13	14	12	13	12	12	11	11	10	9	7
40	15	14	14	13	13	12	13	12	11	10	10	9	9	7
35	15	13	13	12	13	11	12	11	11	10	9	9	8	6
30	14	12	13	12	12	11	12	11	10	9	9	8	8	5
25	14	12	12	11	12	10	11	10	10	9	8	8	7	4
20	13	11	11	11	11	10	10	9	9	8	7	7	7	4
15	12	10	11	10	10	9	10	9	8	7	6	6	6	3
10	11	9	9	9	9	8	8	8	7	6	5	5	5	1
5	9	8	8	8	8	7	7	6	6	4	4	4	3	0

표 6-3. 아래팔 구부리기(덤벨들기)(회) 백분율

백분율	60-64세		65-69세		70-74세		75-79세		80-84세		85-89세		90-94세	
	남	여	남	여	남	여	남	여	남	여	남	여	남	여
95	27	24	27	22	26	22	24	21	23	20	21	18	18	17
90	25	22	25	21	24	20	22	20	22	18	19	17	16	16
85	24	21	24	20	23	19	21	19	20	17	18	16	16	15
80	23	20	23	19	22	18	20	18	20	16	17	15	15	14
75	22	19	21	18	21	17	19	17	19	15	17	15	14	13
70	21	18	21	17	20	17	19	16	18	15	16	14	14	13
65	21	18	20	16	19	16	18	16	18	15	15	14	13	12
60	20	17	20	16	19	16	17	15	17	14	15	13	13	12
55	20	17	19	16	18	15	17	15	17	14	14	13	12	11
50	19	16	18	15	17	14	16	14	16	13	14	12	12	11
45	18	16	18	15	17	14	16	13	15	12	13	12	12	10
40	18	15	17	14	16	13	15	13	15	12	13	11	11	10
35	17	14	16	14	15	13	14	12	14	11	12	11	11	9
30	17	14	16	13	15	12	14	12	14	11	11	10	10	9
25	16	13	15	12	14	12	13	11	13	10	11	10	10	8
20	15	12	14	12	13	11	12	10	12	10	10	9	9	8
15	14	11	13	11	12	10	11	9	12	9	9	8	8	7
10	13	10	12	10	11	9	10	8	10	8	8	7	8	6
5	11	9	10	8	9	8	9	7	9	6	7	6	6	5

표 6-4. 6분 걷기(m) 백분율

백분율	60-64세		65-69세		70-74세		75-79세		80-84세		85-89세		90-94세	
	남	여	남	여	남	여	남	여	남	여	남	여	남	여
95	825	741	800	734	779	709	762	696	721	654	710	638	646	564
90	792	711	763	697	743	673	716	655	678	612	659	591	592	518
85	770	690	738	673	718	650	686	628	649	584	625	560	557	488
80	751	674	718	653	698	630	661	605	625	560	596	534	527	463
75	736	659	700	636	680	614	639	585	604	540	572	512	502	441
70	722	647	685	621	665	599	621	568	586	523	551	493	480	423
65	710	636	671	607	652	586	604	553	571	508	532	476	461	406
60	697	624	657	593	638	572	586	538	554	491	512	458	440	388
55	686	614	644	581	625	561	571	524	540	477	495	443	422	373
50	674	603	631	568	612	548	555	509	524	462	577	426	403	357
45	662	592	618	555	599	535	539	494	508	447	459	409	384	341
40	651	582	605	543	586	524	524	480	494	433	442	394	366	326
35	638	570	591	529	572	510	506	465	477	416	422	376	345	308
30	626	559	577	515	559	497	489	450	462	401	403	359	326	291
25	612	547	562	500	544	482	471	433	444	384	382	340	304	273
20	597	532	544	483	526	466	449	413	423	364	358	318	279	251
15	578	516	524	463	506	446	424	390	399	340	329	292	249	226
10	556	495	499	439	481	423	394	363	370	312	295	261	214	196
5	523	645	462	402	445	387	348	322	327	270	244	214	160	150

표 6-5. 2분 제자리걷기(회) 백분율

백분율	60-64세		65-69세		70-74세		75-79세		80-84세		85-89세		90-94세	
	남	여	남	여	남	여	남	여	남	여	남	여	남	여
95	135	130	139	127	133	125	135	123	126	113	114	106	112	92
90	128	122	130	123	124	116	126	115	118	104	106	98	102	85
85	123	116	125	117	119	110	119	109	112	99	100	63	96	80
80	119	111	120	112	114	105	114	104	107	94	95	88	91	76
75	115	107	116	107	110	101	109	100	103	90	91	85	86	72
70	112	103	113	104	107	97	105	96	99	87	87	81	83	69
65	109	100	110	100	104	94	102	93	96	84	84	79	79	66
60	106	97	107	96	101	90	98	90	93	81	81	76	76	63
55	104	94	104	93	98	87	95	87	90	78	78	73	72	61
50	101	91	101	90	95	84	91	84	87	75	75	70	69	58
45	98	88	98	87	92	81	97	81	84	72	72	67	66	55
40	96	85	95	84	89	78	94	78	81	69	69	64	62	53
35	93	82	92	80	86	74	90	75	78	66	66	61	59	50
30	90	79	89	76	83	71	77	72	75	63	63	59	55	47
25	87	85	86	73	80	68	73	68	71	60	59	55	52	44
20	83	71	82	68	76	63	68	64	67	56	55	52	47	40
15	79	66	77	63	71	58	63	59	62	51	50	47	42	36
10	74	60	72	57	66	52	56	53	56	46	44	42	36	31
5	67	52	67	47	67	43	47	45	48	37	36	39	26	24

표 6-6. 의자앉아 앞으로 굽히기(cm) 백분율

백분율	60-64세		65-69세		70-74세		75-79세		80-84세		85-89세		90-94세	
	남	여	남	여	남	여	남	여	남	여	남	여	남	여
95	8.5	8.7	7.8	7.9	7.5	7.5	6.6	7.4	6.2	6.6	4.5	6.0	3.5	4.9
90	6.7	7.2	7.5	6.6	5.8	6.1	4.9	6.1	4.4	5.2	3.0	4.6	1.9	3.4
85	5.6	6.3	5.9	5.7	4.7	5.2	3.8	5.2	3.2	4.3	2.0	3.7	0.9	2.5
80	4.6	5.5	3.9	5.0	3.8	4.5	2.8	4.4	2.2	3.6	1.0	3.0	0.0	1.7
75	3.8	4.8	3.1	4.4	3.0	3.9	2.0	3.7	1.4	3.0	0.4	2.4	-0.7	1.0
70	3.1	4.2	2.4	3.9	2.4	3.3	1.3	3.2	0.6	2.4	-0.2	1.8	-1.4	0.4
65	2.5	3.7	1.8	3.4	1.8	2.8	0.7	2.7	0.0	1.9	-0.8	1.3	-1.9	-0.1
60	1.8	3.1	1.1	2.9	1.1	2.3	0.1	2.1	-0.8	1.4	-1.3	0.8	-2.5	-0.7
55	1.2	2.6	0.6	2.5	0.6	1.9	-0.5	0.2	-1.4	-0.4	-1.9	-1.0	-3.0	-2.7
50	0.6	2.1	0.0	2.0	0.0	1.4	-1.1	-0.3	-2.0	-0.4	-2.4	-1.5	-3.6	-3.3
45	0.0	1.6	-0.6	1.5	-0.6	0.9	-1.7	-0.8	-2.6	-0.9	-2.9	-2.0	-4.2	-3.8
40	-0.6	1.1	-1.1	1.1	-1.2	0.5	-2.3	0.2	-3.2	-0.9	-3.5	-1.0	-4.7	-2.7
35	-1.3	0.5	-1.8	0.6	-1.8	0.0	-2.9	-0.3	-4.0	-1.4	-4.0	-1.5	-5.3	-3.3
30	-1.9	0.0	-2.4	0.1	-2.4	-0.5	-3.5	-0.8	-4.6	-1.4	-4.6	-2.0	-5.8	-3.8
25	-2.6	-0.6	-3.1	-0.4	-3.1	-1.1	-4.2	-1.3	-5.3	-2.0	-5.3	-2.6	-6.5	-4.4
20	-3.4	-1.3	-3.9	-1.0	-3.9	-1.7	-5.0	-2.0	-6.2	-2.6	-5.9	-3.2	-8.1	-5.1
15	-4.4	-2.1	-4.8	-1.7	-4.8	-2.4	-6.0	-2.8	-7.2	-3.3	-6.8	-3.9	-9.1	-5.9
10	-5.5	-3.0	-5.9	-2.6	-5.9	-3.3	-7.1	-3.7	-8.4	-4.2	-7.8	-4.8	-9.1	-6.8
5	-7.3	-4.0	-7.5	-3.9	-7.6	-4.7	-8.8	-5.0	-10.2	-5.0	-9.3	-6.3	-10.7	-7.9

표 6-7. 등 뒤에서 손잡기(cm) 백분율

백분율	60-64세		65-69세		70-74세		75-79세		80-84세		85-89세		90-94세	
	남	여	남	여	남	여	남	여	남	여	남	여	남	여
95	4.5	5.0	3.9	4.9	3.5	4.5	2.8	4.5	3.2	4.3	1.7	3.5	0.7	3.9
90	2.7	3.8	2.2	3.5	1.8	3.2	0.9	3.1	1.2	2.8	-0.1	1.9	-1.1	2.2
85	1.6	2.9	1.0	2.6	0.6	2.3	-0.3	2.2	-0.1	1.8	-1.2	0.8	-2.2	0.9
80	0.6	2.2	0.0	1.9	-0.4	1.5	-1.3	1.3	-1.2	0.9	-2.2	-0.1	-3.2	-0.1
75	-0.2	1.6	-0.8	1.3	-1.2	0.8	-2.2	0.6	-2.1	0.2	-3.0	-0.9	-4.0	-1.0
70	-0.9	1.1	-1.6	0.7	-2.0	0.3	-5.9	0.0	-2.9	-0.4	-3.7	-1.6	-4.7	-1.8
65	-1.5	0.7	-2.2	0.2	-2.6	-0.2	-3.6	-0.5	-3.6	-1.0	-4.3	-2.1	-5.3	-2.5
60	-2.2	0.2	-2.9	-0.3	-3.3	-0.8	-4.3	-1.1	-4.3	-1.6	-5.0	-2.8	-6.0	-3.2
55	-2.8	-0.2	-3.5	-0.7	-3.9	-1.2	-4.9	-1.6	-5.0	-2.1	-5.6	-3.3	-6.6	-3.8
50	-3.4	-0.7	-4.1	-1.2	-4.5	-1.7	-5.6	-2.1	-5.7	-2.6	-6.2	-3.5	-7.2	-4.5
45	-4.0	-1.2	-4.7	-1.7	-5.1	-2.2	-6.3	-2.6	-6.4	-3.1	-6.8	-4.5	-7.8	-5.2
40	-4.6	-1.6	-5.3	-2.1	-5.7	-2.6	-6.9	-3.1	-7.1	-3.7	-7.4	-5.0	-8.4	-5.8
35	-5.3	-2.1	-6.0	-2.6	-6.4	-3.2	-7.6	-3.7	-7.8	-4.2	-8.1	-5.7	-9.1	-6.5
30	-5.9	-2.5	-6.6	-3.1	-7.0	-3.7	-8.3	-4.2	-8.5	-4.8	-8.7	-6.2	-9.7	-7.2
25	-6.6	-3.0	-7.4	-3.7	-7.8	-4.2	-9.0	-4.8	-9.3	-5.4	-9.4	-6.9	-10.4	-8.0
20	-7.4	-3.6	-8.2	-4.3	-8.6	-4.9	-9.9	-5.5	-10.2	-6.1	-10.2	-7.7	-11.2	-8.9
15	-8.4	-4.3	-9.2	-5.0	-9.6	-5.7	-10.9	-6.4	-11.3	-7.0	-11.2	-9.7	-12.2	-9.9
10	-9.5	-5.2	-10.4	-5.9	-10.8	-6.6	-12.1	-7.3	-12.6	-8.0	-12.3	-9.7	-13.3	-11.2
5	-11.3	-6.4	-12.1	-7.3	-12.5	-7.9	-14.0	-8.8	-14.6	-9.5	-14.1	-11.3	-15.1	-13.0

표 6-8. 2.44m 왕복걷기(초) 백분율

백분율	60-64세		65-69세		70-74세		75-79세		80-84세		85-89세		90-94세	
	남	여	남	여	남	여	남	여	남	여	남	여	남	여
95	3.0	3.2	3.1	3.6	3.2	3.8	3.3	4.0	4.0	4.0	4.0	4.5	4.3	5.0
90	3.0	3.7	3.6	4.1	3.6	4.0	3.5	4.3	4.1	4.4	4.3	4.7	4.5	5.3
85	3.3	4.0	3.9	4.4	3.9	4.3	3.9	4.6	4.5	4.9	4.5	5.3	5.1	6.1
80	3.6	4.2	4.1	4.6	4.2	4.7	4.3	5.0	4.9	5.4	5.0	5.8	5.7	6.7
75	3.8	4.4	4.3	4.8	4.4	4.9	4.6	5.2	5.2	5.7	5.5	6.2	6.2	7.3
70	4.0	4.6	4.5	5.0	4.6	5.2	4.9	5.5	5.5	6.1	5.8	6.6	6.6	7.7
65	4.2	4.7	4.6	5.1	4.8	5.4	5.2	5.7	5.7	6.3	6.2	6.9	7.0	8.2
60	4.4	4.9	4.8	5.3	5.0	5.6	5.4	5.9	6.0	6.7	6.5	7.3	7.4	8.6
55	4.5	5.0	4.9	5.4	5.1	5.8	5.7	6.1	6.2	6.9	6.9	7.6	7.7	9.0
50	4.7	5.2	5.1	5.6	5.3	6.0	5.9	6.3	6.4	7.2	7.2	7.9	8.1	9.4
45	4.9	5.4	5.3	5.8	5.5	6.2	6.1	6.5	6.6	7.5	7.5	8.2	8.5	9.8
40	5.0	5.5	5.4	5.9	5.6	6.4	6.4	6.7	6.9	7.8	7.9	8.5	8.8	10.2
35	5.2	5.7	5.6	6.1	5.8	6.6	6.6	6.9	7.1	8.1	8.2	8.9	9.2	10.3
30	5.4	5.8	5.7	6.2	6.0	6.8	6.9	7.1	7.3	8.3	8.6	9.2	9.6	11.1
25	5.6	6.0	5.9	6.4	6.2	7.1	7.2	7.4	7.6	8.7	8.9	9.6	10.0	11.5
20	5.8	6.2	6.1	6.6	6.4	7.3	7.5	7.6	7.9	9.0	9.4	10.0	10.5	12.1
15	6.1	6.4	6.3	6.8	6.7	7.7	7.9	8.0	8.3	9.5	9.9	10.5	11.1	12.7
10	6.4	6.7	6.6	7.1	7.0	8.0	8.3	8.3	8.7	10.0	10.5	11.1	11.8	13.5
5	6.8	7.2	7.1	7.6	7.4	8.6	9.0	8.9	9.4	10.8	11.5	12.0	12.9	14.6

7장

건강장수를 위한 관리와 적용

1. 건강장수를 위한 관리시스템

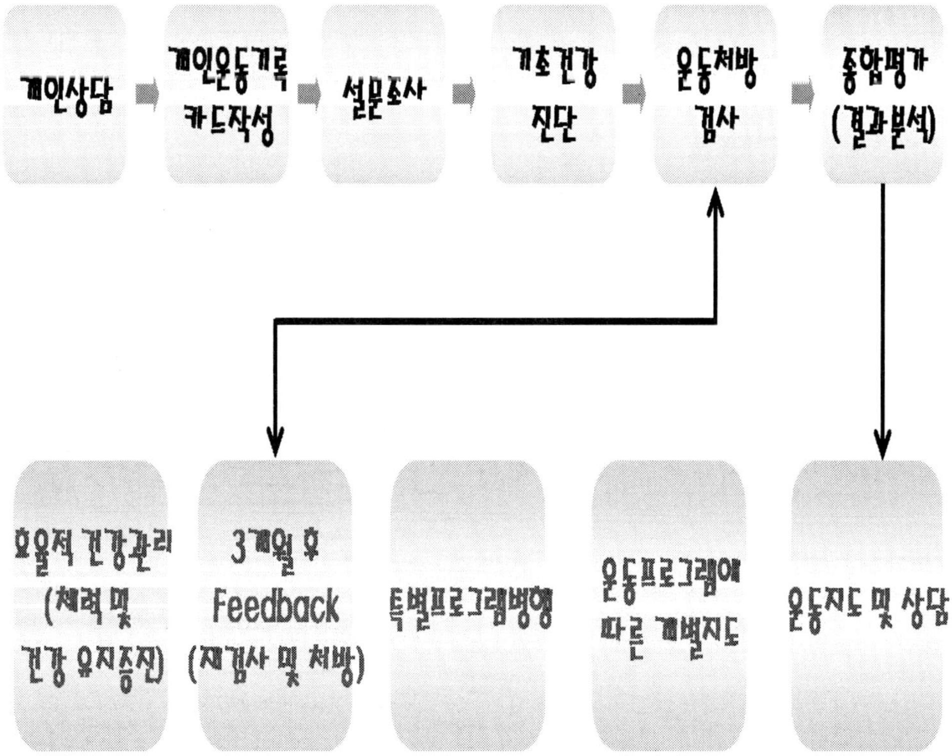

그림 7-1. 건강장수 관리시스템

2. 건강장수를 위한 운동프로그램

표 7-1. 건강장수 운동프로그램

종목	내 용	비고
치료레크리에이션	치료 레크리에이션이란 치료 레크리에이션 전문가가 클라이언트의 욕구를 정확히 파악하여 그들이 가지고 있는 문제를 감소시켜 주거나, 욕구를 정확히 파악하여 그들이 가지고 있는 문제를 감소시켜 주거나 완화시켜 주도록 돕는 체계적인 문제 해결 절차이다. 육체적 · 정서적으로 요구되는 행동변화를 시키고 사회적 행동을 의도적으로 관여하여 개인의 성장과 발달을 촉진시키기 위해 레크리에이션 서비스를 제공 한다.	
맨손체조	맨손 스트레칭은 탄력이나 반동을 주지 않고 건·근육을 '가벼운 신장(伸長)'을 느낄 때까지 서서히 뻗은 후, 각자의 능력에 따라 10~30초 동안 자세를 그대로 유지하는 것이 특징이다. 맨손스트레칭 체조는 건이나 근육에 탄력을 주고, 관절의 가동범위를 넓혀 유연성을 향상시키므로 관절의 부상 및 근육 결림 예방 근력 향상에 도움 올바른 자세 유지에 도움 근육의 빠른 피로 회복유도 신체 수행 능력 향상 된다. 각자의 능력에 따라 실시되므로 평소에 운동부족이 되기 쉬운 노인에게도 알맞은 방법이다.	
명상요가	명상은 일정한 자세를 취하고 호흡을 하면서 몸과 마음을 편안하게 하는 것이다. 명상요가는 지극히 고요하고 편안한 마음으로 요가를 하고, 명상의 기쁨 속에 완전한 휴식을 취하면, 몸의 건강과 아름다움은 놀라울 정도로 빠르고 완전하게 이루어진다.	
게이트볼	누구나 즐길 수 있는 운동으로 장소에 크게 구애를 받지 않으며, 경제적으로도 거의 부담이 없을 뿐만 아니라, 걷기운동이 중심으로 이루어지나 섬세한 기술과 작전, 판단력등도 필요하므로 경기를 하면 할수록 더욱 재미를 느끼게 되고, 노인들의 여가 및 운동생활에 적합하다. 3대가 같이 할 수 있어 가족단위의 레크리에이션으로 적당하며 이를 통해 가족 간의 화합과 우애증진에 도움이 된다.	
웃음치료	웃음은 마음뿐 아니라 몸도 편 하고 건강하게 해준다는 사실을 알 수 있다. 개인에게는 몸과 마음, 정신, 환경의 역기능을 웃음으로 치료하고 사회적으로 사회병리현상을, 가족과 종교에게는 행복과 평안, 병원과 복지시설에서는 질병예방 및 치료 등 크게 보면 만병의 근원인 스트레스 해소, 건강한 삶을 위한 면역향상, 질병의 진통억제, 행복한 삶으로 자아실현을 할 수 있다.	

댄스 스포츠	댄스스포츠 활동은 연령과 성별의 제한이 없고 문화적 배경을 초월하여 모든 사람에게 사회생활을 윤택하게 해주고 정신적 긴장과 이기심을 제거해주며 기쁨과 즐거움, 정서적 안정을 도모하여 여가 생활의 활력소가 되는 생활체육의 하나이다. 대근육을 사용하는 활발한 신체활동이며, 다른 커플보다 잘 추기 위해서 서로 협동하는 가운데 경쟁해야 하는 스포츠의 신체적, 심리적, 사회적 가치를 모두 갖추고 있는 훌륭한 스포츠이고 많은 운동량과 고도의 수련을 필요로 하다.	
보건교육	건강관리에 대한 교육, 안전에 대한 교육, 개인위생에 관한 교육 등을 통한 건강생활 안전 예방의식을 기른다. 건강보전의 실천적 기능과 태도를 육성하는 활동이다.	
피로회복	충분한 휴식과 수면 및 균형 있는 식사, 주 3~5회 30분 이상 규칙적인 운동 그리고 피로회복 장비를 이용한 활력 있는 생활을 할 수 있다.	
측정 및 평가	체력검사의 목적은 이미 만성질환이 어느 정도 진행되어 있다고 볼 수 있는 노인들 대상으로 체력수준을 평가함으로써 활동적이고, 다른 사람의 도움 없이 독립적인 생활을 영위할 수 있도록 노인들에게 알맞은 운동방법을 제시하는데 있다.	

3. 건강장수를 위한 주요 추진 과제

표 7-2. 주요 과제 및 추진내용

주 요 과 제	주 요 추 진 내 용
노인 생활체육시설	ㅇ시설현황에 대한 파악 및 진단 → 데이터베이스화 ㅇ각 시설 관리경영(Facility Management)의 효율화 - 시설관리(The Management of Facility) - 시설 유지 및 보수 - 시설의 다양화 활용
노인 생활체육 프로그램 개발 및 교육	ㅇ가정, 노인 복지 시설 및 근린체육에서 가능한 생활 체육 장수 프로그램 개발 및 적용 ㅇ야외에서 가능한 생활 체육 장수 프로그램 개발 및 적용 ㅇ활동인원에 따른 생활 체육 장수 프로그램 개발 및 적용
노인 체육 전문지도자 양성	ㅇ실버스포츠 관련 전문 지도자 교육과정이 전무한 상태 → 실버체육 프로그램 운영 관리할 수 있는 전문적인 지도자 양성프로그램 개발 ㅇ전문 지도자의 효율적인 양성을 위한 제도 개선 ㅇ단계별 지도를 통한 전문 지도자 양성과 관리 ㅇ정책제안을 위한 정보화 사업 실시
산학이 연계한 노인 체육 운동처방실 운영 (1단계)	ㅇ운동처방실 프로그램 개발 → 지역 보건소 및 지방자치단체와 협의 ㅇ실버체육 운동처방 프로그램 개발 ㅇ노인 건강증진을 위한 맞춤형 운동처방 실시 ㅇ노인 체육 교육 실시
노인 체육 운동처방 및 진단과 교육 (2단계)	ㅇ본격적인 실버 체육 장수 운동처방 및 진단 ㅇ각 개인의 특성에 알맞은 노인 체육교육 실시
최적의 노인 체육 프로그램 개발 및 적용 (2-3단계)	ㅇ노인실버 체육 프로그램 개발 및 적용 ㅇ체계적인 Silver School에서 교육 실시 및 적용
홍보전략	ㅇ노인들이 쉽게 접촉하고, 인지할 수 있는 전략 구상, 기획 ㅇ노인체육 관련단체의 프로그램 및 환경에 적합하고 효과적인 홍보 전략을 컨설팅 할 수 있는 데이터베이스화 ① 인쇄매체를 통한 관련단체의 홍보책자 제작 ② VHS-Video Tape, CD-ROM Title, DVD Title 제작 ③ 컴퓨터의 인터넷을 통한 홍보전략 개발

4. 성공적인 노화를 위한 모형

1) 노인상의 구축으로 노인의 정체성 확립

• 성공적 노화는 노화과정에 있어서 노인들 스스로가 자신과 사회에 대한 성공적인 적응을 해나가는 것이며, 이러한 적응 문제는 개인의 성격, 사회적 환경 그리고 신체적 건강상태의 세 가지 요소가 조화를 이루어야 한다.

• 장수를 위한 노인교육은 21세기 요구되는 노인상, 즉 주체적인 노인, 생산적인 노인, 봉사하는 노인, 정보화된 노인, 통합적인 노인으로 노인의 정체성을 확립하기 위한 중요한 수단이 되었다.

2) 성공적인 노후 보장을 위한 복지기반 구축

• 고령사회에 체계적으로 대비하고 경제, 사회적인 어려움을 해결할 수 있는 방법의 하나가 바로 생활체육이다. 노년층의 체육활동의 보장은 건강한 신체를 지속적으로 유지 시킬 수 있으며, 건전한 여가 생활과 치료 및 재활에 많은 기여를 하고 있다. 결국 정부는 노년층의 의료비 보장을 위한 지출을 줄일 수 있게 되는 것이며, 정부가 노년층들에게 필요한 체육활동의 보장의 이유인 것으로 볼 때 노인 복지를 위한 인프라가 구축되어야 한다.

3) 건강장수 프로그램 모형 개발

• 노인의 여가문화 및 생활체육 활성화에 기본 요소인 시설, 프로그램, 지도자 관련 정책이 중·장기적 측면에서 종합적으로 추진되어야 하며, 노인계층의 다양한 욕구를 수용하고 그들의 삶의 질을 높이는 방향으로 노인 정책이 이루어져야 한다. 결국 노인의 특성과 욕구를 만족시킬 수 있는 시설·지도자·프로그램이 삼위일체가 되어야 올바른 노인 복지를 지향할 수 있음을 주지 할 때 정부·지자체의 행정적 지원에 의한 인프라의 구축과 대학의 지도자·프로그

램의 개발 및 보급이 절대적으로 필요하다.

4) 여가스포츠 프로그램 개발 보급

• 생활체육의 참여를 통해 개인적 복지와 사회적 복지를 통합적으로 발전시키며, 일상생활에서 신체의 건강을 위한 생활체육에 관한 문제를 자주적으로 해결 할 수 있는 운동 문화를 제공 받음으로서 개인적 욕구충족, 여가의 즐거움, 창조적 표현, 새로운 경험 등으로 가족 간 유대 강화로 사회·문화적 토대를 마련하여 "삶의 질을 향상"시킬 수 있다.

• 노인에 있어서 생활체육 활동은 무엇보다 그 필요성이 크다고 할 수 있다. 전생애의 체육으로서 역할을 다하기 위하여 성별, 연령별 특성 등 개인의 욕구를 충족 할 수 있는 합리적 프로그램의 개발이 절실히 요구되고 있다. 이러한 노인들의 욕구를 충족하기 위해 시설 및 지도자와 프로그램은 노인 생활체육 발전을 위한 핵심적 요소이다. 그러므로 노인들의 생활을 윤택하게 하기 위해 정부와 지자체 차원의 인프라 구축을 위한 정책의 지원과 노인 복지 일관성 및 지속적 의지가 필요하다.

5) 건강장수 모형의 개발을 위한 방안

(1) 운동 프로그램의 지속 및 확대 방안

• 지자체의 노인복지 행정체계의 개선방향은 지금까지의 공급자인 행정기관 편의위주에서 수혜자 중심으로 전환되어야 하는데, 이는 인력, 예산, 시설의 확대라는 양적인 것만으로 되는 것은 아니며, 질적인 개선방안이 가미되어야 한다.

• 담당인력의 전문성을 극대화 할 수 있는 인력관리 및 교육훈련 체계를 수립하며, 건강장수사업 예산과 인력을 양적으로 확대함은 물론 기능과 재원을 합리적으로 재조정하여 수혜자인 노인들을 정책과정에 적극적으로 참여시키는 방안을 강구해야 한다. 또한 노인 복지서비스에 대한 접근을 용이하게

하며 지역특성에 부합되는 다양한 서비스가 공급될 수 있는 방안이 마련되어야 한다.

(2) 지속적인 프로그램 운영을 위한 교육 강화

- 노인 생활체육 정책을 수립하여 생활체육 공간 및 시설의 확충, 스포츠 지도자의 육성, 다양한 생활체육 프로그램의 개발·보급으로 지역주민의 생활체육 활동참여와 효과를 극대화시켜 나가야 한다. 노년층의 생활체육 활동은 건강을 유지 증진시킬 수 있으며, 건강한 여가 생활과 치료 및 재활에 많은 기여를 한다. 또한 생활환경·교육·문화 등 서비스 시설의 확충과 다양한 프로그램의 개발·보급으로 노인 복지 시스템의 구축을 통한 노인의 삶의 질을 높일 수 있는 종합적인 복지방안을 강구하여야 할 것이다.

(3) 전문 인력의 확보와 교육·재원의 조달

- 노인 생활체육 활동 시스템 구축을 위하여 전문 인력의 확보와 교육·재원의 조달의 문제가 해결되어야 한다. 이러한 공공 및 민간 영역에서의 노인 다양한 교실 운영으로 건전한 여가 문화조성을 위한 연간 교육활동을 계획하여 체계적 교육을 실시하여야 한다.

5. 세부추진 내용 및 방법

1) 건강교육

- 내 용 :
  - ○ 생활습관이 건강을 지키기
  - ○ 자신을 사랑하기

○ 스스로 운동 실천하기
○ 건강한 장수하기
○ 식생활 개선하기

- 기대효과 :
  ○ 운동에 대한 인식 전환
  ○ 생활습관의 변화
  ○ 식생활의 개선
  ○ 운동의 생활화
  ○ 의식의 전환을 통한 건강 생활 실천

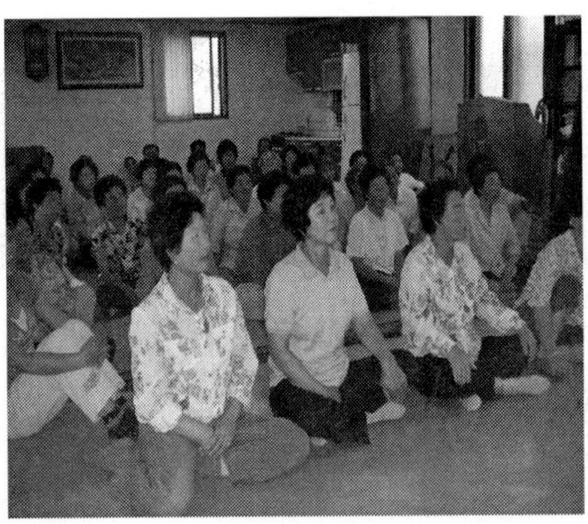
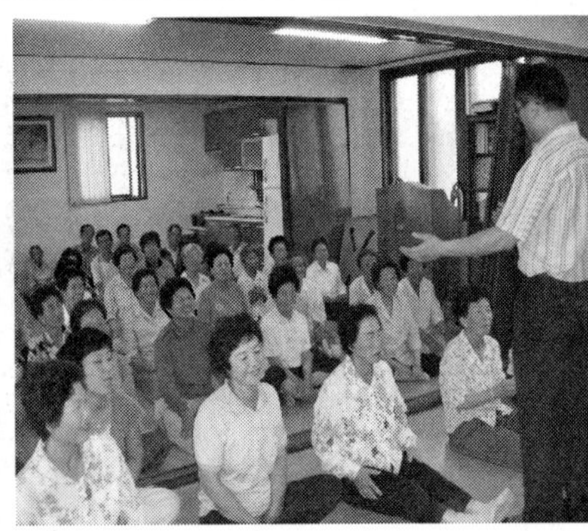
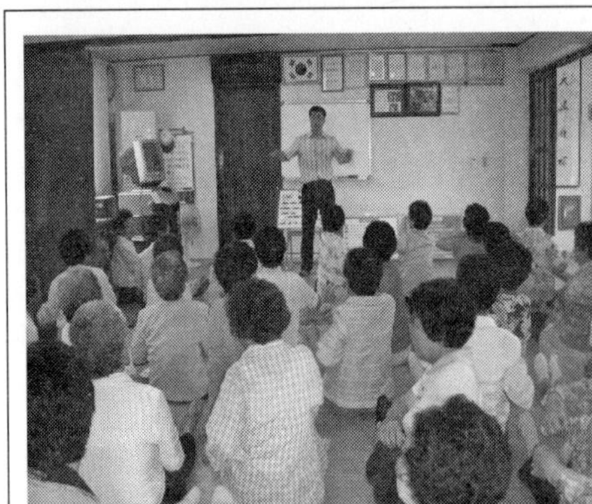
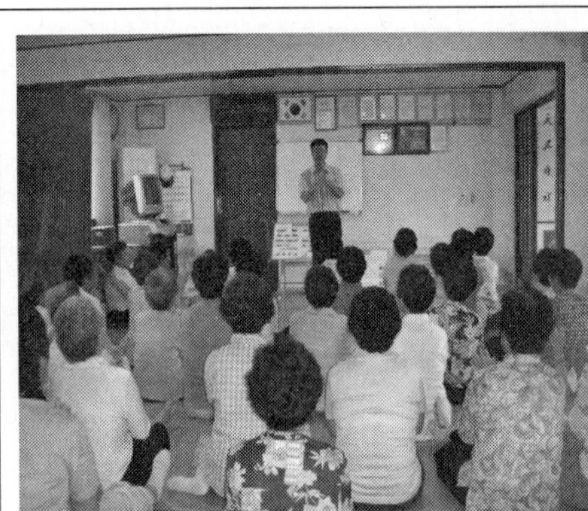

• 운동환경 조성

○ 게이트볼생활화

○ 하루 생활걷기 실천(로드맵 완성)

○ 쾌적한 마을 환경조성

○ 피로회복 시설이용 활성화

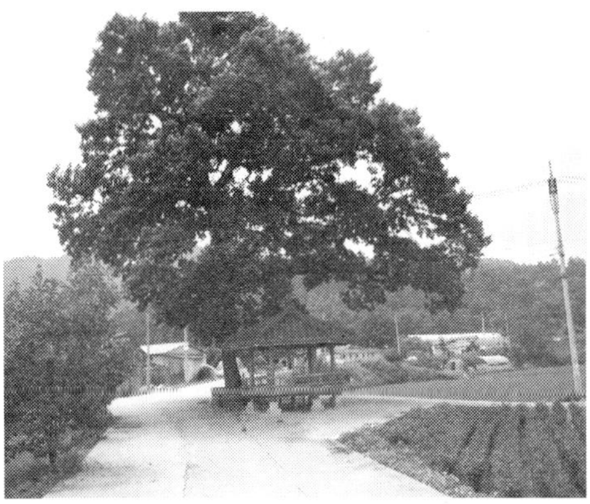

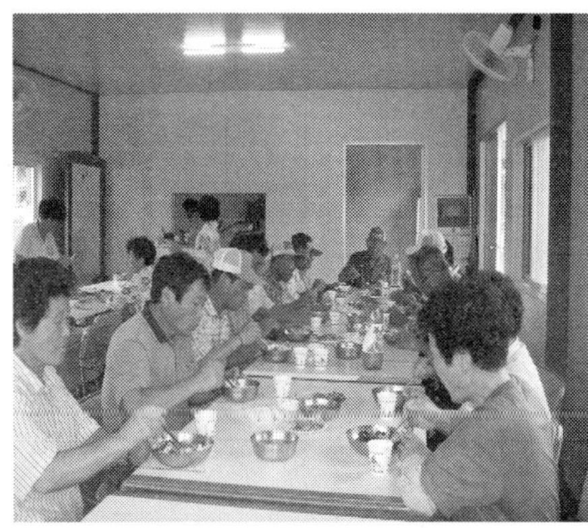

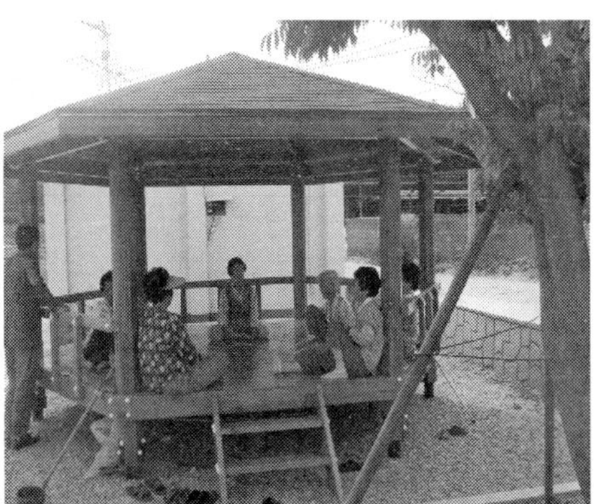

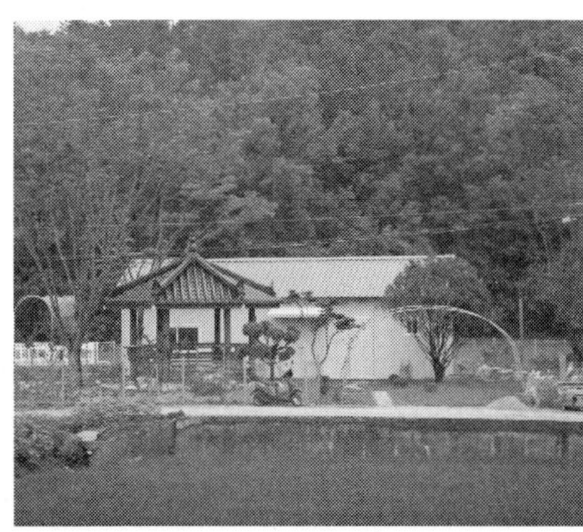

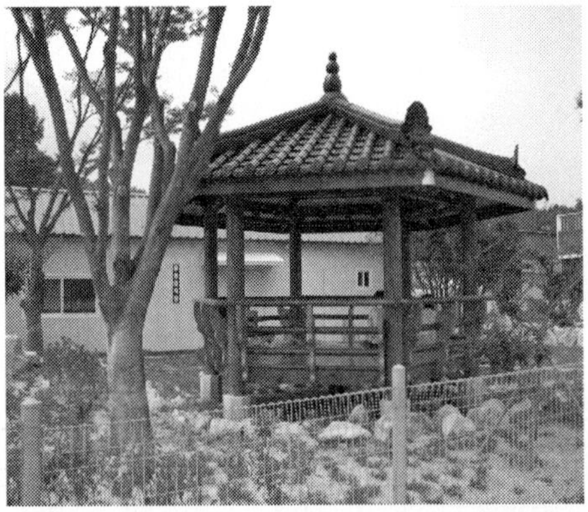
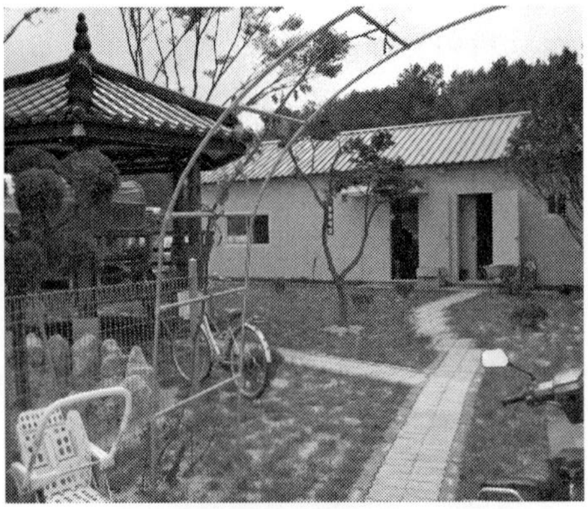
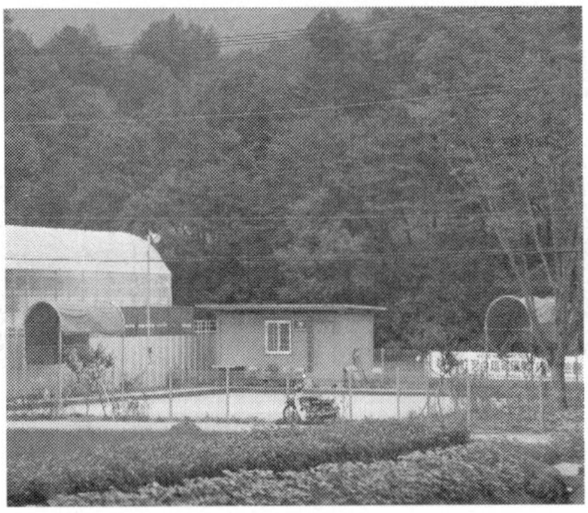
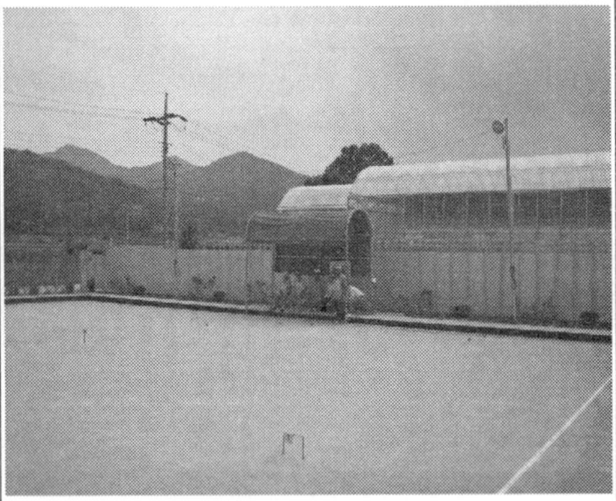

2) 게이트 볼

- 내　　용 :
  - ○ 누구나 즐길 수 있는 운동
  - ○ 경제적으로도 거의 부담이 없음
  - ○ 걷기운동이 중심으로 이루어지나 노인 운동의 적합
  - ○ 섬세한 기술과 작전, 판단력등도 필요하므로 정신건강에 도움
  - ○ 경기를 하면 할수록 더욱 재미를 느끼게 됨
  - ○ 노인들의 여가 및 운동생활에 적합

○ 3대가 같이 할 수 있어 가족단위의 레크리에이션으로 적당
○ 이를 통해 가족간의 화합과 우애증진에 도움

- 기대효과
  ○ 운동의 생활화
  ○ 대회 참가로 인한 자신감 배양
  ○ 화목한 가족 조성
  ○ 지역 주민간 유대 강화

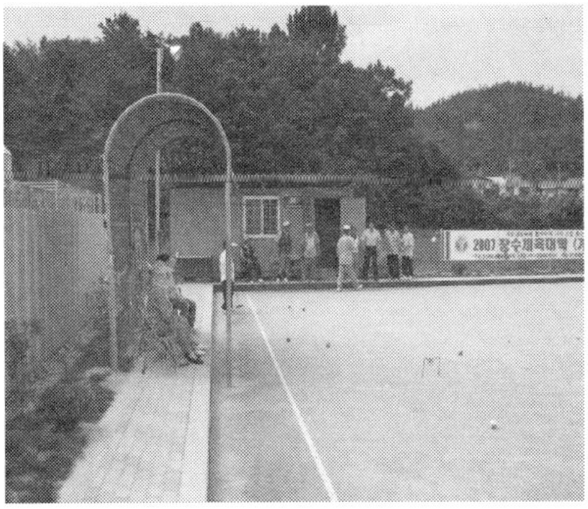
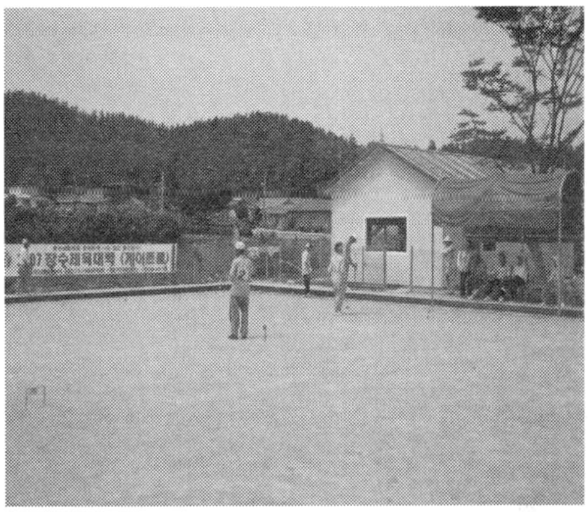
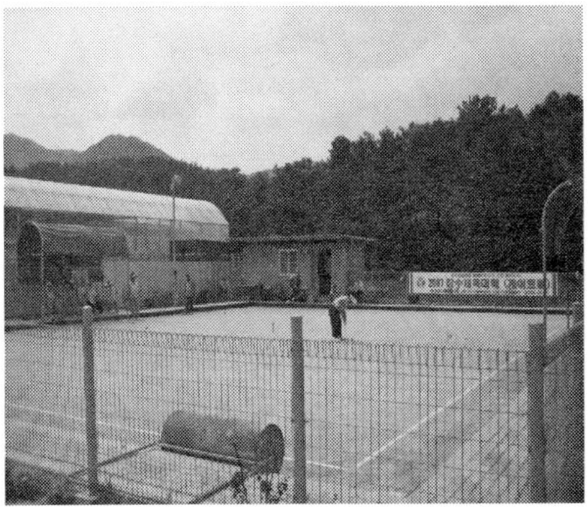
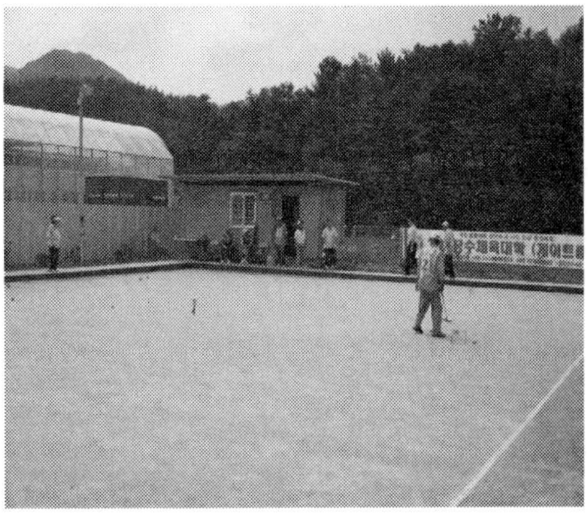

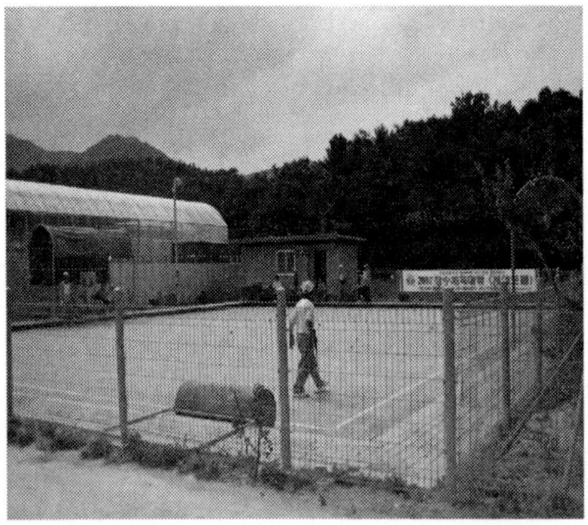
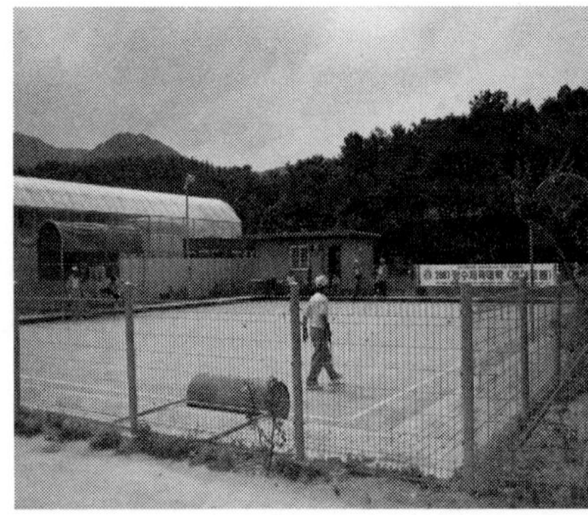
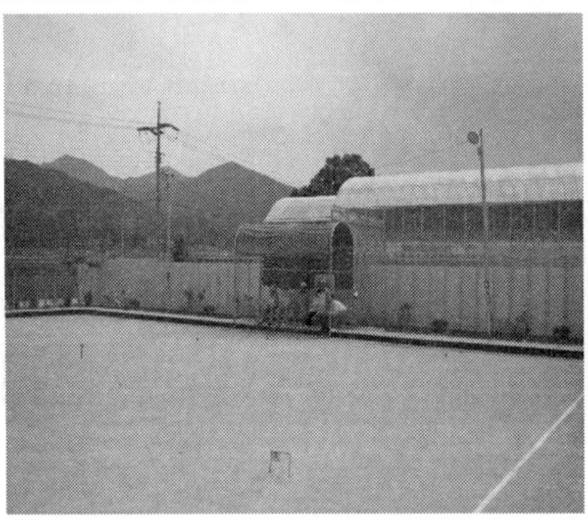
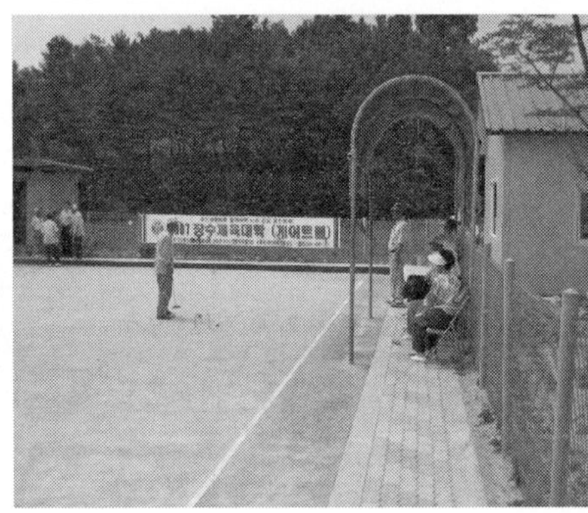

3) 볼컬링

- 내　　용 :
  - ○ 노인들을 위한 쉬운 운동
  - ○ 남녀노소 누구나 쉽게 어우러져 즐길 수 있는 운동
  - ○ 자연친화적 여가스포츠

- 기대효과 :
  - ○ 운동의 생활화
  - ○ 즐거운 생활 유지

볼 컬링 (Ball Curling)

❖ 볼컬링이란 얼음 위에서 실시하는 기존의 컬링 경기를 공 운동으로 변형시킨 새로운 감각의 경기이다. 볼컬링은 격한 몸싸움이나 높은 체력수준을 필요로 하지 않기 때문에 언제 어디에서나 남녀노소 누구나 쉽게 어우러져 즐길 수 있는 자연친화적 레저스포츠이다.

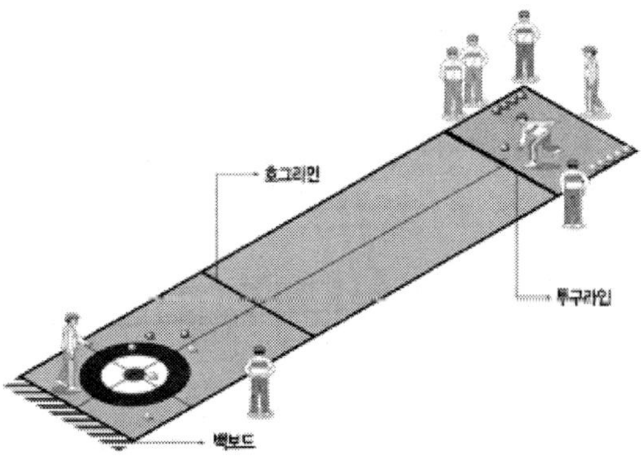

❖ 경기의 기본내용

- 볼컬링은 평지라면 실내 · 외 어디에서나 가능하다. 일정한 규격의 투구라인과 하우스을 바닥에 만든다. 족구공, 소프트볼공, 게이트볼공, 핸드볼 공을 각각 2개씩 팀별로 청색 공과 적색 공 (구별되는 색상이라면 무슨 색이라도 가능)으로 나누어 각 팀이 8개의 공을 가지고 경기를 한다. 각 팀 선수 한사람이 교대로 2개의 공을 투구하여 모든 공이 던져진 후 공의 위치로 점수를 판정한다

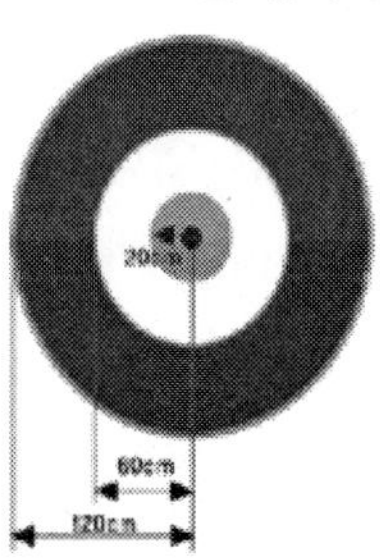

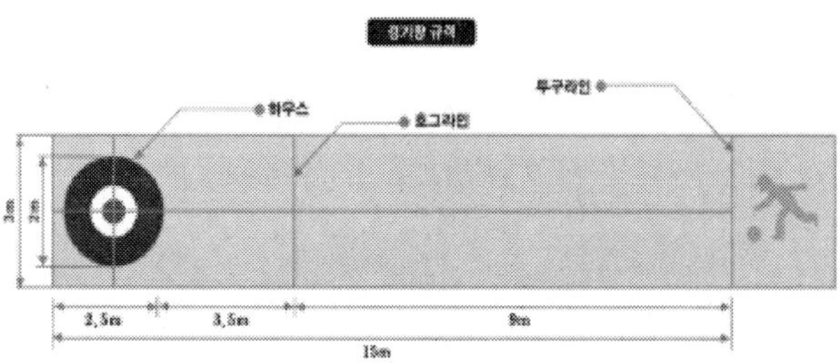

경기방법

❖ 경기운영 및 진행방법

① 한 팀의 인원수는 4인제를 기본으로 하지만 2인제, 3인제 경기도 가능.

② 경기는 1번, 2번, 3번, 4번 투구자로 구성되며 양 팀 1번 투구자 부터 2개의 공을 각각 1개씩 번갈아 가며 던진다.

③ 경기진행 횟수는 최소 6회전부터 최대 10회전에 걸쳐 시합할 수 있다

④ 각 팀은 1명을 후보 선수로 두고 경기중 선수 교체는 1회로 한정.

⑤ 선수는 1번 투구자, 2번 투구자, 3번 투구자 (부주장) 그리고 4번 투구자 (주장) 로 정하며 이 순서에 따라 공을 던진다.

⑥ 4번 투구자 (주장)가 투구할 때는 3번 투구자 (부주장)가 주장의 역 할을 대신한다. 경기 중 팀의 의사표시는 주장에 의해 전달 되어야 하며 주장이 그 팀을 대표한다.

⑦ 주장은 자기 팀 투구자를 위하여 하우스에서 목표를 정한 다음 작전을 지시할 수 있다. 나머지 선수들은 하우스 전방호그 라인을 넘어가면 안된다.

⑧ 상대편이 공을 던질 때는 사이드라인 부근에서 방해가 되지 않도록 대기한다.

❖ 득점계산

① 득점 팀은 1점에서 8점까지 득점이 가능하나 상대팀은 항상 0점이 된다. 8점을 득점하는 경우 퍼펙트엔드라고 한다 [점수 = 적색 8점 : 청색 0점]

② 각 공은 하우스 (표적)의 위치에 관계없이 1점씩 계산된다. [점수 = 적색 2점 : 청색 0점]

③ 점수가 될 수 있는 공은 하우스 중심에 가장 가까이 있는 상대방의 공보다 중심에 위치해 있어야 한다. [점수 = 적색 1점 : 청색 0점]

④ 티에서 반경 1 m 원내에 있는 공은 모두 득점이 될 수 있다

⑤ 양 팀의 공이 중심에서 동일한 거리에 있어 어느 쪽 공이 득점이 될 것 인가 육안으로 식별이 어려운 경우는 심판이 확인한 다음 결정한다.

⑥ 점수계산은 양팀의 부주장이 확인하고 합의 된 점수를 심판에게 알려 준다.

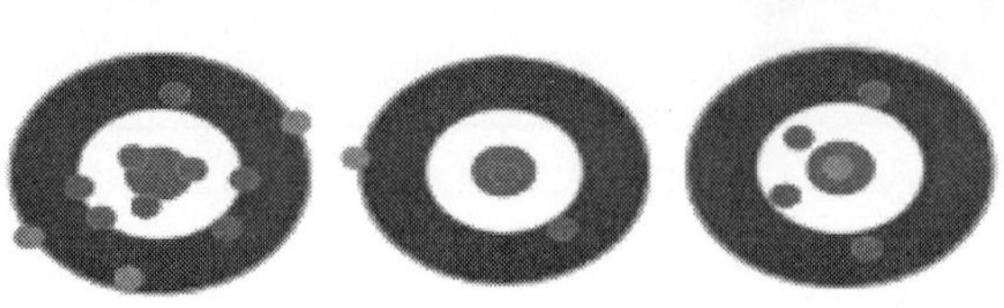

투구방법

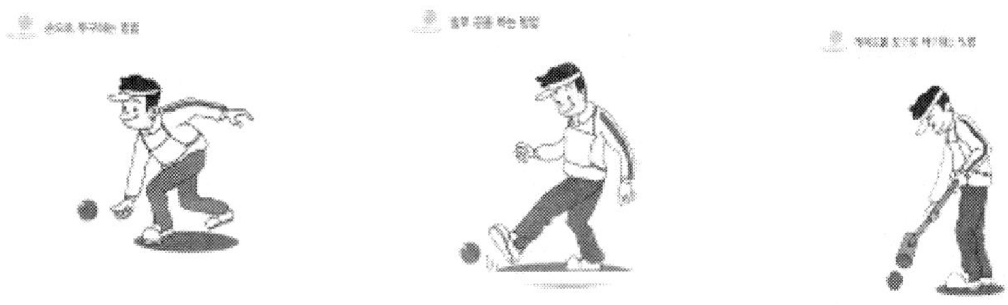

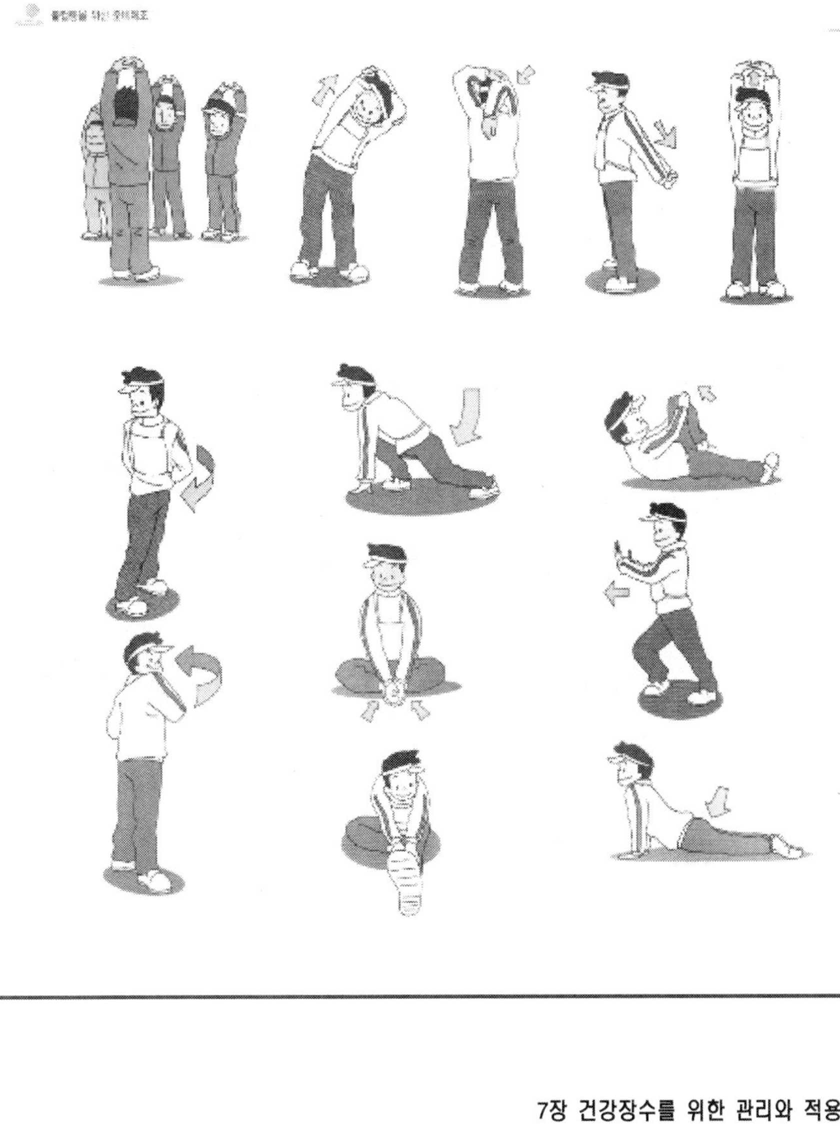

4) 댄스스포츠 교육

- 내 용 :

○ 오늘날과 같은 긴장과 스트레스 속에서 생활하는 현대인에게 음악을 동반한 유연한 운동을 통하여 스트레스를 해소하고 건강을 유지시켜 주는 이상적인 운동

○ 댄스스포츠를 통한 예의와 사교성은 원만한 사회생활을 가능토록 함

○ 노인 운동으로서 간단한 동작

- 기대효과 :

○ 노인들이 유연성과 균형감각이 좋아짐

○ 즐거운 음악과 함게 함으로 스트레스의 해소

○ 체력의 증진 효과

○ 활기찬 생활의 유지

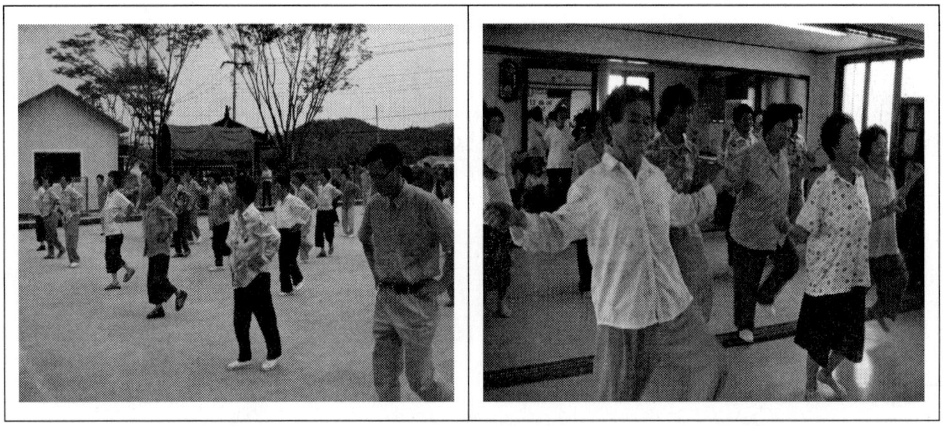

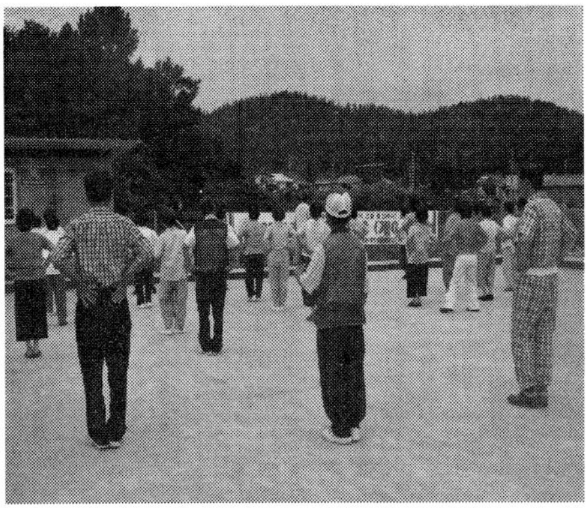
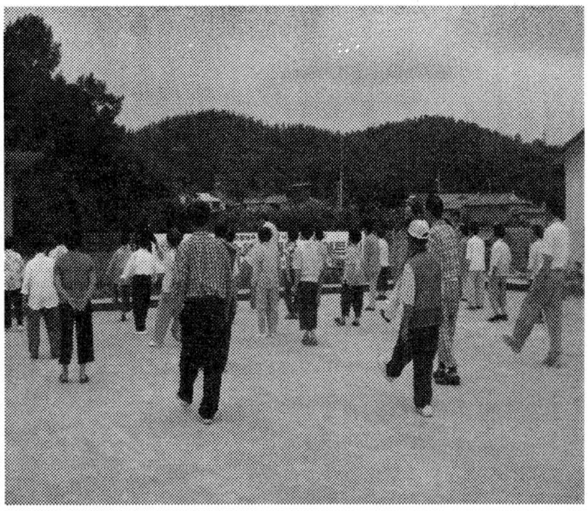
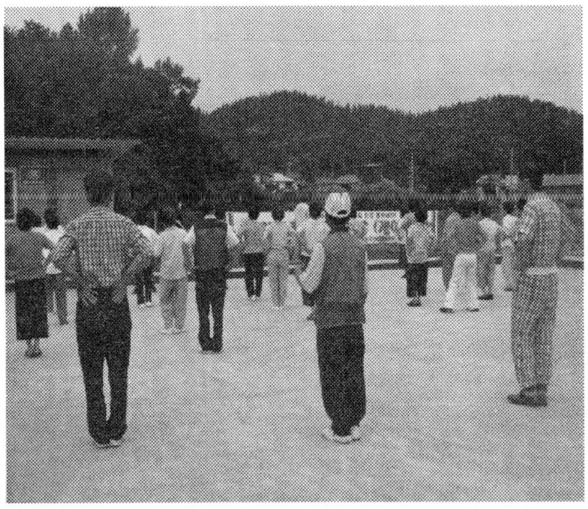
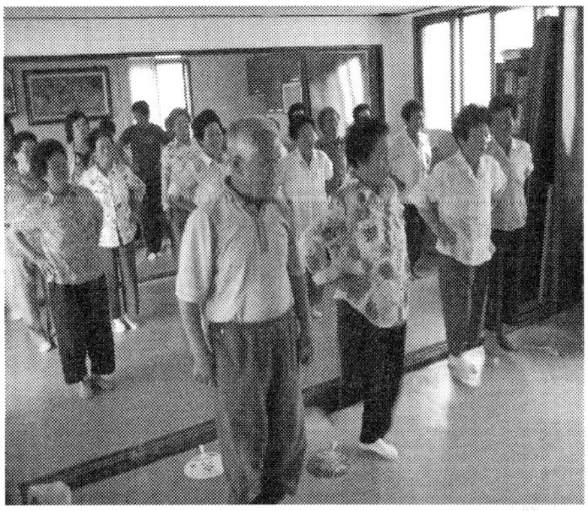
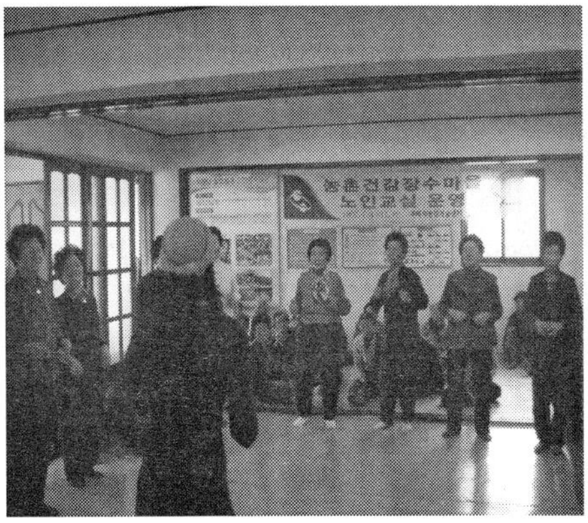
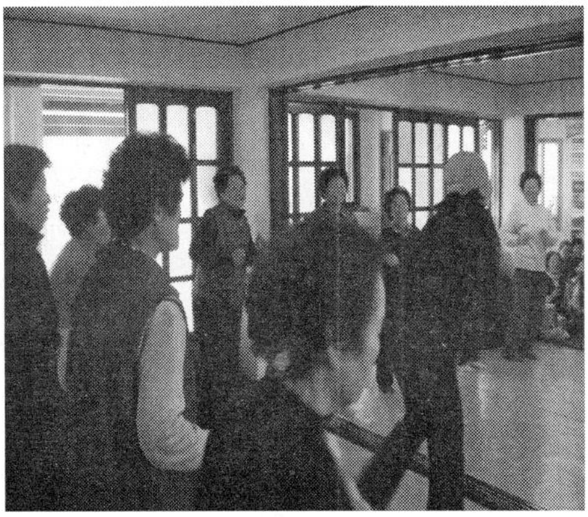

5) 맨손 체조

- 내　　용 :
  - ○ 전신 관절부위의 스트레칭
  - ○ 근육 풀어주기
  - ○ 전신 스트레칭

- 기대효과 :
  - ○ 유연성의 증대로 안전사고 예방효과
  - ○ 근육의 밸런스와 신체 균형유지

○ 맨손 체조는 건이나 근육에 탄력을 주고, 관절의 가동범위를 넓혀 유연성 향상

○ 관절의 부상 및 근육 결림 예방, 근력 향상에 도움, 올바른 자세 유지에 도움, 근육의 빠른 피로 회복유도로 신체 수행 능력 향상

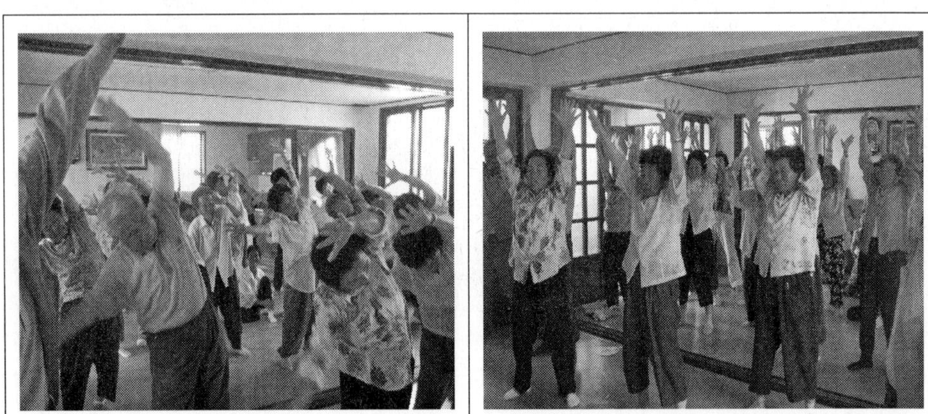

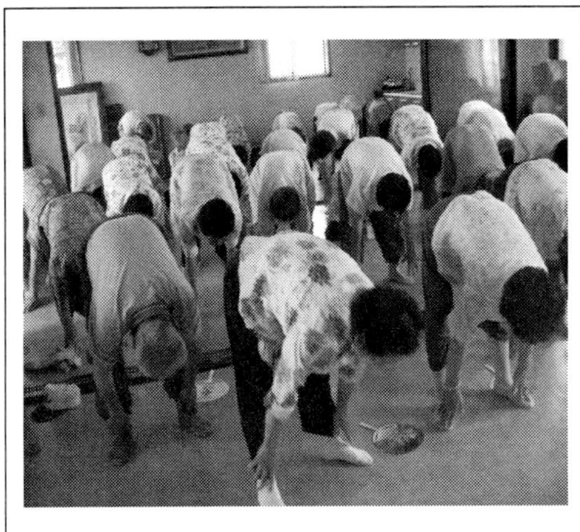

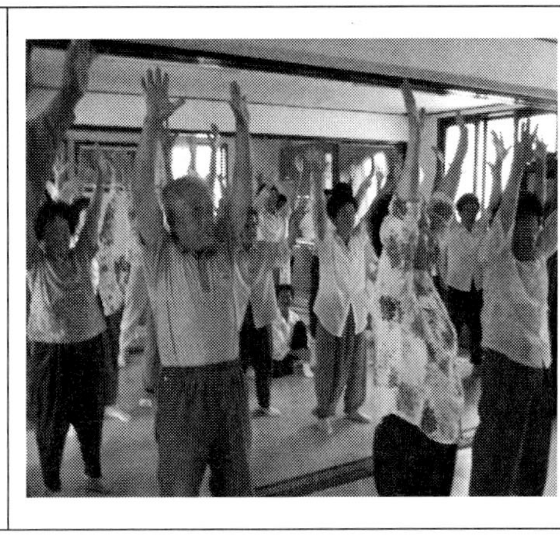

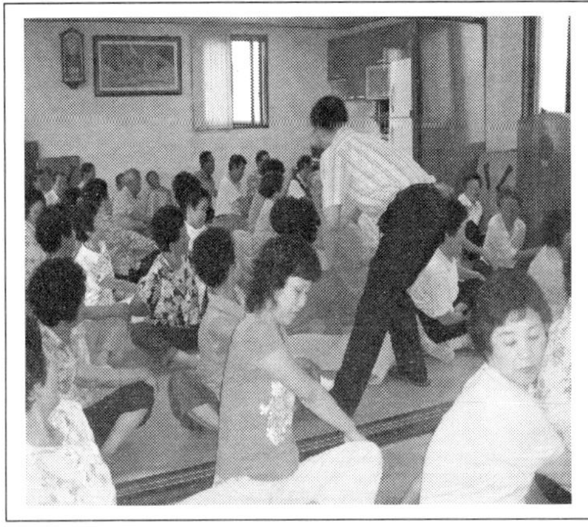

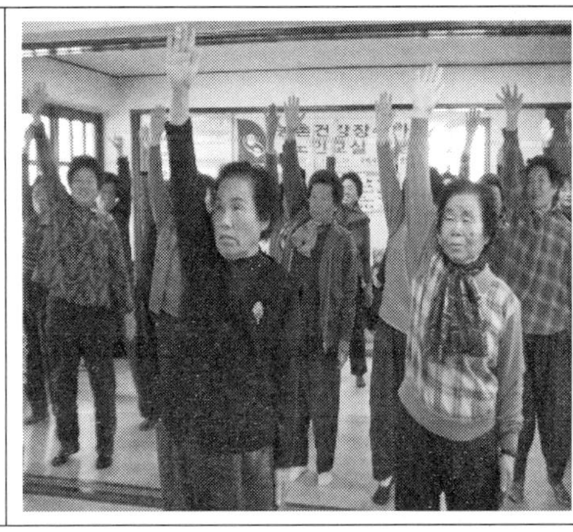

6) 웃음치료 및 명상요가

(1) 명상요가

- 내　　용 :
  - ○ 긍정적인 마음가짐
  - ○ 건강과 휴식
  - ○ 심리적 안정
- 기대효과 :

○ 호르몬분비 조절

○ 몸 전체 기능향상

○ 건전한 정신에 건강한 신체 유지

○ 호흡을 하면서 몸과 마음의 안정

○ 명상의 기쁨 속에 완전한 휴식을 취하여 몸의 건강 유지증진

(2) 웃음치료

- 내　　용 :
  - ○ 웃음자아내기, 웃음댄스, 5가지 웃음운동
  - ○ 나를 사랑하는 웃음, 치매예방, 두뇌웃음운동
- 기대효과 :
  - ○ 즐거운 생활
  - ○ 긍정적인 사고로 매사 적극적인 생활 태도
  - ○ 개인에게는 몸과 마음, 정신, 환경의 역기능을 웃음으로 치료
  - ○ 사회적으로 사회병리현상을, 가족과 종교에게는 행복과 평안
  - ○ 만병의 근원인 스트레스 해소, 건강한 삶을 위한 면역향상, 질병의 진통억제, 행복한 삶으로 자아실현

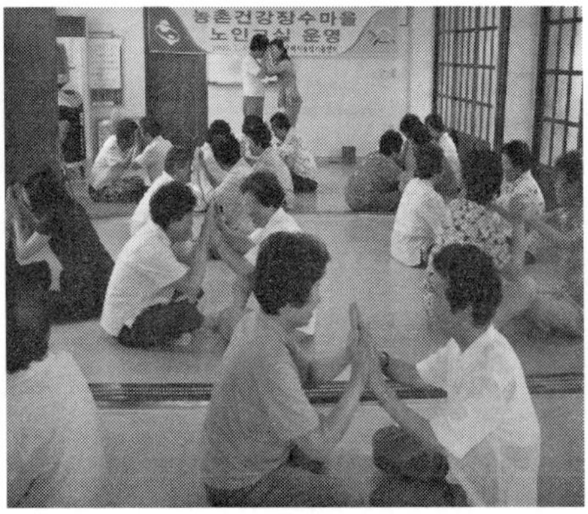

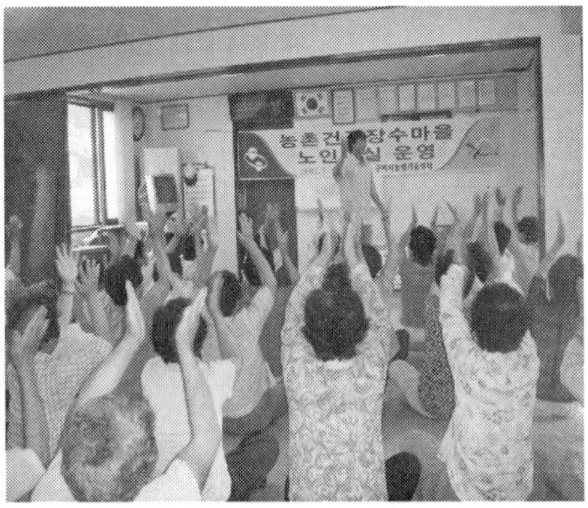

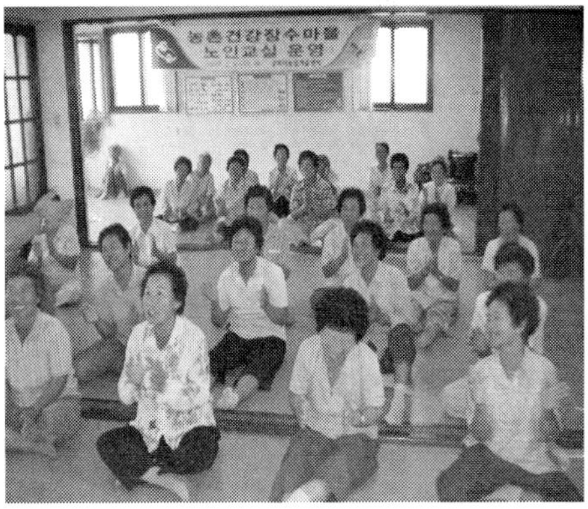

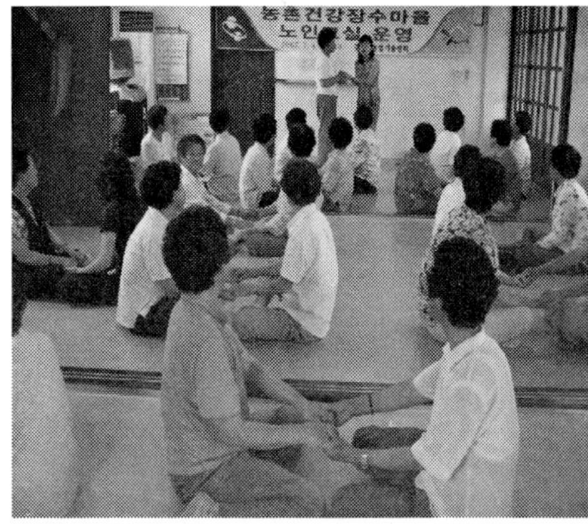

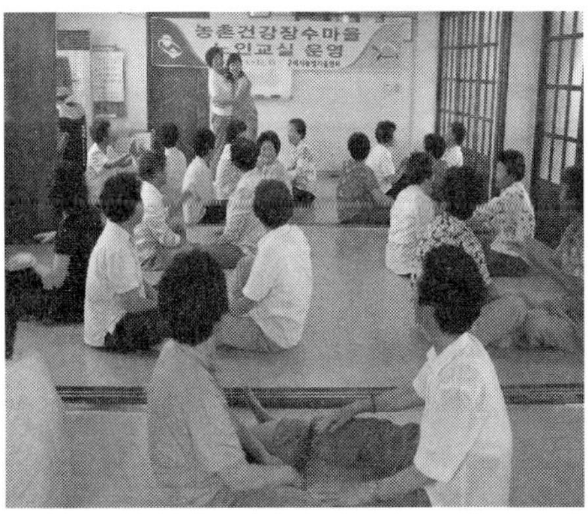

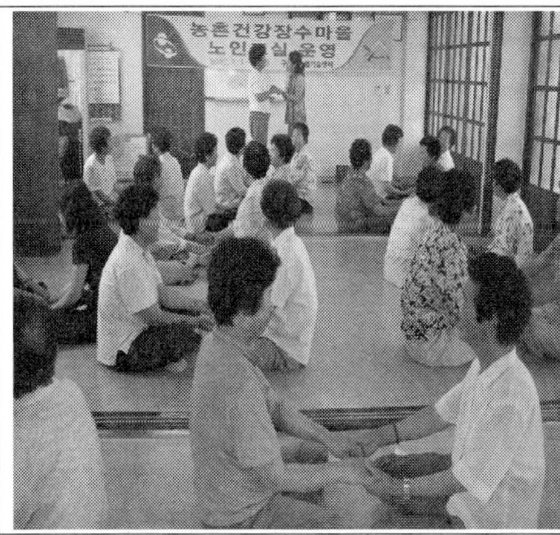

7) 치료레크리에이션

- 내　　용 :
  - 자기안마법, 도레미송 게임, 경사났네 게임
  - 가위바위보게임, 김말이게임, 박수게임

- 기대효과 :
  - 놀이를 통한 심신의 치료효과
  - 스트레스 해소를 통한 육체적·정서적으로 안정

○ 정서적 문제를 감소시켜 주거나 완화시켜줌

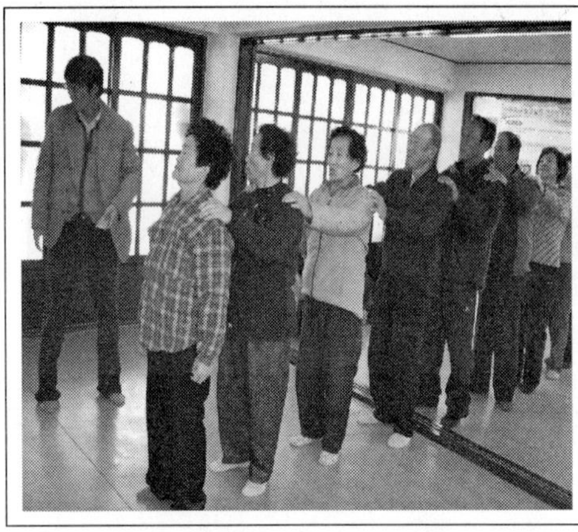

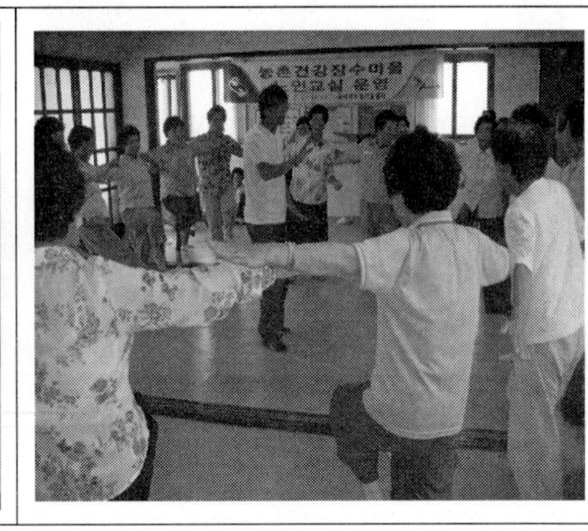

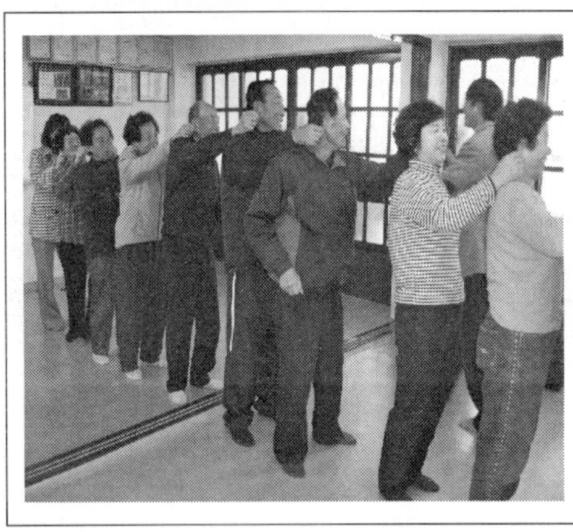

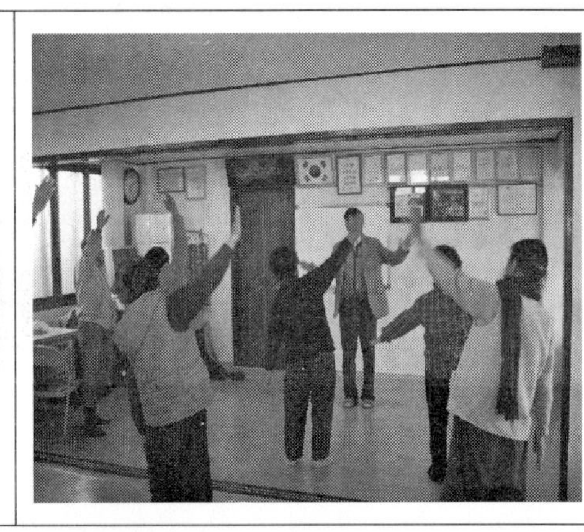

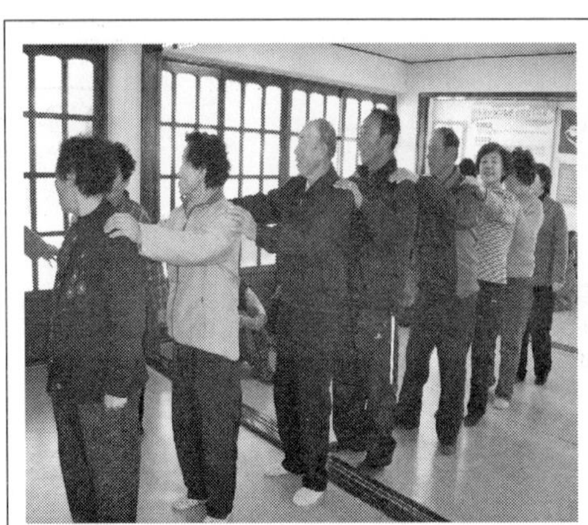

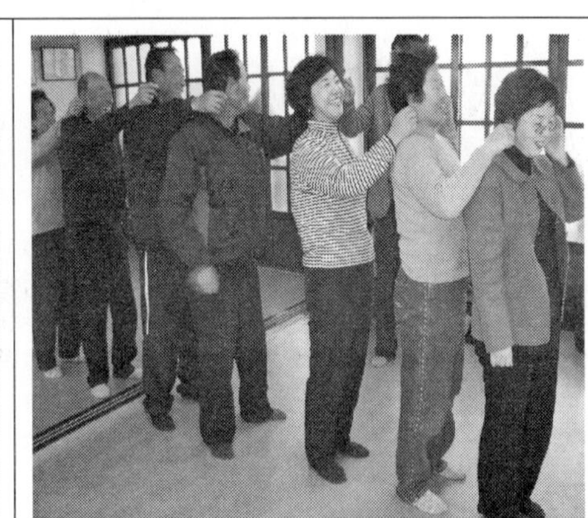

8) 코어 운동

1. 헤드 투 토우 준비운동

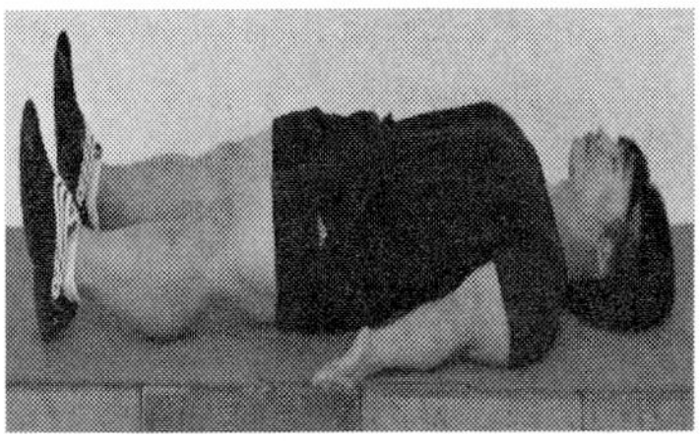

2. 혀 스트레칭

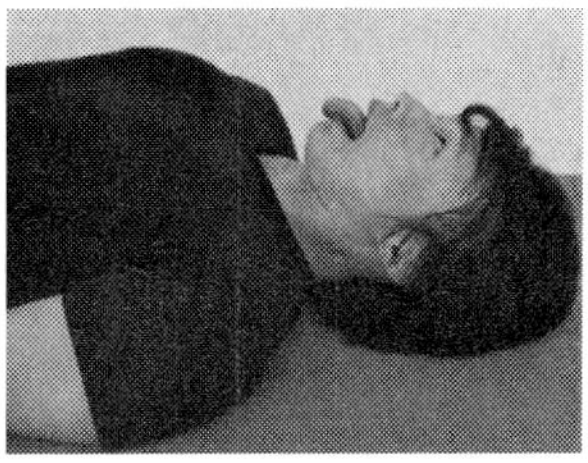

3. 밸리 블래스터

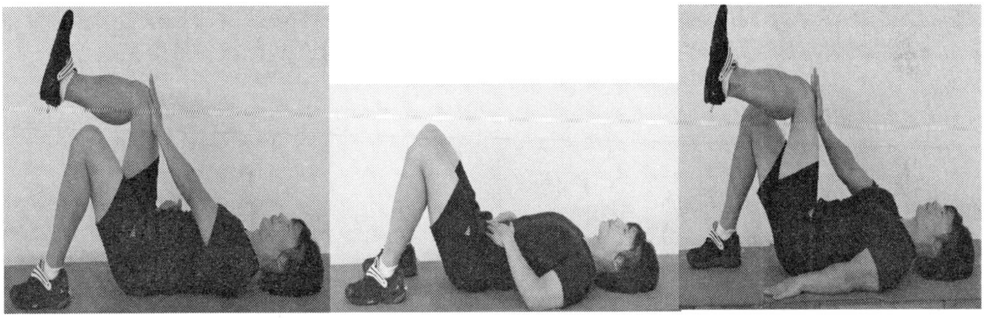

4. 복식호흡

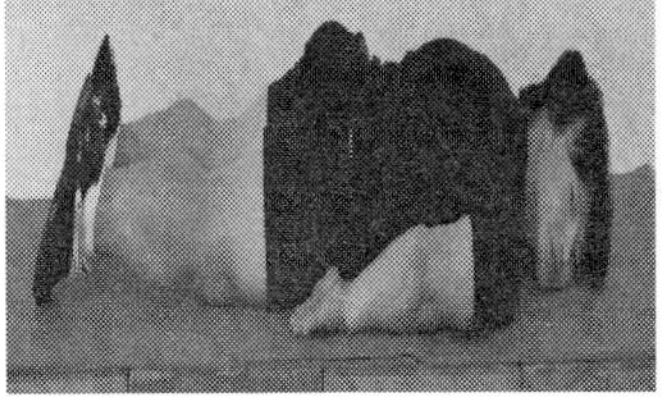

5. 코브라

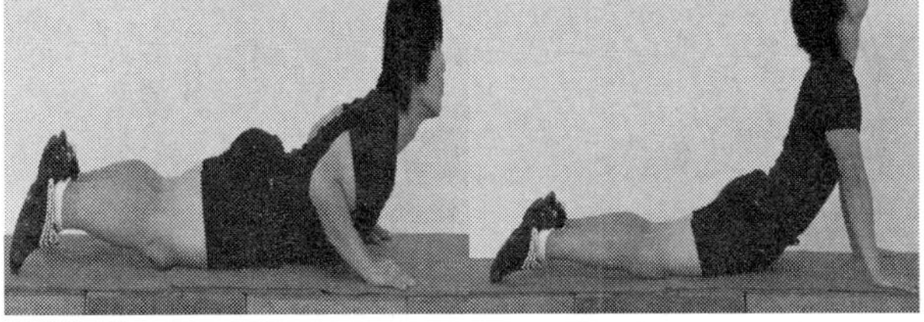

6. 버터플라이 / 팔꿈치 부딪히기

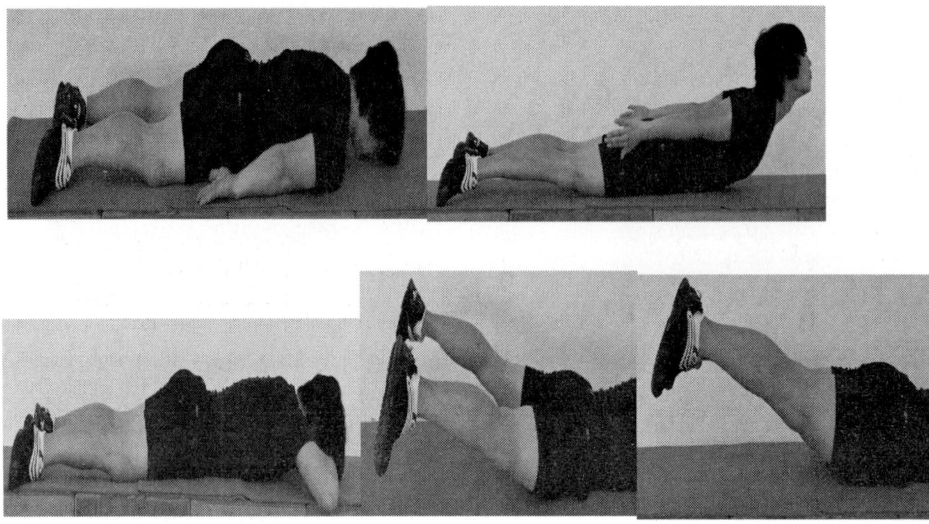

7. 삼단계 골반안정 운동

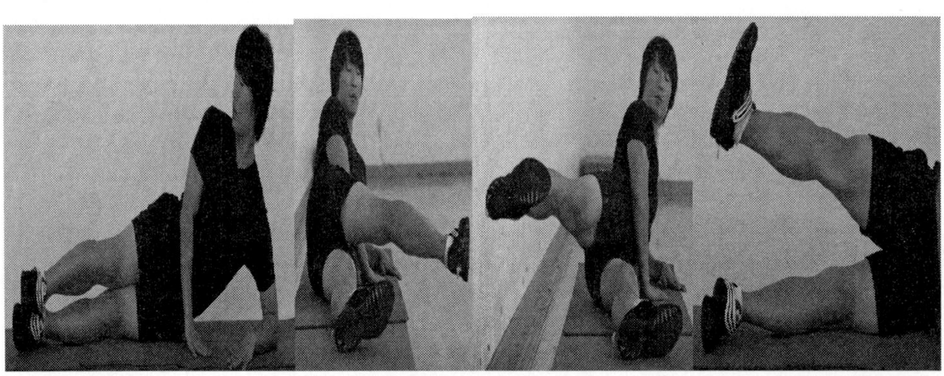

8. 사단계 슬굴근 스트레칭

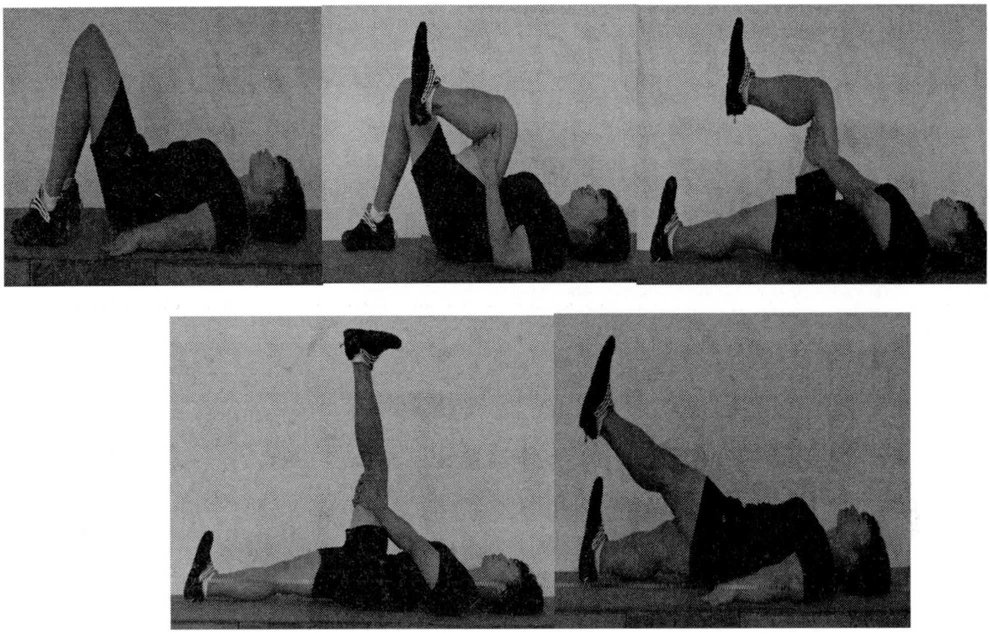

9. 가슴까지 무릎접기

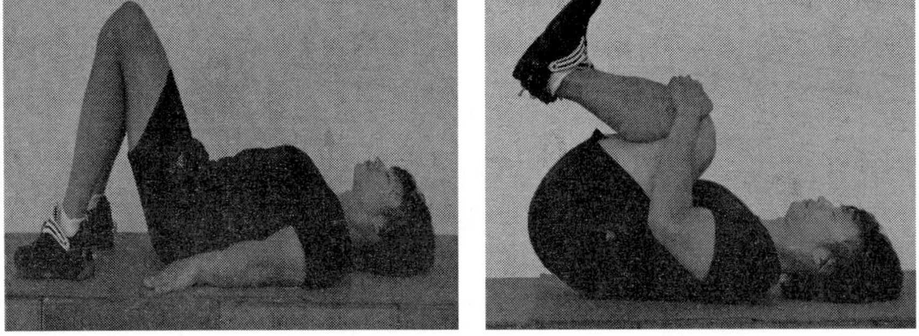

10. 누워서 척추비틀기

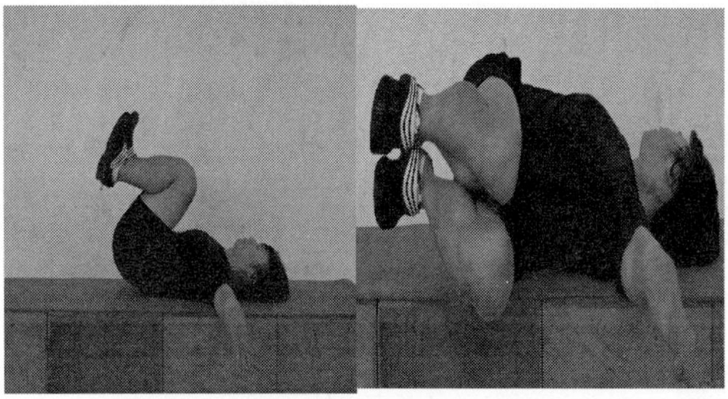

11. 복식호흡

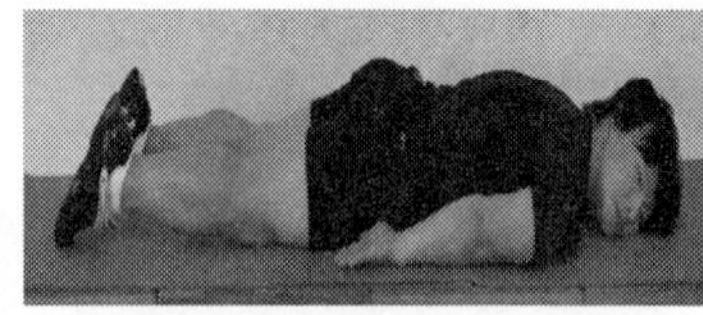

12. 크로스 익스텐션

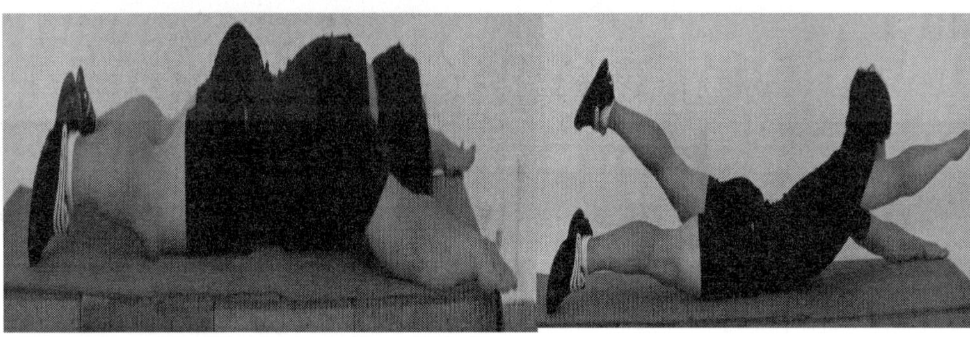

13. 코브라

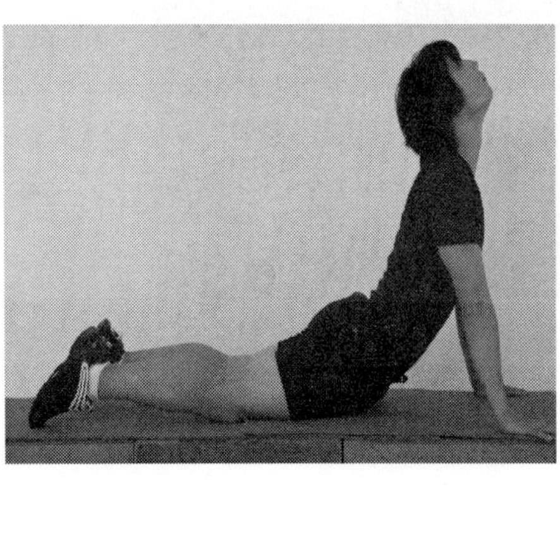

14. 복식호흡

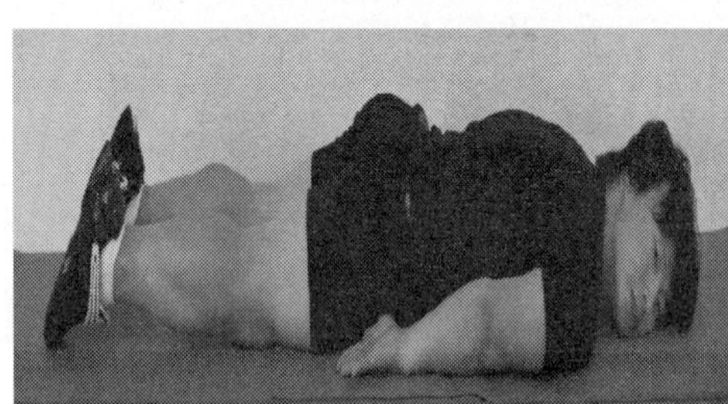

9) 피로회복실

- 피로회복을 통한 활기찬 생활 영위
- 충분한 휴식과 수면 및 균형 있는 식사로 건강한 생활
- 주 3~5회 30분 이상 규칙적인 운동 그리고 절제된 생활 습관으로 활력 있는 생활 유지
- 건강관리에 대한 교육, 안전에 대한 교육, 개인위생에 관한 교육 등을 통한 건강생활 안전 예방의식 고취
- 건강보전의 실천적 기능과 태도를 육성

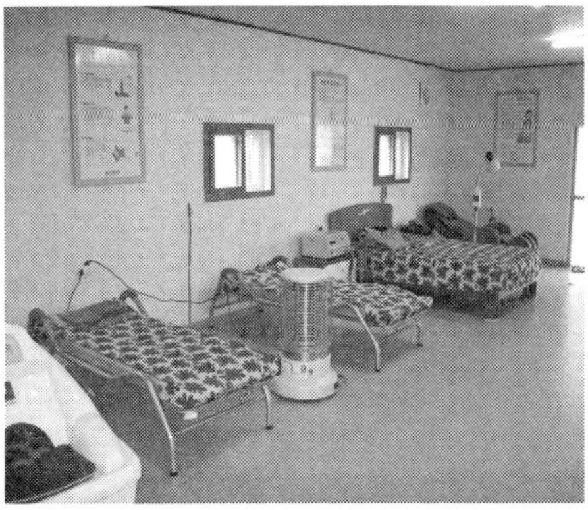

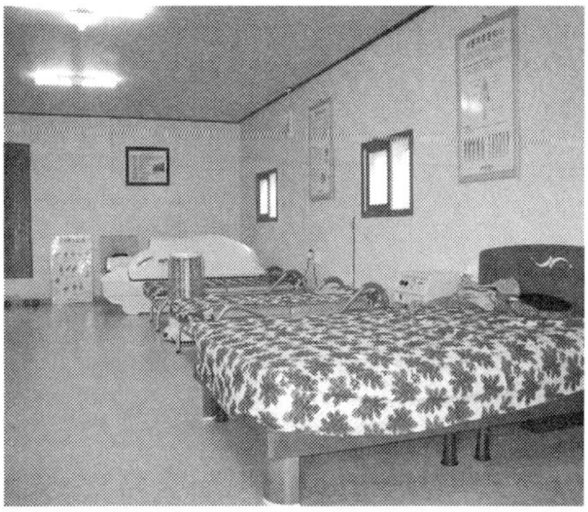

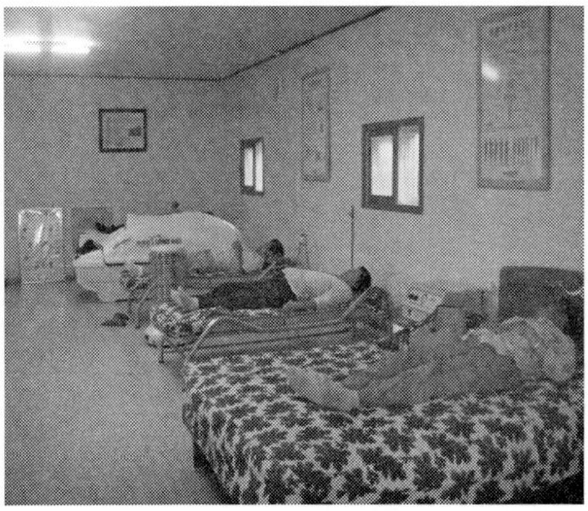

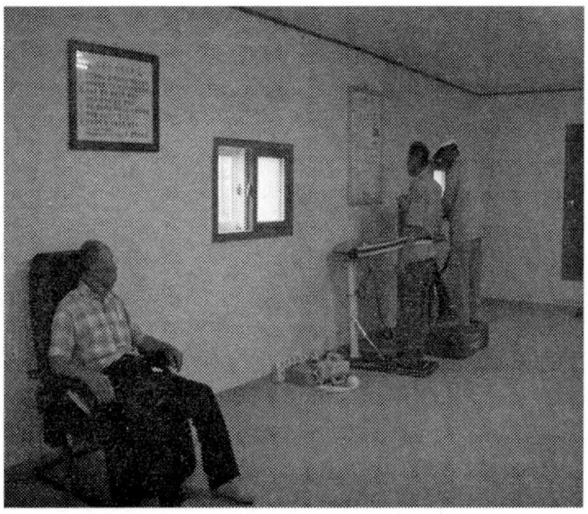

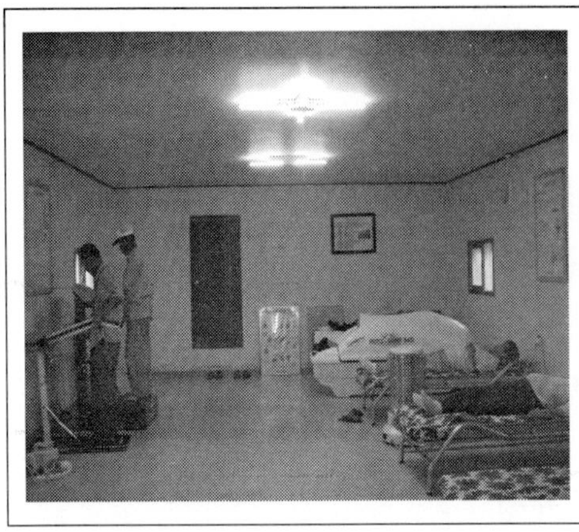
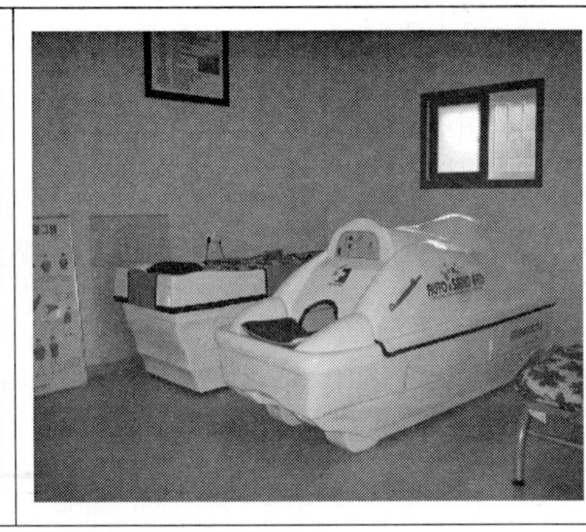
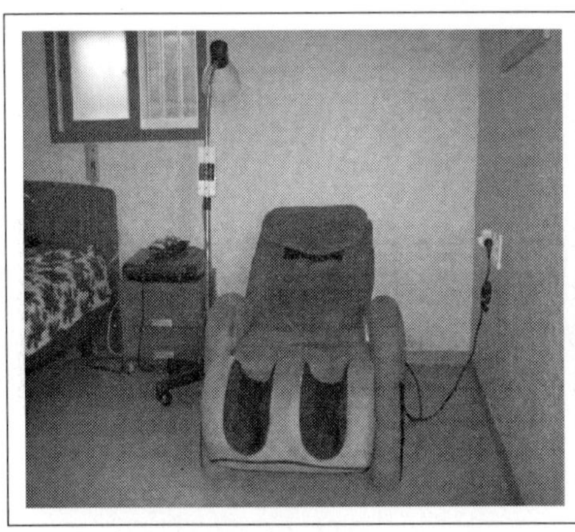
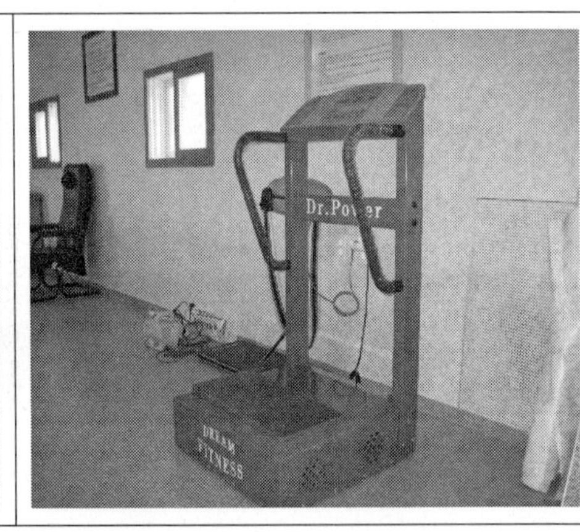
Dr.Power
DREAM
FITNESS
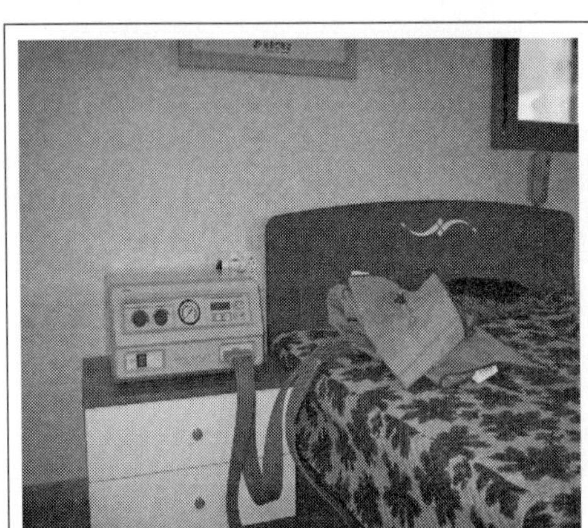
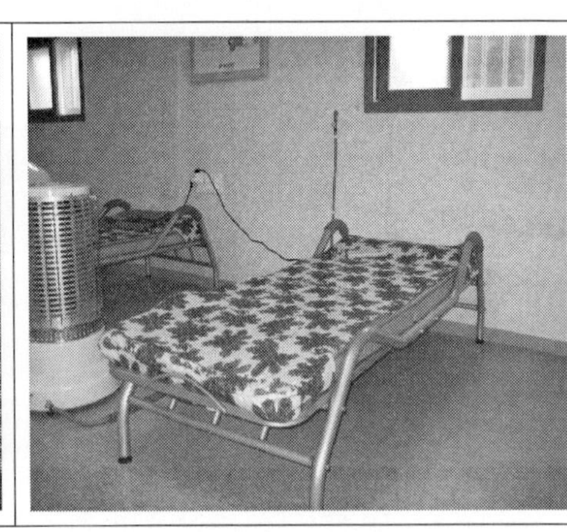

8장

성공적인 노화를 위한 건강관리

1. 건강의 정의

1) 건강 개념 및 정의의 변천

건강(health) 및 신체적성(fitness)을 다루는 많은 책들은 사망의 주요 원인이 심장 질환이라 묘사하며 운동의 역할이 이러한 심장 질환을 예방할 뿐만 아니라 재활 운동 프로그램을 통해 회복 기간을 단축시킬 수 있다는 것으로 책의 서두를 꺼낸다. 운동 및 신체적성과 심장관련 질환 사이의 관계가 중요하지 않다는 것이 아니라 심장 질환 및 다른 주요한 건강상의 문제들을 예방한다는 것은 단지 규칙적인 운동이 목표로 하는 것의 하나일 뿐이며 또한 건강한 신체적성의 상태를 이루어내기 위한 한 부분에 불과한 것이다. 최적의 삶의 질을 얻는다는 것은 건강관련 문제들을 예방하는 것에 그치는 것이 아니라 훨씬 더 많은 것들을 포함한다. 삶의 질이 높아지기 위해서는 높은 수준의 신체적성을 유지하는 만큼 건강한 행동 양식(healthy behaviors)을 지니는 것을 포함한다. 이러한 건강한 행동 양식이라 함은 전체적인 신체적성과 관련되는 활동들과 습관들을 포괄적으로 의미하는 것으로 흔하게 발생하는 건강상의 문제 발생의 위험이 낮게 포함되어 있는 것을 말한다. 따라서 이러한 행동 양식에는 규칙적인 운동 습관, 건강한 식이 섭취의 유지, 충분한 수면을 취하고, 스트레스 요인들을 완화시키고 대처하는 능력, 안전 생활의 습관화, 흡연, 음주 및 불필요한 약물의 사용에 대한 절제 등이 포함된다.

건강이란 주요한 건강상의 문제없이 살아가는 것(Being alive with no major health problem)으로 정의되곤 한다. 이러한 건강의 개념은 고전적인 개념으로 잘못 생각하면 신체적인 측면에 국한해 생각할 수 있으나 실제적으로는 신체적인 건강상의 문제만을 의미하는 것이 아니고 모든 다른 부분의 건강들을 포함하는 것이라 할 수 있다. 19C 초반까지만 해도 건강이란 단순히 신체적으로 질병이 없고 허약하지 않은 상태라고 정의 내렸다. 하지만, 이러한 건강에 대한 정의는 질병이 없다거나 허약하지 않다는 것에 대한 의미상의 모호성과 단순히 육체적/신체적 건강(physical health)의 측면만을 고려했다는 점에서 건강이란 정의로는 적절하지 않다는 주장이 대두되었다. 실제적으로 많은 사람들에게 있어 육체는 건강하지만 정신적으로는 불건전한 경우를 자주 볼 수 있다. 이러한 경우 개인 뿐 아니라 가족 전체에게도 불행을 초래하게 되어 건강한 삶이라 할 수 없을 것이다. 이렇게 건강에 대한 정의적 개념이 도전을 받게 되면서 19C 중엽부터 육체적 측면과 정신적 측면이 함께 고려되어야 한다고 하였다. 건강한 정신은 건강한 신체에 깃든다("A sound mind in a sound body")는 말이 등장한 것이 이때이다. 하지만 건강에 대한 이러한 정의에도 사회적인 측면은 전혀 고려되지 않았다고 하겠다.

20C 중반에 들어서면서 세계보건기구(World Health Organization, 1948)에서는 건강이란 육체적/정신적/사회적으로 완전히 안녕한 상태를 의미하는 것이지 단순히 무병하거나 허약하지 않다는 것을 의미하는 것은 아니다("Health is a state of physical, mental and social well-being and not merely the absence of disease or infirmity.")라는 정의를 내려 건강이 단순히 신체적인 것만이 아니고 정신적으로 건전하고 사회적으로도 그 사회의 일원으로써 충실히 역할을 수행하는 것이 건강한 삶을 지닌 것이라 하였다. 이때부터 집단 건강, 즉 사회적 건강 개념이 도입되었다고 할 수 있겠다.

하지만, 이러한 건강의 개념은 현재 상태를 기준으로 판단한 것으로 실제적으로 모든 사람의 삶이 미래를 위해 이루어지는 것이므로 미래의 삶이 잠재적으로 건강하게 되지 못할 수 있다면 그것 또한 진정한 의미에서의 건강한 삶이라고 할 수 없을 것이다. 따라서 현대에서의 건강에 대한 개념은 현재 뿐만 아니라 미래까지도 포함하는 것으로 발전되었다. 이렇게 건강을 단순하게 현재 상태뿐 아니라 잠재적으로 삶의 질적 향상을 도모할 수 있는지를 포함시키는 것을 웰니스(wellness)라는 개념으로 이해하고 있다.

2) 건강교육의 의의

건강교육에 대해 역사적 관점에서 의의를 찾아보면, 먼저 희랍시대로 거슬러 올라가게 된다. 희랍 시대를 배경으로 한 신화에서는 hygieia이라는 건강의 여신이 있어 hygieia라는 단어가 건강을 상징했었던 것으로 전해진다. 기원전 2세기경에는 이탈리아의 의학자 Galenvs가 hygieia란 여신의 이름을 따 '건강을 도모하는 학문'을 hygiene이라 명명함으로써 건강을 주제로 한 실질적인 교육의 개념이 존재했음을 암시하고 있다. 동야에서는 서양의 hygiene이란 말이 중국 고서인 장자 중에 있는 위생이란 말뜻과 일치한다고 해 이 후 hygiene을 위생이란 뜻으로 사용하게 되었다. 바로 이것이 오늘날 다루는 건상 교육의 개념과 유사하다고 하겠다. 현대에 와서 건강 교육은 일생동안 건강에 관심을 갖고 건강에 관한 지식을 습득하며, 건강한 생활 습관과 태도를 길러 궁극적으로 개인의 건강 뿐 아니라 공중의 보건을 향상시키는데 목적을 둔 학문이라 할 수 있으며 현대인들은 행복의 근원이 건강을 유지-향상시키는 생활 속에 있다는 것을 인지하고 적극적인 태도로써 건강관리에 임해야 한다.

3) 웰니스란?

Wellness란 용어는 Well-being이란 어원에서 유래되었으며, 1961년 Dr. Halbort L. Dunn이 'High Level Wellness'란 저서에서 처음으로 사용한 후 대중화되어 사용되고 있다. 현대에 있어 웰니스란 삶의 질적 향상을 위해 자신의 책임과 선택에 기본을 둔 다이내믹(dynamic)한 행동과정이라고 정의할 수 있다. 즉, 자신의 책임과 선택을 바탕으로 이루어지는 적극적이고 창조적인 실천적 생활 영역의 종합이다. 웰니스에서는 ‘좋은 건강을 이끌어내는 긍정적인 구성 요인’(positive component of good health)을 여러 가지 영역의 종합적인 측면에서 이해하고 있어 건강이란 개념을 포괄적이면서도 구체적으로 제시하고 있다.

좋은 건강을 위해서는 스스로의 가능성을 최대화시킬 수 있도록 생활영역을 이루는 요인들을 실천적으로 꾸려내도록 종합적으로 역동적 활동을 취해야 한다고 강조한다.

(1) 웰니스의 생활습관

신체적, 지적, 감각적, 사회적, 정신적 그리고 직업적 등의 6개 영역을 포함한 통합되고 집약적인 생활 형태이다. 개개의 영역이 분리되어 독립적인 기능을 발휘하지만, 또한 각각의 영역들 사이에는 강한 상호 의존관계를 형성하고 있다.

① 신체적 영역

신체적인 영역은 신체적인 요소를 포함하는 것으로 기본적으로 신체의 기능적 동작을 다룬다. 근력, 근지구력, 유연성 등과 같이 체력적인 요인들 뿐 아니라, 신체조성의 비율과 평상시의 diet 습관, 성적(性的) 습관의 건전성, 음주습관 및 약물 복용의 여부 등은 신체적 건강에 중요한 영향을 미치게 된다. 전체적인 신체적 영역의 건강을 유지 발전시키기 위해서 능동적인 건강 습관의 형성이 중요하며 정기 검진을 통한 의학적 자기 관리 및 그에 따른 적절한 약물 복용과 의료적 치료의 실시도 중요하다고 하겠다. 뿐만 아니라 흡연이나 해로운 오염 물질에의 노출을 최소화하려는 노력 등도 신체적 건강을 유지하는데 도움이 된다.

② 지적 영역

학습을 계속하고자 하는 노력을 지속적으로 경주해 삶의 질적 향상을 도모해야 한다는 것이다. 지적 성장은 정규 학교 교육으로 제한되지 않으며 인생 전체를 통해 계속적인 지식의 습득이 이루어질 수 있도록 해야 한다. 비평적 사고를 지녀 습득한 지식을 삶의 질적 향상을 위해 직접적으로 이용하는 것은 건강한 삶을 위해 중요한 부분이라 하겠다.

③ 감각적 영역

스트레스를 극복하고 친숙한 인간관계를 유지하려는 능력으로 간주된다. 감각적 영영의 건강은 자각, 수용, 관리의 3영역으로 세분화된다. 자각이라 본인뿐 아니라 타인의 감정을 이해하는 것이고 수용은 평범함을 이해하고 현실적으로 본인의 능력과 한계를 받아들이는 태도를 갖는 것이며 관리는 개인의 감정을 통제하고 극복하는 능력을 키우는 것을 의미한다.

④ 사회적 영역

주변의 인간관계를 원만히 이끌어가는 능력을 의미하는 것으로 참된 건강생활이라 함은 개인차를 인식하고 인정하면서 속해진 사회 공동체의 안녕에 힘쓰는 것이라 할 수 있다. 친밀한 가족관계, 원만한 친구 관계, 그리고 타인과의 긴밀한 유대감 형성 등이 모두 포함된다고 하겠다. 사회적인 인정을 받지 못하며 사회의 일원으로 생활한다는 것을 활력적이고 생산적인 삶을 형성하는데 제한요인으로 작용할 수 있기 때문이다.

⑤ 정신적 영역

자신의 내면과 정신적 개발을 포함하는 차원의 건강 개념으로 이러한 정신적 영역을 종종 종교적 차원에서만 이해하려는 오류를 범하기도 한다. 자신의 내면의 통제와 조절 및 발전을 통해 삶을 의미 있고 유쾌하게 바라보며, 자유롭고 풍요롭게 가꾸어나갈 수 있게 된다. 이러한 정신적 영역의 건강을 달성하는 것은 삶에 있어 개인적 경험을 토대로 그 의미와 목적을 발견할 수 있게 하는 것이며, 정신적 정화를 통해 개인의 가치와 신념을 형성할 수도 있게 만든다.

⑥ 직업적 영역

직업적 영역의 건강은 개개인이 종사하는 직업에서 사명감 및 개인적인 만족감을 획득하며 생활하는 것이 전체적인 건강 상태를 높이는데 필요하다는 것이다. 직업적 영역에서 내적 혹은 외적 보상 여부는 건강을 위해 중요하다. 직업적 영역의 건강을 달성하기 위해 근무시간과 휴식시간 사이의 균형은 이루고 있는지 혹은 신체적인 건강에 해가 될 수 있는 작업환경에 노출되어 있는지를 확인해 근무시간과 휴식시간의 균형을 이룰 수 있도록 그리고 유해한 작업환경에의 노출을 최소로 줄일 수 있는 노력을 해야 한다.

Wellness는 이러한 6가지의 독립적이지만 상호 연관을 맺고 있는 영역들의 조합으로 이루어지는 것으로, 각각의 영역에 대해 성장과 발전을 이룰 수 있도록 능동적이고 적극적인 노력을 경주하는 것을 의미한다. 본인에게 어떠한 영역의 요소가 강하고 또 약한 영역의 요소는 무엇인지를 알아 영역간의 조화와 균형된 발전이 될 수 있도록 노력해야 할 것이다.

(2) 웰니스의 발전 방법

웰니스의 발전을 위해서는 자각, 평가, 지식, 기술과 관리기술, 동기, 지지 및 자아책임 등의 요소들을 잘 발달시켜야 한다. 즉, 웰니스를 발전시키기 전에 먼저 선택에 대해 분명한 자각이 있어야 한다. 이러한 자각을 통해 본인의 선택이 무엇인지 알게 되었다면 본인의 생활 방식을 평가할 수 있게 된다. 평가를 통해 오류에 대한 수정 및 방향의 재설정이 가능해진다. 평가(혹은 검사결과)가 잘 이루어졌다면 평가를 통해 얻은 결과를 이해할 수 있는 지식이 필요하다. 이러한 지식의 함양은 목적을 달성하는데 도움을 줄 수 있다. 목표 달성에 도움을 얻을 수 있는 또 한 가지의 방법은 기술과 관리기술의 습득이라 할 수 있다. 이렇게 기술과 관리기술의 습득이 이루어지면 여러 가지 선택을 시도하는데 도움을 줄 수 있게 된다. 웰니스의 계속적인 성장/발전을 원한다면 그에 맞게 노력을 유지해야 하는데 그것이 바로 동기 유발이라 할 수 있다. 동기는 개인에 따라 다양하다. 즉, 여대생은 보기 좋은 용모를 가지려 체중감량을 시도하지만, 노년기의 사람은 건강의 유지를 위해 체중감량을 시도한다. 아무로 좋은 의도와 목적을 갖고 삶의 질적 향상을 위해 노력한다 할지라도 주위환경(혹은 문화)이나 조직에 의한 지지와 격려가 있을 때 실현 가능하게 되는 경우가 많다. 그러므로 주위로부터의 지지와 격려가 웰니스를 발전시키는데 중요하다고 볼 수 있다. 또한 웰니스 성장의 핵심은 본인 스스로의 책임,

즉 자아책임에 있다는 것을 확실하게 인식해야 한다. 자아 책임에 대한 인식이 확고할 때 긍정적인 생활태도의 결정이 쉽게 이루어질 수 있을 것이다.

이와 같은 웰니스의 개념을 요약하자면, 첫째, 웰니스는 건강을 단순히 질병이 없거나 허약하지 않다는 중립적인 상태로 보지 않는다. 둘째, 높은 수준의 웰니스는 잠재력을 최대한 일깨우는 활동적인 수준의 기능 역할을 한다. 셋째, 웰니스는 전 생애에 걸쳐서 이루어지며 넷째, 웰니스 생활의 근간은 자아책임이며 동기유발과 긍정적인 환경을 유지하는 것은 웰니스를 성공으로 이끄는 지표가 될 수 있다.

2. 신체 조성과 비만

인간은 매년 1톤 이상의 음식을 섭취한다. 놀라운 것은 그 많은 양의 음식을 섭취하면서 거의 변함 없는 체중을 유지한다는 것이다. 어떻게 인간은 체중을 일정하게 유지할 수 있을까? 여러 각도에서 설명을 할 수 있겠지만 가장 정확하고 쉽게 설명할 수 있는 것이 바로 섭취하는 만큼 소비하기 때문이라고 할 수 있을 것이다. 인체는 열량은 섭취하는 만큼 거의 같은 양의 열량을 소비함으로써 체중의 급격한 변화를 만들지 않으면서 정상적인 건강을 유지해낸다. 이러한 에너지 섭취와 소비에 대한 조절은 실제적으로 식욕의 조절에 의해 이루어지며, 이러한 식욕의 조절은 다양한 생리적 요인의 복잡한 상호작용과 관련된다. 즉, 뇌의 식욕중추, 간과 내장과 같은 말초기관으로부터의 피드백 작용, 섭취된 음식물의 대사 작용 및 호르몬 작용 등이 이러한 상호작용에 관련이 된다.

1) 식욕의 조절

식욕의 조절은 기본적으로 기아 중추(hunger center)와 포만 중추(satiety center)의 상호작용에 의해 이루어진다. 기아중추(hunger center)는 섭식 행동을 자극할 수 있는 능력을 지니며 포만 중추(satiety center)는 기아중추와 반대 작용을 해 섭식 행위를 중단하게 하는 자극을 보내 기아중추의 활동을 억제시킨다. 위가 비어있는 경우(즉, 혈중 글루코스 농도가 낮아지는 상황)는 기아중추를 자극하지만 위가 충만해 있는 경우(즉, 혈중 글루코스 농도가 높아지는 상황)는 포만중추를 자극하게 된다. 식욕과 관련된 감각들(시각, 미각, 후각 등)은 실질적으로 식욕에 영향을 미치는 신경(세로토닌 등) 및 호르몬(인슐린, 타이록신 등)의 활동에 영향을 미치게 된다.

(1) 지방 세포 이론

지방의 축적에 의한 비만의 발생은 체내에 있는 지방세포의 수의 증가와 크기의 증가에 의해 일어나는 것으로 알려져 있다. 표준 체중을 가진 사람의 경우 체내 약 250~300억 개의 지방세포를 가지는 반면, 비만인 사람의 경우 약 1200억 개의 지방 세포를 가지며 지방 세포의 크기 역시 정상크기의 2~3배까지 팽창할 수 있게 된다. 하지만 인체가 비만화 되면서 지방세포의 크기가 끝없이 증가하는 것은 아니다. 기본적으로 지방세포의 수 증가는 섭취하는 열량의 과다로 인해 인체가 더 많은 에너지를 저장하도록 요구되는데 이때 지방세포는 분해되어 새로운 지방세포를 생성하게 된다. 지방 세포수가 증가한다고 해서 반드시 비만화가 진행된다고 할 수는 없는데 왜냐하면, 인체의 필요 즉 생존과 성장의 유지를 위해 지방 세포의 수 증가가 동반되는 경우가 있기 때문이다. 일반적으로 인간에게 있어 비만세포가 수적 증가를 위해 분열되는 3번의 시기가 있다고 한다. 첫 번째 시기는 출생 전 마지막 석 달 동안이다. 일반적으로 출산 직후부터 최초 약 1주일 정도는 아기가 모유를 통해 충분한 영양 섭취를 받을 수 없게 된다. 이 시기에 아기들은 출생 전 충분히 저장한 지방을 연소시켜 필요한 에너지를 얻게 된다. 두 번째 시기는 출생 후 약 1년 정도이다. 이 시기만큼 성장률이 높은 때는 평생을 살아가면서 없을 것이다. 생후 약 1년 동안 아이의 체중은 2배 이상의 증가를 보이게 된다. 마지막으로 비만세포의 수적 증가가 두드러진 시기는 13세 전후의 사춘기이다. 사춘기 때 역시 급격한 성장을 이루므로 특히 지방세포의 증가가 두드러지며 특히 여자의 경우 에스트로겐의 증가에 의한 지방 세포의 증가가 많아진다.

이러한 지방 세포수의 증가는 일단 성인기에 도달하면 더 이상의 변화가 없는 것으로 이론화되어 있으나, 최근의 연구 발표에서는 비록 수적 증가의 정도는 훨씬 낮지만 성인기에도 식이 섭취가 과다한 경우 지방 세포의 수적 증가는 일어난다고 하였다. 지방 세포의 특징 중의 하나는 일단 생성이 되면 파괴되거나 소멸되지 않는다는 것이다. 즉, 지방세포는 일단 만들어지면 일생동안 체내에 존재하게 된다고 한다. 그러므로 성인기에 체중감량을 시도하는 경우에는 저장된 에너지를 사용해 지방 세포 내 포화도를 줄임으로써 지방 세포의 크기를 줄일 수 있도록 구성하는 것이 바람직하다. 하지만, 체중 가량을 시도하는 경우 어려운 점은 식이요법이나 운동을 통해 에너지를 소모해 지방 세포의 포화정도가 감소하게 되면 지방 세포는 포화되어 있는 상태로 되돌아가려는 특성을 보인다는 것이다. 즉 지방 세포는 일단 그 크기가 형성되면 그 세포의 크기를 유지하려는 성질을 지니고 있나. 내표직인 반응이 배고픔일 것이다. 생리적인 측면에서 배고픔은 지방세포의 포화도가 떨어졌을 때 일어나는 현상으로 지방세포는 뇌의 식욕 통제 센터를 자극해 열량의 과보상을 요구한다. 이러한 경우 흔히 과식을 하게 되는 것이다. 이와는 반대로, 식사 중 위팽창과 같은 신경 자극은 위벽의 수용기을 통해 시상하부로 전달되어 음식섭취를 억제시키게 된다. 이렇게 비만은 지방 세포의 수적 증가 및 개개 세포의 크기 증가에 의해 일어나며, 지방 세포의 크기와 수가 비만의 정도를 결정하게 되는 것이다.

① 갈색지방(Brown Adipose Tissue)

포유동물의 신체에는 목, 등(특히 견갑골 하부), 가슴 부위에서 소량(총 체지방의 1% 미만) 발견되는 것으로 옅은 갈색을 띄고 있다. 갈색지방은 일반적으로 보이는 복부 지방이나 내장지방과는 다르게 인체에서 높은 대사율을 보이며 대부분의 에너지를 ATP의 생산 없이 열(heat)로 방출한다. 갈색지방의 활성도는 식사 후 또는 추위에 노출되는 경우 등의 조건에서 증가/감소될 수 있는데, 활성 되어 나타나는 열 생성 현상을 떨림 없는 열 생성(non-shivering thermogenesis)라 한다. 갈색지방의 축적은 일반적으로 건강지표에 있어 긍정적인 측면으로 작용한다고 알려져 있다. 그래서 갈색지방의 축적이 낮은 경우 비만 발생 빈도가 높아진다고 할 수 있겠다. 최근에 들어, 대사와 관련한 갈색지방의 역할에 대해 다양한 연구가 시도되고 있는 것으로 보인다. 부신선(adrenal gland)에서 분비되는 triiodothyronin과 타이록신(thyroxine)은 갈색지방조직의 자극에 관여한다.

② 세트 포인트 이론(Set Point Theory)

피드백 기전에 근거하여 체내에 변화가 생겼을 때 그것을 정상적으로 되돌리기 위한 대사적 조절 작용으로 특히, 체중 조절 및 음식 섭취와 관련해 많이 사용된다. 음식 섭취의 피드백 조절이라고도 할 수 있어, 뇌의 시상하부가 체내 지방 수준이 set point이하로 떨어지면 신체 대사를 줄이고 배고픔을 증가시켜 식이 섭취를 요구하게 된다. 즉, 지방 세포 내 지방 저장량의 현재 정보를 보내주면 이에 반응하는 반응 메커니즘을 세트 포인트 이론으로 이해할 수 있겠다. 예를 들어보면, 렙틴(leptin)이란 호르몬은 지방 세포의 비만 유전자에 의해 암호화되는 것으로, 체지방에 비례하여 생산되어 혈중 지방량이 증가하면 많이 분비되고 지방량이 적을수록 적게 분비되는 특징을 갖는다. 렙틴이 혈중으로 방출되면 시상하부로 순환하여 신경펩타이드 중 특히, neuropeptide Y(NPY; 시상하부의 신경펩타이드과에 속하는 것으로 식욕조절에 관여하며 Sakurai 등은 orexins으로도 부름)의 생성을 억제한다. 이와 같이 혈중 NPY의 수준이 감소하면 배고픔을 억제할 수 있게 되며 이로 인해 식품섭취는 감소하며, 지방과 근조직에서의 열 생성은 증가해 안정시 에너지 소모량을 증가시킨다. NPY의 혈중 수준이 높아지는 것은 식품 섭취를 자극하는 촉진제 역할을 해 안정시 에너지 대사(즉, 에너지 소모)를 감소시킨다. 따라서, 체지방이 축적되는 시점에서 지방세포는 더 많은 렙틴을 생성한 후 시상하부로 순환해 NPY의 생성을 억제한다. 이와 같이, 에너지 섭취는 감소하고 소비는 증가해 체지방의 축적에 반작용을 함. 만일, 급격한 식이요법으로 체지방이 줄었다면 렙틴 생성이 감소하고, NPY의 생성의 억제 효과가 감소할 것이며 이러한 방식으로 NPY의 수준이 증가되면 배고픔을 갖게 해 음식 섭취를 일으켜 에너지 소비를 감소시키게 되어 감소된 체중의 재 축적을 촉진하여 식이요법의 효과를 방해하게 된다.

(2) 비만의 원인

앞서 언급한 바와 같이, 비만의 기본적인 원인은 에너지의 불균형 현상에서 오는 것이다. 체중의 증가는 평상시 음식의 섭취에 따른 에너지 섭취량이 에너지 소비량을 초과하게 되어 양적(positive) 열량 균형을 보이는 경우에 발생한다. 양적 열량 균형이 반복적이고 지속적으로 일어나게 되면 결국에는 비만으로 발전하게 된다. 이와는 반대로, 평상시 음식의 섭취에 따른 에너지 소비량이 에너지 섭취량을 초과하게 되면 음적(negative) 열량 균형을 보이게 되는데 이러한 경우 체중의 감소가 일어나게 되는 것이다.

비만은 일반적으로 유전적 요인과 환경적 요인의 상호작용에 의해 발생한다. 첫째로 유전적 요인에 의한 비만 발생의 가능성은 25~40%정도를 보인다고 알려져 있다. 이러한 유전 요인에 의한 비만 발생에 관여하는 유전자들을 연구한 결과 현재까지 약 70여 가지의 유전자들이 잠재적으로 비만의 발생과 연관되어 있다고 발표되었다. 이러한 비만 유전자들은 에너지 소비를 감소시키게 함으로써 대사량의 감소를 일으키도록 영향을 미치거나 음식의 섭취(즉, 식욕)를 증가시켜 에너지 섭취를 증가시키도록 영향을 미친다. 예를 들어, 시상하부의 유전자가 렙틴의 단백질 수용체 수를 감소시켜, 렙틴이 NPY의 형성을 억제해주는 효과가 일어나지 않도록 방해해 결과적으로 NPY가 식욕을 자극하게 된다. 또한 결합저지 단백질(uncoupling protein; UCP)은 열 발생을 활성화시키는 것으로 알려져 있는데, 이러한 유전자의 결함은 안정시 에너지 소모량을 감소시킬 수 있다. UCP1은 갈색지방에서의 열 발생을 활성화시키며 UCP2는 백색지방과 근육조직에서의 열 발생을 활성화시킨다. 또한 인슐린과 cortisol(스트레스 호르몬으로 알려져 있음) 등의 대사 관련 호르몬이 유전적으로 결함 혹은 기능상 저해가 있는 경우 안정시 에너지 소비량(resting energy expenditure; REE)의 저하 및 음식의 열적 효과(thermic effect of food)의 감소 현상을 보이게 한다. 유전적 측면에서의 비만에서 식욕조절중추의 기능상의 문제에 따른 혈중 호르몬 조절 능력의 저해를 보이며, 지방을 사용하기 보다는 저장하는데 활성을 보이는 대사적 질환으로 간주되고 되기도 한다. 이와 더불어, 유전적 비만이 있는 경우는 신체 활동량이 정상인과 비교해 적음을 보이고, 지방 세포수가 많고, 근육 내 지근 섬유 비율이 감소한다. 두 번째로 환경적 요인에 의한 비만 발생은 일반적으로 과도한 열량 섭취에 의해 발생되는 것으로, 특히 식사시 지방 섭취가 높게 나타난다. 실제로 이러한 현상은 계속적으로 일어나기 쉬운데 왜냐하면 식이 지방이 음식의 맛을 더해줄 뿐만 아니라 탄수화물이나 단백질의 섭취와 비교해 느끼는 포만감이 적기 때문이다. 즉, 신체 조직이 지방에 대해 반응하는 속도가 탄수화물이나 단백질보다 늦어 충분한 열량의 섭취가 있은 후에도 포만감을 느끼지 않아 고지방식의 섭취를 중지시키지 못하고 계속적으로 섭취하게 되어 결국 비만 현상을 일으키게 될 수 있다. 다시 말해서, 식이지방은 탄수화물과 단백질에 비해 대단히 효율적으로 지방으로 저장될 수 있으며, 또한 탄수화물과 단백질의 경우 지방과 비교해 체지방으로 전환되기 위해서는 3~4배 이상의 에너지를 소모해야 하기 때문에 지방으로의 전환이 실제적으로 적게 되는 것이다. 음식 섭취는 가정환경 등의 환경적 조건에 영향을 받는다. 만성적 고지방 식이 섭취는 시상하부에서 렙틴의 저항성을 높이고 체내 생리적 변화를 일으켜 체지방 축적을 증가시킬 수 있다. 환경적인 요인으로의 식이 섭취와 더불어 매우 중요한 또 하나의 요인은 신체 활동의 부족이다. 신체활동의 정도와 체중사이의 부적 상관관계가 있음은 잘 알려져 있으며 이 둘 사이의 관계는 계속적으로 악순환을 거듭하기 쉽다. 따라서 비만과 관련해 가장 중요한 두 가지의 환경적 요인으로 고지방 식이섭취와 신체 활동의 감소라 할 수 있겠다. 비만과 관련해 유전적 요인과 환경적 요인은 상호 매우 밀접한 연관을 갖고 상호작용하고 있어 비록 비만을 일으키게 하는 유전자를 지니고 있다 할지라도 실제적으로 환경적인 요인에 의해 비만의 정도가 조절될 수도 혹은 악화될 수도 있게 된다. 예를 들면, 미국과 멕시코에 사는 Pima 인디언의 경우에서, 두 지역의 인디언들이 유전적으로 비슷한 배경을 가지고 있음에도 불구하고 고지방 식이를 주로 하는 미국 내 Pima 인디언들이 대부분 비만을 보이는 것과 비교해 곡물 및 야채식을 주로 하는 멕시코 내 Pima 인디언들은 대부분 정상 체중을 유지하며 살아가고 있다.

체내 지방의 축적은 hyperplasia로 알려진 지방 세포수의 증가(소아비만의 주요 원인)와 hypertrophy로 알려진 세포 크기가 증가(성인 비만의 주요 원인)에 의해 일어난다. 일반적으로 소아비만의 주요한 원인은 지방 세포수의 증가에 의한 것으로 그리고 성인 비만의 주요 원인은 지방 세포 크기의 증가로 이해되어져 왔으나 최근의 연구에서는 지방세포의 크기와 수 모두가 점차적으로 증가한다고 발표되고 있다. 지방 세포는 잠재적인 최대 크기를 가지며 이를 초과하는 경우 지방 조직 내에서 새로운 세포를 형성한다고 한다. 유전적으로 많은 지방 세포 수를 물려받은 경우 비만으로 발전되기 쉬운 것은 분명하지만 이러한 유전적 소인이 없는 사람의 경우도 저장되는 지방으로 인해 양성 열량 균형을 갖게 되어 결국 비만을 보일 수 있게 된다.

(3) 소아 비만

고지방 위주의 식사를 주로 하거나 과식을 자주하는 가정에서 자라는 어린이는 소아비만의 현상을 보이는 경우가 높다. 소아 비만을 보이는 어린이들의 식사 형태는 일반 어린이들과 비교해 식사를 하는 속도가 더 빠르며 실제로 먹는 양에 있어서도 더 많다. 또한 슈퍼마켓의 과자 및 인스턴트 음식 및 가공 식품의 섭취가 많으며 텔레비전 시청 시간이 길다. 일반적으로 텔레비전 시청이 많을수록 체중이 더 무거운 현상을 보이는 것으로 알려져 있다. 실제적으로 텔레비전 시청 자체가 문제가 되기보다는 신체활동을 하지 않는다는 것에서 비롯되는 에너지 소모량의 감소에 따른 비만으로 발전된다는데 더 큰 문제가 있다. 그러나 소아 비만의 경우는 감소된 신체 활동이라는 측면보다는 고지방 식이 섭취가 더 큰 문제로 인식되고 있다.

2) 비만과 건강

비만이 되면 일반사람들과 비교해 연간 사망률이 15~20% 가량 증가한다. Gibbs (1996)의 보고에 따르면 신체질량지수(body mass index; BMI)가 27~29를 보이면 사망률이 60%증가하게 되고 BMI가 29~32를 나타내면 사망률이 110%

까지 증가하며 BMI가 32~35를 보이게 되면 사망률이 120%로 증가한다고 하였다. 또한 Stevens 등(1998)도 75세 이상의 남녀를 대상으로 연구한 결과 BMI가 클수록 사망률이 높아진다고 보고하였다. 일반적으로 비만이 10년 이상 지속될 때 신장질환, 간경변증, 관절염, 결장 및 직장암 등의 만성질환의 발병율이 높아지게 된다. 또한 비만과 관련해 고혈압과 고콜레스테롤혈증 등의 심장관상혈관질환과 당뇨병 등의 성인병 발병위험도 높아진다. 비만과 성인형(type II) 당뇨 발병율에 대해 Gibbs(1996)는 다음과 같이 연구 결과를 발표하였다. BMI가 27~29인 사람의 경우 일반인과 비교해 1,480%, BMI가 29~31인 사람의 경우 일반인과 비교해 2,660%, BMI가 31~33인 사람의 경우 일반인과 비교해 3,930%, BMI가 33~35인 사람의 경우 일반인과 비교해 5,300%를 보인다. 미국의 National Center for Health Statistics의 보고에 따라면, 비만과 심혈관 질환(chronic heart diseases)의 발병율은 BMI가 27.8(남)이상 그리고 27.3(여)이상을 보일 때 크게 증가한다. Gibbs(1996)는 또한 BMI가 27~29일 때 약 210%, BMI가 29~32일 때 약 360%, 그리고 BMI가 32~35일 때, 약 480% 정도이 심혈관 질환 유병율을 보인다고 하였다. Troiano 등(1996)은 19건의 종단적 연구(350,000의 피험자와 38,000명의 사망자)의 메타 분석 결과, 사망률과 BMI사이에 U자 모양의 관계가 있음을 보고하였다. 즉, BMI가 24를 보일 때 사망률은 가장 낮고, BMI가 이보다 작거나 클 경우 사망률은 모두 증가한다는 것이다. 특히, BMI가 29이상과 20이하를 보일 때 사망률이 급격하게 증가한다고 하였다. BMI가 낮은 피험자들의 경우, 사회적-경제적 수준이 일반적인 경우보다 낮아 조기 사망의 원인으로 작용했을 수 있다는 지적이 있기도 하다. 이러한 측면에서 저체중과 사망의 위험요인 증가와의 관련성은 선진국과 같이 경제적 수준이 영양의 균형적인 섭취에 별다른 문제가 없는 경우는 상관관계를 나타내지 않지만 후진국 및 개발도상국과 같이 경제적 수준이 낮아 영양의 공급에 지장을 받는 경우에는 저체중의 발생이 영양의 결핍과 연관되기 쉬우므로 저체중과 사망률의 상관관계를 보인다고 할 수 있겠다.

일반적으로, 일반인들에게 BMI를 이용해 건강위험의 정도를 판정하는 것은 유용하지만, 운동을 통해 형성된 근육형의 사람에게는 단순히 BMI만을 사용해 건강의 위험정도를 판정하는 것은 적절하지 않다. 즉, 운동을 통해 근육을 많이 갖게 된 사람의 경우 총 체중에 비해 상대적으로 근육이 차지하는 비율이 높으므로 과체중을 보일 수 있으나 이러한 것이 필연적으로 건강에 대한 위험요인이 증가되는 것으로 이해되어서는 안된다.

(1) 국소 비만과 건강

비만은 크게 안드로이드 타입(android type: 남성형)과 자이노이드 타입(gynoid type: 여성형)으로 구분된다. 안드로이드 타입의 비만은 복부 부분 특히, 복부 내 심부 내장지방, 혹은 피하지방 등의 축적을 보여 복부 비만, 중심비만, 상체 비만, 혹은 아랫배 비만 등으로 알려져 있으며 흔히 사과형(apple type) 비만이라 불린다. 이에 반해, 자이노이드 타입의 비만은 둔부와 대퇴부분(골반부, 엉덩이, 허벅지)의 지방 축적을 보여 하체 비만 혹은 배(서양배)형(pear type) 비만으로 알려져 있다. 두 가지 형태 모두 유전적 영향을 많이 받으며, 남성형의 경우는 특히 당뇨 및 심장병 등의 만성질환의 위험이 높은 것으로 알려져 있다. 이렇게 다른 형태의 비만을 알아보는 방법으로는 허리와 엉덩이 사이의 비율(wrist-hip ratio: WHR)을 측정해 봄으로써 알 수 있다. 남성형과 여성형의 비만은 지단백 분해 효소(lipoprotein lipase)의 활성도 차이에서도 나타나는데 실제적으로 서로 다른 생화학적 기능을 보이는 것으로 나타난다. 남성형 비만이 고인슐린 혈증, 인슐린 저항성, 손상된 당내성, 고콜레스테롤 혈증, 고중성지방혈증, 당뇨병, 고혈압 등과 같은 심장관상혈관질환 위험인자들과 많이 관련되어 있어 Syndrome X라 부른다. 여성형 비만의 경우, 지방이 축적되는 것은 더 쉽게 일어나지만 체중의 감량은 더 어려운 것으로 나타난다. 배형은 사과형에 비해 체형을 바꾸는데 더 큰 어려움이 있으며, 남성형 비만의 경우 잘 조화된 식사와 운동 프로그램으로 체형을 교정하는 효과를 상대적으로 쉽게 볼 수 있다. 내장의 지방세포는 크기가 크며 대사적으로도 매우 활성을 나타내, 에프네프린에 의해 자극되어 혈액으로 유리지방산을 쉽게 내보낸다. 내장지방의 축적은 비정상적인 글루코스 및 지질대사의 원인이 된다.

(2) 청소년과 비만

비만 청소년들이 성인이 되어 만성질환에 걸릴 위험은 높다고 한다. 더 큰 문제는 청소년들은 정신적으로 매우 불안정하고 상처받기 쉬워 단순히 비만에 의한 신체적 의학적 악영향보다도 사회적, 심리적 악영향이 더 높게 나타난다는 것이다. 청소년기의 비만은 청소년들에게 자아상(self-image)과 사회적 신분의 만족을 느끼는 것을 방해해 나아가 심리적 발달을 저해하게 한다. 부정적인 자아상과 낮은 자존심 등으로 심각한 정신적 질병을 초래하기도 하며 놀이활동에 참여하기를 기피함으로써 정상적인 사회화를 이루는데 지장을 초래하기도 한다. 어느 시점에서는 비만을 치료한다는 것은 상당히 어려운 과제이므로 치료에 의존하기 전에 예방이 될 수 있도록 지속적인 노력을 경주하는 것이 대단히 중요하다.

3) 체중 감량과 건강

운동이나 식이요법 그 밖의 약물 치료 요법에 의한 비만의 치료는 많은 만성질환 관련 위험요인들을 감소시킨다. 비록 매우 적은 정도의 체중 감량일지라도 생리적 그리고 심리적 건강 상태의 개선효과를 발휘하며 혈압, 혈당 수치 및 혈청지질상태의 개선 효과를 나타내기도 한다. 또한 우울증이나 자신감의 회복 등에도 긍정적인 측면으로 작용한다. 그러나 체중 감량을 위해 비현실적인 체중 감량 계획을 세워 완전 금식의 시도, 스스로가 구토를 유도, 변비약을 복용, 다이어트약물의 복용 및 이뇨제의 복용 등을 시도하는 것은 처음에는 빠른 체중 감량의 효과를 기대할 수 있으나 장기간 지속되면 심각한 의학적 장애로 발전해 심하면 사망의 가능성도 지니고 있다.

(1) 탈수를 통한 체중 감량

탈수는 운동이나 사우나와 같이 열에의 노출 혹은, 이뇨제 및 변비약을 복용함으로써 체내 저장되어 있는 수분이 체외로 배출됨으로써 일어난다. 장시간의 운동시 체온의 유지를 위해 계속적으로 증발을 일으키게 되어 심한 경우 운동 후 약 4~5kg의 감량이 일어나게 되는 경우도 있게 된다. 또한 장시간의 사우나를 통해 의식적인 수분의 배출은 체내 수분의 함량을 줄이기 위해 사용되는 것으로 특히 체급 경기의 선수들이 단시간 내에 체중 감량을 시도하는 경우에 흔히 사용되고 있다. 또한 변비약이나 이뇨제를 복용함으로써 체중 감량을 시도하는 경우도 자주 있는 경우 이 역시 체급 경기의 선수들에 의해 자주 시도되고 있으며 체형 때문에 고민하는 여성들에 의해 무분별하게 사용되는 경우도 종종 있다. 변비약이나 이뇨제의 복용은 세포내 삼투압을 유지시키는데 중요한 역할을 하는 칼륨의 손실을 증가시켜 전해질의 불균형을 초래하고 심장기능을 포함한 신경기능의 혼란을 야기할 수도 있어 위험할 수 있다. 실제로 대학 레슬링 선수가 심한 탈수를 통해 체중 감량을 시도하다가 사망했다는 보고를 종종 접할 수 있다.

(2) 체중 조절에 사용되는 약물

체중 감량을 위해 사용되는 약물은 다양하다. 약물들은 크게 아드레날린(adrenaline)성 자극제와 세로토닌(serotonin)제 및 복합제 등으로 나뉜다. 아드레날린성 자극제로 암페타인(amphertamine)은 노아드레날린(norepinephrine)의 활성을 증가시켜 식욕을 억제시키는 작용을 하며, 에페드린이란 약물 역시 아드레날린성 효과를 통해 식욕을 억제시키며 열 발생 효과를 유도해 안정시 에너지 소모량을 증가시킨다. 경우에 따라 에페드린과 카페인을 함께 복용하는 경우가 있는 이런 경우는 카페인을 사용해 에페드린의 효과를 상승시키고자 하기 때문이다. 펜터민이란 약물 역시 암페타민과 같은 효과를 발휘해 식욕을 억제시켜 아드레날린성 활성을 일으킨다. 세로토닌제로는 덱스펜플루라민이란 것이 있어 세로토닌을 증가시켜 식욕을 억제시키는 효과를 발휘한다. 덱스펜플루라민을 이용한 제품으로 잘 알려져 있는 것이 리톡스(Redux)이다. 풀루옥시틴(Prozac)은 신경말단에서 세로토닌의 재흡수를 차단함으로써 항우울제 효과를 위해 처방되지만 경우에 따라 체중조절을 위해서도 사용된다. 펜-펜(Phen-Fen)이란 복합제는 식욕을 억제시키는 세로토닌(우울제)과 노아드레날린

(자극제)의 효과를 동시에 보고자 할 때 사용되며 펜터민과 펜플루라민의 성분이 함께 들어있다. 또 하나의 복합제로 사용되는 것으로 시부트라민이란 것이 있는데 이것은 식욕을 억제토록 하는 세로토닌과 노아드레날린의 수준을 증가시키는 역할을 수행한다. 시부트라민의 대표적인 상품은 메리디아(Meridia)가 있다. 이 외에도 신경펩타이드 Y 억제제는 신경펩타이드 Y(NPY)의 활성을 억제시켜 에너지소비를 증가시키고 식욕을 억제되도록 하는 효과를 발휘하며, 렙틴은 NPY의 활성 억제를 통해 에너지 소비를 증가시켜 식욕이 억제되도록 하는 효과를 내게 한다. 콜레시스토키닌(CCK) 촉진제는 신경수용기에서 콜레시스토키닌(CCK)의 활성을 증가시켜 식욕을 억제시키는 것으로 알려져 있으며 올리스태트(orlistat)는 장에서 췌장의 지방분해효소를 억제해, 지방의 소화와 흡수를 감소시킨다. 베타-3 작용물질은 지방 조직과 근육조직에서 베타-3 수용체에 대한 반응을 증가시켜, 안정시 에너지 소모량을 증가시켜 체중 조절에 사용되기도 한다.

이러한 약물들을 체중 조절에 사용하는 것은 적절하고 정확한 의사의 진단 및 처방을 통해 사용되어야 하는 것으로 무분별하게 남용할 경우 심각한 부작용으로 건강에 치명적인 해를 가져올 수 있게 된다. 장기간의 복용으로 인한 부작용으로 발작, 정신병, 부정맥, 고혈압, 습관성 약물 복용(약물 의존성) 등을 경험하게 되며 심하면 사망에 이를 수도 있게 된다. 이와 같은 부작용을 예방하기 위해서는 앞서 언급한 대로 체중 조절을 위한 약물을 사용하고자 할 때는 반드시 건강전문가의 적절한 자문을 구해야 한다.

(3) 식이요법을 통한 체중 감량

체중 감량을 위해 사용되는 식이요법은 상당히 다양하다. 초저열량식이요법(Very-Low- Calorie-Diets; VLCD)으로 하루에 800칼로리보다 적게 섭취함으로써 체중의 감량을 시도하는 방법이다. 이 방법은 주로 병원에 입원하는 환자들의 식이요법 프로그램으로 이용된다. 건강한 사람들의 경우 2주 동안 완전한 단식으로도 건강에 나쁜 영향을 미치지 않는다는 알려져 있음. 초저열량 식이요법은 안전하게 단기간에 체중감량을 위해 효과적일 수 있으나 장기간 체중감소의 효과를 위해서는 권장되지 않는다. 이 방법은 철저한 의학적 검사를 거친 후에 사용되어져야 하며, 무리하게 장기간 사용할 경우 피로를 포함한 무기력, 두통, 메스꺼움, 변비, 성욕감퇴, 신장결석, 담낭질환, HDL 콜레스테롤의 감소, 백혈구(특히, 식세포) 기능의 손상, 창자와 췌장의 염증, 혈액량 감소, 심근조직의 감소, 저혈압 및 심장부정맥의 증상을 보일수도 있으나 심한 경우 사망을 보이기도 한다.

① 요요 신드롬(yo-yo syndrome)

단식(혹은 지나치게 적은 열량 섭취의 제한)을 통한 체중 감량을 시도한 후 고칼로리의 섭취를 하게되어 다시 원래의 체중을 회복하게 되는 경우가 흔히 있다. 이러한 시도가 주기적으로 반복될 때 요요 신드롬으로 알려진 체중 순환의 악순환을 거듭하게 된다. 이렇게 악순환이 계속될 때 이것은 만성적 다이어트 증후군이라 부르기도 한다. 이는 대단히 비생산적인 방법이다. 왜냐하면, 초저열량 식이요법에 의한 체중의 감량은 체내 근육량을 감소시키고 지방량을 증가시켜 식인성 발열효과(Thermic effect of food; TEF) 및 안정시 대사량(Resting energy expenditure; REE)를 낮추고, 체내에서 음식이 지방으로 저장되는 효율성을 높이는 것으로 알려져 있다. 즉, 똑같은 체중을 유지하더라도 계속적으로 근육이 총 체중에서 차지하는 비율은 낮아지고 지방이 총 체중에서 차지하는 비율은 높아지게 되어 실제적인 건강 지표는 떨어지게 된다고 볼 수 있다. 체내에서 근육이 일으키는 대사량이 지방 조직을 비롯한 그 밖의 조직과 비교해 높다는 것을 인식한다면 체내 근육량의 감소는 계속적인 지방의 축적을 촉진하게 된다고 보면 정확할 것이다. 연구들을 통해 발표된 결과들을 보면, 단식 중 체내 중요기관으로의 열량 공급이 근육조직으로부터 동원된 단백질 분해로부터 생성된 글루코스에 의해 이루어진다고 한다. 특히, 뇌를 포함하는 중추신경계의 에너지는 혈액의 글루코스에 의존한다는 점에서 장기간의 단식에 의한 식이요법의 실시는 체 조직 및 형태를 이루는 근육의 손실로 필요한 글루코스를 공급한다는 점에서 신체에 대단히 좋지 않는 결과를 낳게 된다고 볼 수 있다. 이렇게 분해되어 손실된 근육내 단백질은 식사에 의해 합성이 쉽게 일어나지 않으므로 식사시 섭취하는 여분의 칼로리는 지방으로 전환되어 체내 지방으로 축적되는 현상을 보이게 되는 것이다. 특히, 단식 후 일반적으로 폭식의 가능성이 높다는 점을 감안한다면 체내 지방 축적의 정도는 더 높게 나타난다고 할 수 있겠다. 체중순환을 자주 시도하는 여성의 경우, 지방의 축적이 복부에서 우선적으로 일어난다는 측면에서 남성형 비만으로 발전해 건강에 적신호를 받기 쉽게 된다.

식이 요법을 실시하면서 임상적으로 이상증상을 보이는 경우가 있는데 대표적인 것이 거식증(anorexia nervosa)과 대식증(bulimia nervosa)이다. 거식증은 거식 신경증 혹은 신경성 식욕감퇴증이라고도 알려져 있는 질환으로 이것은 보통 식이요법으로부터 시작되지만 점차 병적으로 악화되어 지나친 열량 섭취의 제한과 결식(혹은 단식), 심한 운동의 실시, 이뇨제 및 변비약의 복용, 그리고 스스로 구토를 유발해 섭취한 음식을 배출해내는 증상을 보이게 된다. 거식증을 일으키는 원인은 아직까지 정확하게 밝혀지지 않고 있으며 복잡한 장애나 다른 심리학적 문제들의 징후를 보이게 되는 것으로 알려져 있다. 거식증은 식습관 장애로 우울, 불안, 자살의 생각하거나 시도하는 등과 같은 정신 병리학적 문제를 보일 수 있다. 이러한 병적 증상은 정신활성물질을 남용하는 집단에서 흔하게 보여 진다. 거식증을 보이는 사람들의 특징으로는 지나치게 마른 체격을 선호하고 비만에 대해 비이성적일 만큼 강한 공포심을 보인다. 거식증을 보이는 경우는 보통 총 인구의 약 1%이하이며 특히 대학 저학년생들에서는 2%이상을 보인다. 일반적으로 대부분의 환자들이 여자 청소년들(85~95%가 25세 이하의 여성)이며 완전론자를 추구하는 사람이나 자기 비판적인 사람 혹은 과잉보호 하에서 자란 사람들이나 만성적 자기비하를 나타내는 특징을 보이며 낮은 체지방율로 인해 추위에 비정상적으로 약한 현상을 보인다. 거식증 환자들은 먹고 싶은 충동, 식욕, 음식을 음미하는 것을 강렬히 부정한다. 거식증을 보이는 사람들에게는 식욕감퇴라는 용어의 사용이 부적절할 수 있는데 왜냐하면 그러한 현상은 이러한 병의 가장 마지막 단계에서 나타나는 증상이기 때문이다. 거식증 환자들은 영양실조(즉, 건조한 피부, 각피 증세, 탈모 및 빈혈) 및 무월경, 전해질 불균형에 의한 심장 부정맥, 혈압 저하, 변비 등의 증세를 보이며 심지어는 신체적인 신경쇠약를 보이며 사망에 이르기도 한다. 거식증은 근본적인 심리적 치료를 포함하는 여러 해 동안의 치료가 요구된다. 거식 신경증의 진단 기준으로는 첫째, 정상체중의 최소체 해당되는 체중을 갖는 것을 거부해 정상체중 기대치의 85% 이하에 해당되는 체중을 유지하려 항시 체중감량을 한다. 둘째, 저체중임에도 불구하고 체중이 늘거나 비만해지는 것에 대한 강한 두려움을 보이며 체중감소가 일어나는 시기에도 이러한 증세는 감소하지 않는다. 셋째, 자신의 체중이나 체형을 인식하는 것에 대한 혼란을 나타내 쇠약해져 있음에도 불구하고 자신이 뚱뚱하다고 느끼며 자신을 강하게 부정한다. 넷째, 계속적인 무월경 현상을 보이거나 3회 연속으로 무월경증을 보이는 경우 등이다. 뒤에 설명된 게걸증이 자기 자신의 비정상적인 식사형태를 인정하는 반면, 거식증은 자신의 식이형태가 비정상이란 것에 대해 강하게 부정해 굶는 상태에서도 운동 혹은 공부를 통해 에너지를 소모하려고 노력한다. 또한 거식증을 보이는 환자들은 불안감으로 사회적 관계를 회피하며 먹는 것을 매우 싫어한다. 때때로 요리를 직접해 음식을 준비하는데 몰두하기도 하며 다른 사람을 위해 음식을 정성 들여 만들고, 조리법을 수집하기도 한다. 과자를 갖고 다니기도 하며 다양한 음식의 열량 값을 기억하는가 하면 먹는 채만 하고 실제로는 음식을 버리거나 애완동물에게 준다. 신체외양을 중요시하는 중-상류 계층의 젊은 여성들에게서 흔하며 심한 완벽주의적 경향을 보이기도 한다. 음식의 섭취를 억제하는 것이 자신의 조절력을 확인하는 것으로 생각하는 경우가 흔하다. 거식증은 분명한 임상 질환으로 의학적, 심리적인 치료와 영양의 공급이 필요하며 질병 자체가 깊은 심리적 요인(낮은 자기평가, 통제와 독립심과의 충돌, 신체, 성적 발달에 대한 공포)에 의해 발생하므로 모든 가족들의 깊은 관심이 요구된다.

대식증은 게걸병이라고도 불리는 것으로 bulimia nervosa는 Greece어로 병적인 '배고픔'을 의미한다. 즉, 대식증은 먹는 것에 대한 충동을 억제하지 못하는 혼란을 수반하는 병적 증상이라 하겠다. 많은 양의 음식을 게걸스럽게 먹으려고 하는 충동적인 욕구를 보여 게걸들린 사람처럼 2시간 정도의 불연속적인 시간을 주기로 많은 양의 음식을 반복적으로 섭취하지만 체중의 증가를 피하기 위해 스스로 구토를 일으키거나 혹은 다른 방법으로 섭취한 음식물을 없애려 한다. 이런 측면에서 대식증을 폭식-구토 증후군(binge-purge syndrome)이라고도 한다. 이러한 대식증을 보이는 것은 강한 식욕 때문이기 보다는 강렬한 정신적 충격(즉, 스트레스, 고독감, 억압감 등)에 의한 반감에서 나타난다. 환자들의 대부분은 자신들을 그러한 무질서로 빠지게 하는 원인을 파악하고 있지 못하며, 폭식을 하는 행위를 중단하지도 못한다. 이러한 대식증상은 일반적으로 식이요법으로부터 시작되지만, 후에 충동적이면서도 통제할 수 없는 병적 상태로 발전하게 된다. 대식증을 보이는 환자들은 달콤하고 열량이 높으며 요리를 하기 위해 별다른 준비가 필요 없이 곧바로 먹을 수 있는 것(아이스크림, 쿠키, 캔디, 빵, 치즈, 칩, 도넛 등)을 찾는다. 심한 경우 하루에 20,000 칼로리 이상을 섭취하기도 하며 이런 경우 복통과 거북함을 호소하기도 한다. 거식증 환자들과 비슷하게 대식증을 보이는 사람들 역시 완전주의자가 많으며, 높은 성취 욕구를 가지는 경향을 보이기도 한다. 종종 학구적이며 직업적으로 성공하려는 경우도 보이며 대인관계가 빈약하며, 걱정과 좌절에 대한 두려움으로 술과 마약을 하는 경우가 종종 있다. 대식증을 보이는 환자들은 대식을 하는 것에 대해 죄의식과 좌절, 걱정을 지니고 있어 이러한 것을 없애기 위해 자신의 내장을 깨끗하게 비우려고 하는 경향을 보인다. 따라서 스스로 구토를 하거나 토해 음식물을 제거한 후에는 또다시 폭식을 하는 현상을 보인다. 본인 스스로는 이러한 행동이 비정상적인 것을 인지하고 있으나 본인 스스로는 중단할 수 없다는 두려움을 함께 갖고 있다. 종종 이러한 대식증을 남이 모르게 비밀적인 자기만의 습관으로 수 년 동안 아무도 지속하는 경우가 있으며 체중의 변화도 크게 나타나지 않아 남이 알기 쉽지 않다. 대식증을 판정하는 기준은 몇 가지가 있다. 첫째, 최소 3개월간 매주 2일 이상의 폭식이 정기적으로 되풀이되었거나, 둘째, 폭식 중 과식의 조절이 불가능해 먹는 행동에 대한 스스로의 통제가 불가능한 경우, 셋째, 체중 조절을 위해 과도하게 운동이나 단식을 시도하거나, 이뇨제 및 변비약의 복용 혹은 스스로 구토를 일으키는 행위를 하는 경우 넷째, 체중과 몸매(혹은 체형)에 대한 지나치면서도 끊임없는 관심을 보이는 경우 등이 이에 해당된다. 대식증은 거식 신경증보다 높은 비율로 발생(2~3%)하며 18세 전후의 대학생들(약 15%) 사이에는 상당한 비율로 환자가 나타나고 있다. 전체 대식증 환장의 90%이상이 여성으로 나타나고 있다. 젊은 여성들의 날씬함에 대한 소망과 만성적으로 있어온 낮은 자존심 등이 문제가 되어 대식증의 원인으로 작용하며 전해질의 불균형(특히, 칼륨), 저혈당, 치아 에나멜의 부식(토할 때 함께 나오는 위산 때문), 식도 파열, 폐렴, 탈수 현상, 저칼륨으로 인한 신경 및 간의 손상, 심부전증 등을 포함하는 신체적 손상을 보인다. 이러한 대부분의 신체적 문제들은 대부분이 구토가 원인이 되어 나타나는 것들이다. 대식증의 치료를 위해서는 심리적 무질서의 원인 규명을 위해 의학적 전문가의 심리적 상담 을 필요로 하며 자기 가치와 자기 확신을 재형상 시키는 노력이 중요하다. 하지만, 대식증을 보이는 경우 의학적 치료가 상당히 어려운 것으로 알려져 있다.

3. 체지방의 측정과 평가

1) 신체 구성 성분

체중(body mass)은 여러 가지 요인들로 구성되며, 이러한 여러 요인들의 상대적인 비율은 개인차를 보인다. 총 체중(total body weight)은 뼈, 근육, 지방, 혈액 및 내장 등을 포함하는 것으로 전통적으로 제지방 체중(Lean Body Mass; LBM)과 지방 체중(fat mass)으로 세분화 된다. 제지방 체중은 지방을 제외한 나머지 모든 신체 조직의 무게를 합한 것을 의미한다. 신체 내 지방은 심장, 간, 폐 및 뇌 등 신체의 다양한 기관에 저장되며, 특히 인체 내 지방은 지방조직(adipose tissue)내에 저장되어 축적된다. 지방 조직은 다양한 내부 기관 뿐 아니라 피부 바로 아래 부분의 피하 지방층(the subcutaneous layer of fat) 주위로 주로 형성된다.

인체 내 지방은 에너지의 저장소로서, 내부 기관을 보호하는 기능을 수행하며, 신경 및 세포막의 구성 성분이기도 하다. 또한 열손실을 막는 절연 기관으로서의 필수적인 기능을 수행하기도 한다. 인체는 정상적인 기능을 유지하기 위해 필요한 최소의 지방(즉, 필수 지방량)이 있는데, 이러한 지방의 비율은 성인 남성에 있어 총 체중의 3~5%, 성인 여성에 있어 11~14%로 알려져 있다. 일반적으로 필수 지방량이라 함은 건강 상태를 유지하기 위한 체내 지방량의 하한선을 의미한다. 지방의 축적량과 부위는 개인에 따라 그리고 성별에 따라 다르게 나타나며 지방 축적의 양상 역시 유전적 영향을 많이 받아 개인에 따라 다르게 나타난다. 여성의 경우, 에스트로겐(estrogen)의 영향을 받아 허벅지, 엉덩이 그리고 가슴/유방에 지방이 주로 축적되고, 남성의 경우에는 적은 양의 에스트로겐을 가지고 있어 이러한 부위에 지방의 축적이 적고, 등이나 아래 배 및 장골능 상부에 주로 축적된다.

(1) 과지방(overfat)과 과체중(overweight)

과체중은 일반적으로 정상 체중의 범위로부터 약 10%가량 더 무거운 것을 나타낸다. 하지만 이러한 과체중이 직접적으로 과지방을 의미하는 것은 아니므로 주의해야 한다. 체중을 갖고 단순하게 과체중이라 해 체내 지방이 많이 축적되어 있다는 의미로 알기 보다는 체내 지방량의 측정을 통해 판정된 과지방이란 표현을 사용하는 것이 실질적인 비만도를 평가하는데 정확한 표현이라 할 수 있다. 과지방(즉, 비만)이란 용어의 사용은 여성의 경우 체지방량이 총체중의 32%이상을 보일 때, 남성의 경우는 체지방량이 총체중의 25%이상을 차지할 때 사용될 수 있다. 이렇게 전체 신체에 지니고 있는 지방량만을 고려했던 것에서 세분화되어 최근에는 국부적인 지방 분포(regional fat distribution)까지를 고려해 이해하고 있다. 이러한 이해의 근간은 복부(abdominal region) 지방이 과도하게 축적되어 있을 때 훨씬 높은 심혈관 질환 및 성인 당뇨(Type II diabetes) 발병율을 보인다는 통계 조사에 의해 이루어졌다.

국부 지방 분포도의 평가를 위해 허리둘레와 엉덩이 둘레사이의 비율(waist-to-hip circumference ratios)을 흔히 사용하고 있다. 즉, 허리와 엉덩이 사이의 둘레비가 여성의 경우 0.8이상, 남성의 경우 0.9이상을 보일 때 고지혈증(hypertriglyceridemia), 성인 당뇨, 고인슐린증(hyperinsulinemia) 및 고혈압(hypertension) 등의 성인병의 발병율이 높게 나타난다.

2) 신체 지방량의 평가

신체의 지방량을 평가하는 방법은 단순히 신장에 대한 체중을 비교하는 방법으로부터 신체밀도지수를 이용하는 방법 그 외 다양한 측정방법에 의해 평가하는 방법 등 여러 가지가 있다.

(1) 신장에 대한 체중을 비교하는 방법(Relative Weight; RW)

신장에 대한 체중의 표준 도표를 이용하는 방법으로 미국의 The Metropolitan Life Insurance Company(생명보험회사)의 분류 체계를 이용한다. 이에 따르면, 신장에 따라 골격의 크기를 다르게 분류해 가장 낮은 사망률을 보이는 체중을 골격의 크기에 따라 분류해 이것을 표준 체중으로 설정하였으며 중간 골격 크기(medium size)를 보이는 사람의 최적의 몸무게 중간 부분에서 10%이상의 체중을 보일 경우 과체중(overweight), 20%이상을 보이는 경우 비만(obesity)으로 분류했다. 예를 들어, 어떠한 사람의 체내 지방량을 평가하기 위해 체중을 골격 크기에 대한 중간 체중으로 나누어 준다. 만일, 체중이 상대적인 체중 값(relative weight, RW)에서 제시하는 범위의 중간 지점과 일치한다면 이 때 RW는 1이 된다. 즉, 어느 여자의 신장이 5피트 5인치(165.1 cm)였고 중간 정도의 신체 크기(medium frame)을 보이며 135 lb(61.4 kg)이었다고 한다면, 이 때 RW 값은 1.10(135lb / 123lb)가 된다. 따라서 이 여자의 경우 과체중으로 분류될 수 있을 것이다. 하지만, 이 방법을 이용하는 경우 신체 골격의 크기에 대한 정의가 불분명하다는 점과 상대적인 근육과 지방의 양이 고려되지 않아 개인차를 반영하기 힘들다는 단점이 있다. 특히 체력적으로 우수한 능력을 지닌 운동선수들의 경우와 일반사람들과 같은 기준을 적용한다면 많은 운동선수들이 과체중 내지는 비만으로 잘못 분류되는 경우가 생길 수 있게 된다. 하지만, 이들의 경우 실제적으로 신체 구성(body composition; 즉, 체지방량을 측정시)에 의한다면 상대적으로 낮은 지방율을 보이게 되어 부가적인 체중감량을 고려할 필요가 없을 것이다.

① The Metropolitan Life Insurance Company의 방법을 이용해 표준 체중과 골격 크기의 측정은 다음과 같이 할 수 있다.

먼저, 신장을 측정을 측정한 후, 팔꿈치 폭을 측정해 체격을 결정(아래 제공된 체격 결정법을 참고)한다. 이렇게 신장과 체격이 결정되면 The Metropolitan Height and Weight Table을 참조해 건강 체중의 범위를 결정한다. 그런 후 현재 체중을 측정해 건강 체중의 범위와 비교해 차이가 있을 경우 건강 체중 범위의 중간치 혹은 최저치에 도달할 수 있도록 계획을 설정한다.

현재 체중 - 건강 체중 = 줄여야 할 지방의 양

② 체격 계산의 방법

팔을 곧게 앞으로 편 상태에서, 팔의 각도가 직각 (90도)이 되도록 전완을 위로 구부린다. 손가락을 곧게 펴고 손목을 몸 안쪽으로 돌린다.Caliper를 이용해 팔꿈치 양쪽의 돌출된 뼈 사이의 거리를 측정한다. Caliper가 없는 경우 자를 밑에 놓고 엄지와 검지 손가락으로 이들 뼈 사이의 거리를 측정한다. 측정결과가 아래에 제시된 표의 값보다 낮으면 작은 체격을 의미하는 것이고, 높은 측정치는 큰 체격을 의미하는 것이다.

③ 체격 판정 기준

신장		팔꿈치 폭 (in)	
ft/in	cm	ft/in	cm
남자			
5'1''-5'2''	154.9-	2'1/2''-2'7/8''	6.350-7.303
5'3''-5'6''	160.0-	2' 5/8''-2' 7/8''	6.668-7.303
5'7''-5'11''	170.2-	2' 3/4''-3' 0''	6.985-7.620
6'0''-6 2''	182.9-	2' 3/4''-3' 1/8'	6.985-7.938
6'3''-	190.5-	2' 7/8''-3' 1/4''	7.303-8.255
여자			
4'9''-5'2''	144.7-	2' 1/4''-2' 1/2''	5.275-6.350
5'3''-5'10''	160.0-	2' 3/8''-2' 5/8''	6.033-6.668
5'11''-	180.3-	2' 1/2''-2' 3/4'	6.350-6.985

(2) 허리/엉덩이 비율(Waist-Hip Ratio) 측정 방법

줄자를 이용해 서있는 상태에서 엉덩이 둘레가 가장 넓은 부분을 잰다. 측정시 몸에 달라붙는 얇은 옷을 착용하여 측정을 하며 피부나 지방부위를 누르지 않도록 한다. 허리둘레를 측정한 결과가 35인치(남) 혹은 39인치(여) 이상을 나타낼 때, 건강상의 문제를 초래할 수 있는 가능성이 높게 된다. 이렇게 측정한 결과를 이용해 다음과 같은 방법으로 건강 상태를 평가할 수 있다.

위험도	건강 위험 지표	
	남성	여성
높음	>.95	>.85
약간 높음	.90~.95	.80~.85
낮음	<.90	<.80

(3) 신체 질량 지수(Body Mass Index; BMI)

신체가 어느 정도의 지방을 가지고 있는가를 지수로 나타낸 것으로 신장의 제곱을 체중으로 나눔으로써 알아낼 수 있다.

$$\text{BMI} = \text{weight (kg)} / \text{height}^2\ \text{(m)}$$

예를 들어. 178cm의 신장을 가진 사람의 체중이 77kg이라 한다면, 이 사람의 BMI는 $77\ /\ (1.78)^2 = 26.6\ kg/m^2$이 된다.

BMI와 혈압(blood pressure), 혈액 내 중성지방 및 콜레스테롤의 농도, 낮은 HDL-콜레스테롤 농도 등은 정적 상관관계를 나타낸다. 이상적인 BMI까지 체중을 줄이려고 한다면 바라는 BMI에 신장을 곱해주면 된다.

$$\text{이상적인 체중 (kg)} = \text{도달하고자 하는 BMI} \times \text{신장}(m^2)$$

이상적인 BMI는 여성의 경우 21~23kg/m^2, 남성의 경우 22~24kg/m^{2}이며, 27.8 kg/m^2(남) 혹은 27.3kg/m^2(여) 이상을 보이면 당뇨 및 심혈관 질환의 위험이 급격하게 증가하게 된다. 일반적으로 BMI가 30kg/m^2 이상인 경우 비만으로 간주한다. 건강 위험과 관련된 BMI의 해석을 American Consumers Union에서는 다음과 같이 하고 있다.

- <19: 영양실조 혹은 심각한 질병
- 19.0~25.0: 건강한 체중범위
- 25.1~27.0: 건강한 과체중
- 27.1~30.0: 건강문제의 위험성 증가, (특히 체중과 관련된 의학적 문제)
- >30.1: 비만, 건강한 체중을 20%이상 초과한 경우

(특히, >18.5를 보이는 경우 기아 상태로, 35.1~40.0에 이르는 사람의 경우, 심각한 질환성 비만으로 분류됨; Food & Agriculture Organization)

① 체중의 측정

하루 중에도 체중의 변화가 있으므로 체중의 변화에 대해 정확한 해석을 내릴 줄 아는 것은 중요하다. 실제 체내 지방량의 변화 없이도 체중은 하루 중 식사의 유무에 따라, 소변과 대변의 유무 따라, 땀을 흘렸는지의 유무에 따라 변할 수 있을 뿐 아니라, 저탄수화물의 식이요법을 실시한 경우 혹은 설사(diarrhea)를 하는 경우는 일시적인 체중 감량의 현상을 보일 수 있는데, 왜냐하면 신체로부터 수분을 방출하기 때문이다. 이에 반해 고 탄수화물 식사 혹은 여성의 생리 기간(menstruation) 중에는 일시적인 체중의 증가현상을 보일 수 있다. 이는 인체 내 수분 함유량(retention)을 증가시키기 때문. 이러한 변화를 줄이기 위해 체중을 측정시에는 아침 식사 전, 방광(bladder)을 완전히 비운 상태에서 하는 것이 바람직하다. 또한 의복은 최소로 줄여주는 것이 좋으며 신발은 착용하지 않는다. 매번 측정시 같은 조건을 유지할 것이며 정확하게 기록을 해두어야 한다.

(4) 수중 체중 측정법(hydrostatic [underwater] weighing)

가장 정확하고 확실하게 체지방량을 알아내는 방법은 시신(cadavers)을 이용해 신체조직으로부터 모든 지방을 화학적으로 추출해 분석하는 것이라 할 수 있으며 이 경우를 직접 측정법이라고 말할 수 있을 것이다. 하지만, 이 방법을 이용하는 것은 현실적으로 불가능하므로 신체 밀도를 이용함으로써 체내 지방량을 간접적으로 계산해 낼 수 있다. 이렇게 신체 밀도를 이용해 체지방량을 알아내는 방법은 몇 가지가 있으나 그중 가장 정확한 방법으로 알려진 것은 수중 체중 측정법이다. 이 방법은 신체의 상대적 비만도는 총 신체 밀도를 알 수 있으면 측정될 수 있다는 것에 기반을 두고 있다. 즉 지방 조직의 밀도가 약 0.9g/mL(신체 어느 조직의 밀도보다도 낮음)로 물(약 1g/mL)보다 낮고 지방 조직을 제외한 나머지 조직(즉, 제지방 조직; 뼈와 근육등의 조직)의 평균 밀도가 1.1g/mL로 물보다 높으므로 상대적인 신체의 밀도를 알 수 있다면 비만의 정도를 알 수 있게 된다. 지방으로 인한 체중의 증가는 신체의 밀도를 낮추게 되며 반대로 근육의 증가에 의한 체중의 증가는 신체의 밀도를 높이게 된다. 신체밀도의 정상 범위는 1.010(지방 40%)~1.090g/mL(지방 4%)로 설정되어 있다. 지방 조직(0.9g/mL) 과 제지방 조직(1.1g/mL)의 밀도에 기본을 두고 있으나 제지방 조직의 밀도에는 개인차가 있으며 정상적인 성인집단 내에서 약 2.5%의 오차를 나타낸다고 알려져 있다.

신체밀도를 산출하는 방법으로 Siri(1961년)의 공식이 가장 보편적으로 이용되고 있다. Siri의 공식은 다음과 같다.

$$\text{체지방율 (\% body fat)} = (495/\text{신체밀도}) - 450$$

어린아이와 여성의 경우 제지방 무게(fat-free mass) 당 뼈의 미네럴 성분 함량이 적어 제지방에 대한 신체 밀도에 있어 평균 1.100g/mL보다 낮게 나타나며, 흑인의 경우 이러한 밀도가 일반적으로 1.100g/mL보다 높게 나타난다고 해 이러한 경우 다음과 같이 변형된 Siri의 공식을 사용하는 것이 바람직하다. 변형된 Siri의 공식은 다음과 같다.

젊은 여성: 체지방율 = (509 / 신체 밀도) - 465

아이들 (만 11-12세): 체지방율 = (530 / 신체 밀도) - 489

흑인: 체지방율 = (437 / 신체 밀도) - 393

① 건강 상태에 따른 성인 남녀의 체지방 구분

구분	남성 (%)	여성 (%)
매우 좋음	6~10	10~15
좋음	11~14	16~19
적정함	15~18	20~25
과지방	19~24	26~29
비만	>25	>30

② 체지방량의 차이에 따른 남녀의 구분

	체지방율	
	남자	여자
필수 지방	3.0~5.0 %	11.0~14.0 %
운동 선수	5.0~13.0 %	12.0~22.0 %
건강한 사람	12.0~18.0 %	16.0~25.0 %
잠재적 위험	19.0~24.0 %	26.0~31.0 %
비만	>25.0 %	>32 %
혹은		
마름	<7 %	<17 %
정상	7~15 %	17~25 %
비만	>15 %	>25 %

신체 밀도(body density)는 신체의 단위 부피에 대한 무게를 나타내는 것으로 신체 밀도는 체적(즉, 부피)를 체중으로 나눈 값이다. 이러한 측면에서 수중밀도측정법(hydrodensitometry) 이라고도 한다.

신체 밀도 = 무게 / 부피 (즉, 체중 / 부피)

체중은 체중계를 이용해, 신체의 부피는 아르키메데스의 원리(Archimedes' principle)를 활용해 측정할 수 있다.

③ 아르키메데스(Archimedes)의 원리:
수중에 잠겨진 신체는 부력이 작용하여 몸이 물의 양만큼 옮겨진다는 것. 즉, 신체는 물에 잠긴 신체 부피에 해당하는 물의 무게만큼의 부력(buoyant force)을 받는다. 지방은 물보다 밀도가 낮고(0.9g/cc^3), 뼈와 근육조직은 물보다 밀도가 더 높기(1.10g/cc^3)때문에 일정한 지방의 무게는 더 많은 물의 양을 치환할 것이고 뼈와 근육조직에 상응하는 무게보다 더 큰 부력을 보이게 될 것이다. 부력은 대기 중의 체중과 수중 체중 간의 차이에 의해 측정된다. 신체 부피는 물에 잠긴 신체부피에 해당하는 물의 무게인 부력을 물의 밀도로 나눈 다음, 폐 속의 잔기 용적을 빼줌으로써 정확하게 측정될 수 있다.

신체 밀도 = 대기중의 체중 / ([대기중의 체중 - 수중 체중] / 물의 밀도) - 잔기량

측정 전에 최대로 호기를 해 폐 속에 있는 공기를 최대한 제거한다. 여전히 약간의 잔기가 남아 있게 된다. 잔기량(residual volume; RV)은 총 폐활량(total lung capacity; TLC)에서 폐활량(vital capacity; VC)을 빼줌으로써 구할 수 있으나 대략적으로 성인 남녀의 잔기량은 1.2~1.0리터를 보인다고 한다. 벨트(몸을 고정시키기 위해 허리에 차는 것을 말함)와 의자에 대한 수중에서의 무게를 체중을 달기 전에 측정을 해 피험자로부터의 총 수중체중으로부터 빼주어야 한다. 측정은 5번을 반복해 100g이하의 측정 오차를 보일 때 측정값으로 받아들인다. 최대 값을 보이는 두 수치를 택해 측정값으로 사용한다.

	남성 (%)	여성 (%)
총 폐활량	6 리터	4.2 리터
폐활량	4.8 리터	3.2 리터
잔기량	1.2 리터	1.0 리터

수중체중 측정법은 매우 정확하게 체지방량을 측정할 수 있다는 장점(표준오차 2~2.5%)이 있는 반면 측정하는데 시간이 많이 걸리고 장비를 갖추기 위해서는 상당한 재정이 필요하다는 단점도 있다. 수중 체중 측정을 하기 위해서는 10g단위까지 측정 가능한 저울(앉을 수 있는 의자 포함)과 물탱크가 필요하다. 물탱크는 수영장을 대용으로 사용이 가능하다.

(5) 피부 두겹 측정법

체지방율 측정을 위해 가장 광범위하게 사용되고 있는 방법으로 인체의 지방은 약 50%가 피하(subcutaneous) 즉, 피부의 바로 아래에 분포되어 있다는 점을 이용하는 측정법이다. 측정 부위는 근육과 근막을 제외한 표피(skin)와 피하지방(subcutaneous fat)임. 측정 부위를 정확하게 엄지손가락과 나머지 네 손가락(혹은 검지 손가락)으로 견고하게 잡아 측정하며 3회의 측정을 통해 평균치를 구하고 측정 간 오차가 2mm이내가 되어야 한다. 측정부위는 남자의 경우 일반적으로 가슴(chest), 복부(abdomen), 대퇴전면(anterior thigh)을, 여자의 경우는 삼두박근(triceps), 상장골(suprailliac), 대퇴전면(anterior thigh)을 이용한다. 일반적으로 모든 측정은 신체의 오른쪽을 택해 이루어진다. 측정 부위를 해부학적 관점에서 살펴보면 가슴은 남자는 유두(젖꼭지; nipple)와 겨드랑이 주름(anterior axillary line) 사이의 중간지점을, 여자는 유두로부터 2/3지점을 대각으로 잡으면 되고, 복부는 배꼽(umbilicus)의 오른쪽 2cm지점을 수직으로 잡으면 된다. 삼두박근은 팔을 편 상태에서 견봉(olecranon)과 주두돌기(acromion processes) 사이의 중앙지점을 수직으로 잡고 상장골은 겨드랑이선과 장골능(iliac crest)이 이어지는 곳을 약간 비스듬하게 잡는다. 대퇴 전면은 고관절(hip joint)과 슬관절(patella) 사이에서 대퇴 중앙의 전면 부위를 수직으로 잡으면 되며 견갑하부는 견갑골 바로 아래 부분을 비스듬하게 잡는다. 장단지는 가장 굵은 장단지 부분의 중앙을 수직으로 잡는다. 측정을 위해 엄지와 나머지 네 손가락(혹은 검지 손가락)으로 측정부위의 피하지방을 견고하게 잡고 충분하게 들어 올린다. 그런 후 피지후계(skinfold caliper)를 피부를 잡고 있는 손의 위 혹은 아래 1cm(약 0.5inch)되는 부위에 위치시킨다. Caliper는 피부의 기저(base) 부분과 능(crest) 부분의 중간 부분에 위치하도록 한다. 피하지방을 견고하게 잡은 후 피지후계의 grip을 서서히 놓는다. 피지후계의 손잡이를 놓은 후 1~2초간 0.5mm까지 피하지방 측정치를 기록한다. 피부두겹 측정에 의해 신체 밀도를 구한 후 체지방을 계산해 낼 수 있다. 신체 밀도를 구하는 공식은 수 없이 많으나 대표적인 몇 가지를 소개하면 다음과 같다.

① Sloan의 공식

남: 1.1043-0.001327 × 내퇴전면의 두께 - (0.00131 × 가슴 두께)

여: 1.0764-0.00081 × 상장골의 두께 - (0.00088 × 삼두근의 두께)

② Jackson & Pollock(1978)의 공식

남: 1.10938 - 0.000827 × (가슴, 복부, 대퇴 전면의 합) - 0.000257 × 연령

여: 1.099492 - 0.000993 × (삼두박근, 상장골, 대퇴전면의 합) - 0.000139 × 연령

이렇게 신체 밀도가 구해지면, Siri의 공식을 이용해 체지방율을 계산해 낼 수 있다.

③ Siri의 공식

체지방율(% body fat) = (495/신체밀도) - 450

이외에도 피부두겹의 측정치를 이용해 체지방율을 구하는 방법은 Nomogram을 이용 방법과 표를 이용하는 방법(즉, 남자는 가슴, 복부 및 대퇴 전면의 합으로, 여자는 삼두근, 상장골 및 대퇴 전면의 합으로) 등이 있다. 어떠한 방법을 이용하든 간에 체지방율이 구해지면 체지방량의 계산은 쉽게 할 수 있다.

체지방량 (fat weight [kg]) = 체지방율 / 100 × 체중 (kg)

제지방 체중(lean body mass; LBM) 역시 아래의 계산 방식을 이용해 쉽게 구해질 수 있다.

LBM (kg) = 체중 (kg) - 체지방량(kg)

이상체중(Ideal weight; IW)은 아래의 공식에 의해 구해진다.

이상체중 = 100 × 제지방체중 / (100 - 이상적 % 지방율)
(이상적 % body fat 남: 15%, 여: 23%)

(6) 생체 전기 저항을 이용한 측정법(Bioelectrical Impedance Analysis; BIA)

이 방법은 신체에 흐르는 전류에 대한 저항의 원리에 기초를 두는 것으로 기록된 저항이 적을수록 수분함량이 더 많고, 체 밀도는 큰 것을 나타낸다. 지방이 함유되어 있지 않은 조직에는 전해질(electrolyte)의 함량이 높기 때문에 전기적 conductivity가 지방조직과 비교해 훨씬 높게 나타난다는 원리를 이용한 것이다. 휴대가 가능한 작은 기계와 4개의 전극(electrodes)을 피부에 붙여 매우 약하게 발생하는 전류(electrical current)의 conductance를 측정한다. 이 방법은 빠른 측정이 가능하고 사용이 쉬우며, 휴대가 가능하고, 운용시 경제적인 효율성이 높으며 사용자간의 에러가 적으며 연령과 건강의 상태와 상관없이 사용이 가능하다는 장점이 있다. 단점으로는 신체 내 수분 평형의 변화와 전해질 수준의 변화, 그리고 피부의 온도 변화에 따라 수치의 변화가 심해 정확성에서 떨어진다는 것 등이 있다. 신체 내 수분의 함유량은 제지방 체중(LBM)에 영향을 미치므로 수분 섭취량의 변화에 따라 정확성에 영향을 받게 된다. 즉, 신체 내 수분의 손실은 전기적 저항(impedance)을 감소시켜 실제적인 체지방율은 변화가 없음에도 불구하고 실제보다 적은 체지방율을 보이는 결과를 초래할 수 있다. 최근의 연구들에서 이렇게 bioelectrical impedance를 사용해 체지방율을 구하는 것이 skinfold caliper를 사용하는 방법과 비교해 정확성에 있어 나을 것이 없다고 발표되었으며 실제적으로 두 방법 간의 오차가 상당히 큰 것으로 나타나고 있다. 광범위한 타당도(validity)와 신뢰도(reliability)에 대한 테스트를 통해 이 방법에 대한 과학적인 신빙성이 입증되어져야 할 것이다.

① 덱사(Dual-energy x-ray absorptiometry; DEXA)

이중 에너지 X-선 흡수법(DEXA)이라 부르는 것으로 신체조직에 영상을 비추도록 하는 전산화 X-선 방법으로 골무기질 함량, 제지방량, 및 체지방 등을 동시에 평가할 수 있다. 심부의 내장지방을 평가하는데 유용하게 사용할 수 있는 방법으로 자기공명영상(Nuclear Magnetic Resonance Imaging; MRI)과 컴퓨터 단층촬영상(Computerized tomography; CT)와 같이 정교한 방법으로 알려져 있다. 골질량 및 밀도를 측정시 정확하지만, 체지방의 측정 시 오차가 있다고 보고되고 있다.

② 신체제적 변화 기록법(BOP POD)

공기이동을 측정함으로써 체밀도를 산출해내는 방식이다. 수중 체중법의 측정에서 사용하는 수분 이동(즉, 물의 치환)의 원리와 비슷하다. 공기의 양과 치환할 수 있도록 설계된 이중 챔버(chamber)로 된 체적변동기록계에 들어가 체지방량이 측정된다. 운반이 용이하고, 조작이 쉬우며, 측정시간이 짧고, 물에 들어갈 필요가 없다는 장점이 있으며 수중 체중 측정법과도 높은 정적 상관관계를 보인다고 알려져 있다.

4. 채식주의

1) 채식주의란?

정상적인 식사를 취하지만 식사에서 고기류를 섭취하지 않는 식이요법을 말한다. 채식주의자들은 채소 이외에는 어떠한 동물류의 음식 섭취를 하지 않는 완전 채식주의자로부터 필요에 따라 일부의 육류 섭취를 허용하는 채식주의 등 다양한 부류의 채식주의자가 있다. 채식주의를 하고자 할 때, 주의해야 할 점은 균형적인 음식물의 섭취를 통해 영양의 부족 현상이 일어나지 않도록 해야 한다는 것이다. 특히, 채식주의가 엄격해질수록 필요한 영양소의 섭취가 힘들어진다. 완전 채식주의자이 섭취하는 음식의 대부분은 식품 피라미드의 낮은 단계에 속하는 곡물, 채소, 과일, 쌀 등 열량이 낮은 것들이며 반채식주의자의 경우에는 거의 모든 종류의 음식으로부터 영양을 섭취한다.

2) 채식주의자들의 분류

초채식주의자(vagan complete vegetarian)는 엄격한 의미에서의 완전(혹은 순수) 채식주의자라 할 수 있다. 동물성 음식은 전혀 섭취하지 않으며, 과일, 야채, 빵, 곡물, 견과류(땅콩, 콩 등) 등으로부터 영양소를 섭취한다. 난채식주의자(ovovegetarian)들은 초채식주의자의 식이 섭취에 달걀의 섭취를 허용하는 사람들이며, 유채식주의자(lactovegetarian)들은 초채식주의 식이 섭취에 우유 및 치즈 제품의 섭취를 허용한다. 난유채식주의자(ovolactovegetarian)들은 초채식주의 식이 섭취 형태에 달걀 및 유제품의 섭취를 허용하는 것을 말한다. 이 외에도 반채식주의자(semivegetarian)는 초채식주의자들의 식이 섭취에 닭고기나 생선류의 섭취를 허용하는 것으로 돼지고기나 소고기와 같은 붉은 살의 육류의 섭취를 제한하는 식이 섭취 방법을 의미한다. 생선채식주의자(pescovegetarian)라고 해 초채식주의 식이 섭취 형태에 생선의 섭취를 허용하는 채식주의자들도 있다.

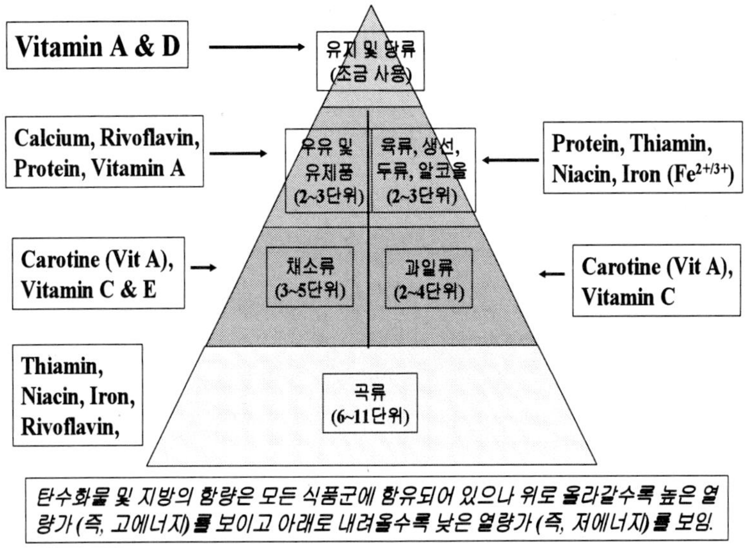

음식 피라미드와 각각의 단계에 따른 주요 영양 식품들 (Food Guide Pyramid & Contained Main Nutrients)

탄수화물 및 지방은 모든 식품군에 함유되어 있으나 위로 올라갈수록 높은 열량가(즉, 고에너지)를 보이고 아래로 내려올수록 낮은 열량가(즉, 저에너지)를 보임.

3) 채식주의 식단에서 고려되어야 할 주요 영양소

첫째, 열량(칼로리)의 섭취가 충분한지를 고려해야 한다. 채소류의 열량 값은 낮으므로 체중 유지에 어려움이 있을 수 있으므로 섭취량을 늘리는 방법 등을 이용해 충분한 열량의 섭취가 이루어질 수 있도록 해야 한다. 특히 하루 1,000칼로리 이상을 운동으로 소모하는 운동선수의 경우에는 땅콩, 옥수수, 콩, 감자, 고구마 등의 고열량 음식 섭취를 늘려야 한다. 이러한 측면에서 채식주의는 체중 감량을 위해 식이요법을 시도하는 사람들에게 좋은 식사법으로 알려져 있다. 둘째, 비타민의 섭취가 부족하지 않도록 해야 한다. 특히, 비타민 B_{12}(cobalamin)의 경우 채소에는 존재하지 않으므로 부족증이 오기 쉽다. 비타민 B_{12}는 육류, 생선, 달걀, 유제품 등의 동물성 급원에만 있으므로 가공된 두유, 곡물, 또는 비타민 보충제 등으로 보충이 필요하다. 비타민 D 역시 채소류에 거의 함유되어 있지 않아 드물게 비타민 D의 부족이 올 수도 있으므로 정기적으로 햇빛을 쐬어 줌으로써 부족증을 예방해야 한다. 셋째, 철분, 칼슘, 아연 등과 같은 미네럴의 부족이 올 수 있으므로 주의해야 한다. 철분은 땅콩, 콩, 녹즙, 푸른 잎 채소에 풍부하며, 반채식주의자의 경우는 생선과 닭고기류로 부터 섭취할 수도 있다. 칼슘은 브로콜리, 양배추, 겨자잎, 시금치 등과 같은 녹색 채소에 풍부하게 함유되어 있으며 또한 식단에 유제품을 추가시킴으로써 부족증을 예방할 수 있다. 아연은 옥수수, 당근, 밀빵 등에 풍부하게 함유되어 있으며 달걀이나 해산물의 섭취로 추가로 보충이 가능하다. 넷째, 채식주의자들이 가장 주의를 기울여야 하는 것으로 충분한 단백질의 섭취가 이루어지도록 해야 한다는 것이다. 특히 성장기의 어린이에게는 더 많은 단백질이 필요하다. 단백질은 새로운 조직을 형성하며 복잡하고도 특수한 역할을 하는 분자, 즉 효소, 색소 및 호르몬 등을 만들어낸다. 일반적으로 채식주의자들일지라도 자신의 체중을 유지할 정도의 열량을 섭취/소비하는 상태라면 단백질 공급이 충분하게 이루어지고 있는 것으로 이해해도 좋을 것이다. 단백질 섭취시 주의해야 할 것은 육류를 완전단백질로 분류하는 반면, 식물로부터의 단백질은 하나 이상의 필수 아미노산이 부족한 탓으로 불완전 단백질로 분류되므로 식물성 급원으로부터 단백질의 섭취를 충당하는 경우 골고루 섭취해 필수 단백질의 섭취가 부족하지 않도록 해야 한다는 것이다. 다섯째, 지방 및 콜레스테롤 섭취를 감소시켜야 한다는 것이다. 특히, 포화지방산 섭취를 줄이고, 불포화 지방산 섭취를 늘리도록 식이 섭취를 해야 한다. 채소류에는 콜레스테롤이 함유되어 있지 않아 혈압을 낮추고 심장질환을 예방하는 효과를 발휘할 수 있다. 여섯째, 높은 섬유질의 음식을 섭취하라는 것이다. 채소에는 섬유질이 많아 다양한 질병 예방의 효과를 발휘한다. 여덟째, 산화방지제 및 피토케미칼의 섭취를 하도록 한다. 비타민 C, β-carotene 및 비타민 E(식물성 기름으로 콜레스테롤의 산화방지를 통해 심장질환의 잠재적 원인을 줄여준다), selenium 섭취를 통해 항산화제의 섭취를 늘리고 식물성 화학제(피토케미칼 phytochemical)의 섭취를 통해 암을 억제해주도록 해야 한다.

5. 알코올의 섭취와 건강

1) 알코올 일반론

술의 주성분은 알코올이다. 알코올은 탄소(C), 수소(H) 및 수산기(OH)로 이루어진 ethylalcohol(ethanol; C_2H_5OH)의 형태를 이루는 화학물질로 식용 가능하다. 일반적으로 75%알코올은 살균 작용이 뛰어나 소독제로도 많이 사용되지만, 100%에 가까울수록 휘발성이 강해진다. 체내에서 알코올은 장내 세균(microbial fermentation)에 의해 소량 형성되기도 하지만 대부분 신체 외부로부터 체내로 들어와 형성된다. 체내에서 형성되든 체외에서 들어오는 것이든 체내에서의 대사과정은 동일한 것으로 되어 있다. 알코올은 높은 열량가(1g 당 7kcal)를 보이므로 식품으로 분류되지만 체내에서 에너지원으로 사용되진 않으므로 영양소라 하지는 않는다. 이러한 이유로 일반 식품과 구별해 기호성 음료로 구분된다. 알코올 함량(alcohol content; 도수)이란 술에 들어있는 ethylalcohol의 백분율을 나타내는 것으로, 총 100mL의 알코올용액에 포함되어 있는 알코올의 그램(gram) 수를 의미한다. 흔히 맥주는 3~5%, 와인은 6~23%, 청주는 12%, 소주는 25%, 위스키와 진은 약 40%, 보드카와 마오타 등은 50% 이상의 알코올 함량을 나타낸다. 실제적으로 열량 계산을 해보면 750mL(12% ethanol)의 와인 한 병은 630kcal를 함유하고 있다.

(1) 알코올 대사

알코올은 체내에서 소화과정을 거치지 않고 위, 위벽, 소장에서 빠르게 흡수되어 약 80~90%가 간에서 분해된다. 알코올의 체내 흡수 속도는 마시는 알코올 농도와 함께 먹는 음식(즉, 안주)의 질과 양에 따라 달라진다. 알코올이 혈액에 흡수되는 시간은 빠른 반면 혈액으로부터 제거되는 시간은 상대적으로 길어 일단 술에 취하게 되면 술이 완전히 깨는 데는 긴 시간이 소요되는 것이다. 알코올의 대사과정을 살펴보면, 알코올이 간에 들어가면 alcohol dehydrogenase

(ADH)에 의해 독성이 강하고 자극성이 있는 acetaldehyde(CH_3CHO; ethanal이라 함)로 산화된다. 이후 초성 포도산(pyruvic acid)으로 바뀌게 되고 산화과정을 거쳐 물과 이산화탄소로 분해된다. 술을 마신 후 숙취가 생기는 것은 이렇게 생성되는 acetaldehyde가 분해되지 않고 혈액 중에 잔존해 있으면서 뇌를 자극하기 때문에 혈중 알코올의 농도가 높아지면 ADH가 포화되어 간에서 ethanol을 분해시키기 어려워지게 된다. 인체는 보통 1시간에 약 7g의 알코올을 분해시킬 수 있는 대사능력을 지닌다. 이 정도면 70kg의 체중을 가진 사람이 1시간에 위스키 한잔 정도를 분해시키는 정도라고 보면 된다.

알코올을 분해시키는 분해 반응은 세 개의 독립적 효소들에 의해 촉매된다. 첫 번째, 효소는 alcohol dehydrogenase는 가장 일반적인 형태를 보이며 NAD^+가 반응에 참여한다.

$$CH_3CH_2OH + NAD^+ \xrightarrow{ADH} CH_3CHO + NADH + H^+$$

두 번째 효소는 oxidase로 microsomal ethanol-oxidizing system으로 알려져 있으며 반응을 위해 NADPH와 O_2가 필요하다. ADH와 같이 간에 있다. 많은 약물들의 독성을 제거시키는 역할을 하는 특수한 cytochrome(cytochrome P-450)과 유사하거나 혹은 동일한 것으로 생각됨)이 반응에 관여한다.

$$CH_3CH_2OH + NADPH + H^+ + 2O_2 \xrightarrow{oxidase} CH_3CHO + 2H_2O_2 + NADP^+$$

세 번째 효소는 peroxisomes내 hydrogen peroxide와 반응을 일으키는 catalase로 이 효소는 알코올(ethanol과 methanol을 포함함)의 산화를 촉매한다.

$$CH_3CH_2OH + H_2O_2 \xrightarrow{catalase} CH_3CHO + 2H_2O$$

이러한 모든 효소들은 간에서 ethanol을 acetaldehyde로 전환하는데 관여하며 각각에 대한 중요성을 양적 개념으로 수치화한다는 것은 매우 어렵다.

이러한 반응들을 통해 형성된 acetaldehyde는 aldehyde dehydrogenase(ALDH)에 의해 acetate로 산화된다.

$$CH_3CHO + NAD^+ + H_2O \xrightarrow{\text{ALDH}} CH_3COO^- + NADH + 2H^+$$

쥐의 간에는 최소 두 가지의 다른 ALDH가 존재한다고 알려져 있는데, 세포질 내(cytosol 내)의 ALDH의 K_m은 1mM을 보이고 mitochondrial matrix내에는 매우 낮은 K_m(0.01mM)을 보인다. 하지만, mitochondrial enzyme이 acetaldehyde를 산화시키는데 양적으로 더 중요한 것으로 알려져 있다 (>90%). 이것은 mitochondrial enzyme이 훨씬 더 높은 역량과 훨씬 낮은 K_m을 갖는다는 것을 의미하는 것이다. Acetaldehyde와는 다르게, 많은 부분의 acetate는 간으로부터 acetyl-CoA synthetase에 의해 acetyl-CoA로 전환되기도 한다.

$$CH_3COO^- + ATP_4^- + CoASH \xrightarrow{\text{acetyl-CoA synthetase}} CH_3COSCoA + AMP_2^- + PPi_3^-$$

대부분의 간외 조직(extrahepatic tissues)에서 acetyl-CoA는 크렙스 사이클(krebs cycle)을 통해 산화(이 경우 ethanol 산화로부터 ATP의 대부분을 공급함)되는 반면 간이나 지방조직에서의 acetyl-CoA는 일부가 지방산(fatty acid)과 중성지방(triglyceride)의 생합성을 위한 전구체로서의 역할을 하게 된다. 이러한 이유로 알코올의 섭취에 의한 지방간의 형성이 이루어지는 것이다. 간에서의 ethanol 대사시 마지막으로 고려해야 할 것은 cytosolic NADH가 재산화를 한다는 것과 $NADP^+$의 환원과 관련을 갖는다는 것이다. $NADP^+$의 환원은 pentose phosphate pathway에 의해 이루어지며 간은 환원능력이 탁월한 것으로 알려져 있다. Cytosolic NADH는 주로 mitochondrial의 전자전달계(electron transfer system;

ETS)에 의해 재 산화되며, 이것은 수소원자(hydrogen atom)를 mitochondria로 전달하기 위해 substrate shuttle을 이용해야 한다는 것을 의미하는 것이다. 실제로 malate/aspartate shuttles과 glycerol phosphate shuttles 모두가 관여한다는 연구 발표도 있었다(Lieber, 1976). 어떠한 경우에, 이러한 shuttle system에 의해 전달되는 수소 원자의 비율이 NADH의 생성율보다 적게 되어 간의 cytosolic compartment 내 산화-환원 상태(redox state)가 감소하게 되고 NAD^+의 농도는 급격하게 감소하게 된다. 이러한 현상이 바로 alcohol dehydrogenase에 의한 ethanol의 산화율을 결정한다는 것을 설명하는 것이라 하겠다.

2) 알코올 섭취가 건강에 미치는 영향

알코올 섭취가 건강에 미치는 영향은 크게 긍정적인 측면과 부정적인 측면으로 나누어 생각할 수 있다. 먼저 긍정적인 측면을 살펴보면, 적당량의 알코올 섭취(일일 1~3glass의 맥주 혹은 1~3잔의 와인 섭취)는 치사율을 감소시키고 관상동맥질환을 감소시키는 것으로 나타난다. Hopkins는 적정 음주량을 체중 1kg당 0.7g의 알코올을 3일 정도의 기간 동안 나누어 마시는 양으로 규정하고 있다. 이것을 수치로 환산하면 70kg의 체중을 가진 사람의 경우 3일 동안 약 49g의 알코올을 섭취하는 것이 된다. Hopkins는 또한 어떠한 경우에도 하루 동안 체중 1kg당 0.8g이상의 알코올을 섭취하는 것은 자제하라고 하였다. 적당량의 알코올 섭취는 심적 이완효과를 보여 정신적 스트레스(관상동맥질환의 원인)를 감소시키며 혈중의 응고-분해 효소를 활성화시켜 혈소판의 응집력(응고능력)을 감소시킨다. 특히 flavonoid(플라보노이드)를 함유한 적색 와인은 그 효과가 우수한 것으로 알려져 있다. 또한 적당한 알코올의 섭취는 HDL-콜레스테롤의 수준을 증가시키는 효과를 발휘한다. 연구 결과에 따르면, 적절한 알코올의 섭취가 규칙적으로 운동에 참여하는 남성에게 있어 HDL-C, HDL_2-C, HDL_3-C 및 Apo A-I를 증가시킨다고 하였다. 하지만, 여성에게 있어서는 알코올 섭취에 의한 별다른 긍정적인 효과가 보고되지 않고 있다. 알코올 섭취로 혈중 콜레스테롤의 변화를 살핀 연구 결과들을 보면 총 콜레스테롤 수치에는 변화가 없고, 중성지질의 수치는 증가했으며 저밀도 지단백(LDL-C)의 농도는 감소했고 고밀도 지단백(HDL-C)의 농도는 증가함을 보였다고 한다. 또한 총 콜레스테롤과 고밀도 지단백 사이의 비율(HDL-C/total cholesterol)이 증가해 긍정적인 측면에서의 결과가 도출되었다고 한다(*Hartung, G.H.(1984). Sports Med. 1, 413*).

(1) 혈장 지단백의 특징과 기능

특징	Chylo-micron	VLDL	IDL	LDL	HDL
Density (g/mL)	<0.95	0.96~1.006	1.006~1.019	1.019~1.063	1.063~1.210
Physiologic role	섭취 TG 운반	내인성 TG 운반	LDL의 전구체	지단백을 주로 운반	LDL을 운반 및 제거
Relative atherogenicity	-	+	+++	++++	부적상관
Composition, %					
TG	90	60	40	10	5
Cholesterol	5	12	30	50	20
Phospholipid	3	18	20	15	25
Protein	2	10	10	25	50
Major apolipoproteins	A-I, A-IV, B-48, CI, CII, CIII	B-100, CI, CII, CIII, E	B-100, E	B-100	A-I, A-II

From Kris Etherton et al. (1988). J. Am. Diet. Assoc. 88, 1373-1400.

(2) 콜레스테롤 및 중성지질의 권장수치(단위는 mg/dL)

분 류	LDL-C (mg/dℓ)	총콜레스테롤 (mg/dℓ)	중성지방 (mg/dℓ)	HDL-C (mg/dℓ)
정상	<100	<200	<150	≥60
높은 정상	100-129	-	-	-
경계값	130-159	200-239	150-199	-
위험	160-189	≥240	200-499	<40
매우 위험	≥190	-	≥500	-

이와 같이 알코올 섭취로 건강에 미치는 긍정적인 측면이 있는가 하면 많은 부정적인 측면이 있다. 미국인을 대상으로 한 통계조사에 따르면, 개인에 따라

차이가 크지만 미국 일인당 평균 알코올 섭취량은 총 열량 섭취의 약 5%를 차지한다고 되어 있다. 건강을 위해 알코올의 섭취를 일일 1~2온스(1온스=28.4g)를 초과하지 말 것을 권유하고 있는데 실질적으로 과다한 알코올의 섭취는 총 중성 지방량을 증가시켜, 결국 고혈압, 간경화증, 암 발병율, 치명적인 알코올 syndrome, 정신적 문제 및 알코올에 의한 사고율(특히, 교통사고/폭력 등)을 높인다. 알코올의 부정적인 측면은 매우 여러 가지로 나타난다. 첫 번째로 알코올 섭취는 신체에 직접적인 독성의 효과를 발휘한다. 소장벽에 직접적인 독성을 일으켜 thiamin(비타민 B_1으로 항신경인자 혹은 항직각인자로 알려져 있다. 이것은 pyruvate가 krebs cycle로 들어가기 위해 acetyl CoA로 전환하는데 필요한 thiamin pyro-phosphate로 알려진 조효소의 일부분이기도 하며 부족 시 각기병을 일으킨다)의 흡수장애 초래한다. 또한 소화과정에서 조직의 수축현상을 초래해 인두암과 식도암을 유발할 수 있으며 아스피린 혹은 비스테로이드성 항감염제(ibuprofen)와 함께 복용할 경우 소화기관의 출혈을 증가시키기도 한다. 위산과다에 의한 위염의 발병율도 높인다. 두 번째로 알코올의 섭취는 간 기능의 저해를 일으킨다. 간은 체내에서 알코올을 대사 분해시키는 유일한 기관으로 한 달간 하루 6잔의 알코올을 섭취할 경우 간 내 지방 축적이 현저하게 증가해 지방간, 간염, 간경화증, 더 나아가 간암 등의 원인으로 작용하기도 한다. 이렇게 알코올의 섭취를 일년간 지속하면 간세포는 퇴화되어 버려 간경변증(cirrhosis)을 일으키게 된다. 간 기능의 저하는 지방, 탄수화물 및 단백질 대사 조절의 문제를 일으킨다. 알코올의 유해성분을 분해하는 과정에서 손상되는 간세포는 재생 능력이 우수해 알코올의 섭취를 중단하고 일정 시간이 지나면 상당부분 회복이 가능하지만, 계속적인 음주를 할 경우 회복의 불능상태를 유발해 대단히 위험하다.

(3) 지방간(fatty liver) : 간 세포질에 지방이 쌓여 간이 노란색을 띠며 붓는 병이다. 알코올에 의해 주로 발생하지만, 당뇨병이나 비만이 심한 경우에도 발병한다. 지방간은 술을 2~6개월 가량 삼가면 회복이 가능하지만 계속 술을 마시면 알코올성 간염으로 진행되어 생명에도 지장을 초래할 수 있다.

(4) 알코올성 간염(hepatitis) : 간세포 안의 알부민 등의 단백질이 acetaldehyde의 방해로 중합(재결합) 반응을 일으켜, 파이프 모양을 한 큰 분자로 되어 간에 계속 누적되는 현상이다. 간세포가 풍선처럼 부풀어 오르고 결국 간세포가 파괴된다.

(5) 간경화증(간경변증, hepatocirrhosis) : 알코올성 간염이 악화되면 발병되는 병이다. 부드럽고 비대한 지방간의 간장과는 달리 간이 딱딱하게 굳어 간 기능이 저하되고 쉽게 피로를 느끼게 된다. 심하면 혼수상태에 빠지며 생명을 잃을 수도 있다. 간경화증은 일단 발병되면 반 이상이 5년 이내에 사망(술을 끊으면 6년, 계속 술을 마시면 4년)하는 것으로 알려져 있다. 직접적인 사망 원인은 식도 정맥의 파열에 의한 대량 출혈이나 간 기능의 악화에 의한 간성 혼수 및 간암 발생에 의한다.

(6) 간암(hepatocarcinoma/hepatoma) : 술을 과도하게 마셔 다른 음식으로부터의 영양소 섭취가 충분히 이루어지지 않을 때 발병하기 쉽다.

(7) Hepatitis B virus : 알코올과 B형 virus는 서로 상호 작용을 하기 때문에 술을 자주 마시는 사람은 B형 간염예방 주사를 맞아야 한다. B형 간염 virus 보균자는 반드시 술을 끊어야 한다.

세 번째로 알코올이 건강에 미치는 부정적인 측면은 정신작용에 악영향을 미친다는 것이다. 알코올은 뇌의 고위중추에 영향을 미쳐 뇌 기능의 저하 및 뇌 기능 수행의 혼란을 야기해 사고와 논리성(판단력), 인지 및 운동 반응(반응시간), 섬세한 운동 협응력(언어구사 근육), 대 운동 협응력(걷기), 시각장애(양안시야), 경계심(수면, 혼수), 호흡조절(호흡곤란, 죽음)의 장애를 일으키게 된다. 전체 자동차 사고의 50%가 알코올 섭취와 연관된다는 것을 보면 쉽게 잘 알 수 있을 것이다. 뿐만 아니라, 알코올 섭취의 남용은 불법적인 성행위를 일으키게 하며, 살인 및 자살 등과 밀접한 관련성을 맺고 있기도 하다. 네 번째로, 알코올의 지나친 섭취는 심혈관계에 악영향을 미친다. 알코올 섭취는 심박수를 증가시키고 수축기 혈압과 이완기 혈압 모두를 상승시켜 고혈압이 있는 사람이 과음을 하게 되면 대단히 위험해 질 수 있다. 또한 습관적 음주는 심근의 손상을 초래해 심근의 힘을 떨어뜨려 심장 펌프기능의 장애를 초래하게 된다. 난치성 심부전증과 부정맥을 유발하는 경우도 흔하다. 비타민 B_1(thiamin)의 부족으로 심장과 온몸이 붓고 숨이 찬 증상을 보이는 난치병으로 알려진 각기병에 의한 심근염(myocarditis)이 오기도 함. 다섯째, 과다한 알코올의 섭취는 뇌기능에 부정적인 영향을 미친다. 습관적 음주는 뇌세포를 파괴해 두뇌의 기능을 저하시키며 이성을 잃게 해 예기치 못한 행동을 하게 한다. 알코올 중독 환자의 경우, 신경 마비로 인한 안구 운동 장애, 팔-다리의 감각 이상(쑤시고 아픔)이 오기도 하며, 알코올성 치매로 백치가 될 수 있다고 알려져 있다. 다량의 알코올을 단시간 내에 마실 경우, 혈중 알코올 농도의 급격한 증가로 인해 뇌나 신경조직에 침투해 사망(혈중 알코올 농도가 >400mg%을 보이는 경우, 법의학적 알코올 중독사로 판정)을 일으키기도 한다. 알코올을 이용한 마취는 chloroform이나 ether와 비교해 오랫동안 유지되므로 알코올로 인한 혼수가 위험할 수 있다. 여섯째, 지나친 알코올의 섭취는 소화기관에 미치는 영향을 미친다. 저농도의 알코올(<8%) 섭취는 위산 분비를 촉진시키기도 하지만 고농도의 알코올(>20%) 섭취는 위산 분비를 억제하는 작용을 한다. 소화성 궤양(peptic ulcer) 환자의 경우에는 저농도의 알코올 섭취도 인체에 해로울 수 있다. 고농도 알코올의 섭취는 위 점막에 급성 염증을 일으키고 구토와 출혈이 나타나는 알코올성 급성 위염(acute gastritis)을 가져온다. 알코올 중독자의 경우, 위궤양(gastric ulcer)이 흔하며 이로 인한 내출혈(internal hemorrhage)도 자주 발생한다. 고농도의 알코올은 식도의 정맥에서 출혈을 일으켜 피를 토하는 식도 정맥류나 췌장에 염증을 일으켜 급성 췌장염(acute pancreatis)이라는 응급상황을 유발할 수 있으므로 주의해야 한다. 급성 췌장염은 심한 복통을 수반하며 출혈성 췌장염의 경우 50% 이상의 사망률을 보인다. 일곱째, 다량의 알코올 섭취는 DNA의 손상을 일으킨다. 알코올과 아세트알데하이드가 DNA의 변화를 일으키게 하며, 그 효과는 카시노진(carcinogen; 발암 물질)과 거의 동일한 효과를 발휘해 인두암, 식도암, 유방암, 대장암 등의 원인으로 작용한다. 알코올의 섭취는 에스트로겐 농도를 증가시켜 유방암을 일으키기도

하며 특히, 임신 중 알코올의 섭취는 태아의 DNA에 영향을 미쳐 태아 알코올 증후군을 일으켜 어린이의 성장 및 정신적 발달과정을 지연시킬 뿐 아니라, 출생시 안면결점등과 연관되는 것으로 알려져 있다. 여덟째, 지나친 알코올의 섭취는 비만의 원인이 된다. 알코올 1g 당 7kcal를 함유하고 있으므로 과다하게 섭취하는 것은 체지방을 증가시키는 원인이 될 수 있다. 알코올 열량 자체는 일일 에너지 소비량과 연관지어 본다면 체지방을 증가시킬 만큼 많은 것은 아니라 할지라도 음주가 고지방 식이와 병행되어 일어난다면 비만의 기본적 원인이 될 수 있다. 아홉째, 지나친 알코올의 섭취는 성기능 감퇴의 효과를 발휘한다. 실질적으로 알코올의 과다한 섭취는 성기능 장애를 유발한다고 알려져 있다. 습관적인 음주는 고환의 위축을 일으켜 고환의 크기를 작게 하며, 결국 성 호르몬의 분비도 감소시킴으로써 불임의 원인이 될 수 있다. 열 번째로 알코올의 과도한 섭취는 태아에게 치명적인 해를 입힐 수 있다. 과도한 음주는 기형아 혹은 저능아 출산의 불행을 초래할 가능성을 높이며 임신 중 습관적으로 다량의 술을 마시면 태아의 염색체 이상, 선천적 대사 이상증 및 유아의 지능 발달 장애 등을 일으킬 수 있게 된다.

(8) 혈중 알코올 농도에 따른 신체 증상

농도 (%)	신체 반응	심리 반응	제거 시간
0.02~0.03	몸이 더워지고 시력 반응의 저하	친근감/말이 많음	
0.03	홍조, 근육이완, 현기증	편안함	2시간
0.04~0.05	고속 운전 능력 저하	자기 비판적, 충동적 행동	
0.06	근육 조절 능력 감소	억제감을 탈피함	4시간
0.09	위의 자극에 의한 구토 및 출혈	판단력과 이성이 흐려짐 정확한 사고 능력 저하	6시간
0.10~0.14	졸음이 오고 비틀 거림. 말이 서툴러짐.	흥분 및 도취	
0.15	근육 조절 능력의 격감, Z 걸음	정신기능 저하, 행동의 일관성 결여, 잦은 사고를 일으킴	8시간
0.20	무기력		
0.30	무감각, 통각 마비	욕지기	
0.40	혼수 상태, 대소변을 봄.	기억 상실	10-12시간
0.50	심폐계 마비증세/사망	사망	

(9) 태아의 알코올 증후군

임신 중 알코올의 섭취는 임신 중 태아의 DNA에 영향을 미쳐 태아의 성장 및 정신적 발달과정을 지연시킬 뿐 아니라, 출생시 안면 결점 등을 보일 수 있으며, 이렇게 알코올의 섭취로 태아에게 이상이 생기는 경우 태아의 지능이 낮고 머리가 작으며 신체의 발육이 늦고 코가 짧고 항상 위를 본다든지, 윗입술이 얄팍하고 아래턱 뼈가 작고 뒤로 들어가 있는 증상을 보인다. 심장, 신장, 생식기, 수족의 피부나 손톱, 뼈, 등뼈나 흉곽, 근육 등에서 기형적 모습을 보이기도 한다.

3) 알코올 중독

음주는 때에 따라 개인의 삶에 윤활유 역할을 하는 경우도 있지만 지나치게 자주 그리고 과량으로 마시는 경우 알코올 중독이란 무서운 사회적 병적 현상을 일으키기도 한다. 일반적으로 사회적 음주라고 할 때는 술을 규칙적으로 마시지만 적당히 마셔 취하는 때가 드문 경우를 의미하며, 과다 음주라고 할 때는 음주의 빈도가 자주는 아니지만, 마실 때마다 크게 취하는 경우를 말한다. 이에 반해, 알코올 중독자의 경우는 이미 술로 인해 신체적인 이상이 나타났거나 혹은 정신적으로 의존상태에 있는 경우를 말하는 것으로 일반적으로 혈액 1000mL내 150mg의 알코올이 상존하거나 같은 비율로 소변이나 호기 속에 존재할 때 중독이란 용어를 사용한다. 음주자에게 나타나는 다양한 행동적 특성은 알코올 중독증으로 진정되는 여러 단계와 관련성을 가지고 있다. 알코올의 중독으로 흔히 보이는 두 증상은 알코올의 효력이 지속되는 동안의 즐거운 기분을 느끼는 것과 그 약효가 떨어진 후에 몹시 불쾌하고 참기 어려운 금단증상을 경험하게 된다.

(1) 금단 현상(abstinence syndrome)이란?

어떤 약물에 대해 습관성이 생겨 만일 그 약의 복용을 중단하면 정신적 의존성 때문에 불안감, 두통, 피로감, 콧물 흘림, 불안, 초조, 구토, 심한 경우에는 경련과 혼수상태 등의 부작용이 나타나는 현상. 짧게는 2~3일, 길게는 2~3개월 동안 지속되는 경우도 있으며 이러한 현상을 극복해야 알코올 중독으로부터 치료될 수 있다.

(2) 알코올 중독의 기준(정신과적 소견)

알코올 중독의 정신과적 소견으로는 다음과 같다.

적절한 신체적 기능의 수행을 하기 위해 매일 술을 마셔야 하는 경우, 술을 줄이거나 끊을 수가 없다거나 과음을 줄이거나 통제하기 위해 일정 기간 금주하거나, 하루 중 어느 시간에만 정하여 마시려는 노력을 계속해야 하는 경우, 혹은 폭음으로 최소한 2일 이상 취해 있는 경우와 양주 750mL 한 병(혹은 같은 정도의 맥주, 와인 등) 정도를 상습적으로 마시는 경우, 취중의 일에 대해 기억 못하는 부분이 있는 경우, 음주에 의한 심각한 육체적 질병에도 불구하고 계속적으로 음주하는 경우, 술 이외의 알코올을 마시는 경우(예: 실험실용 알코올) 및 취중 폭력을 행사한다거나, 술로 인해 직장을 결근하거나, 직업 상실한 경우, 음주 사고를 저지르거나 음주로 인해 가정의 불화(가족, 친구)가 있는 경우 등을 들 수 있다.

6. 흡연과 건강

1) 담배의 유래

연초 재배의 원산지는 아르헨티나, 페루, 볼리비아의 국경지대인 안데스 산맥지대인 것으로 알려져 있다. 연초는 현재 약 60여종이 알려져 있으며, 이중 관상용과 약용이 2~5종이고 흡연용은 nicotiana tabacum과 nicotiana rustica의 2종이 있다. 연초가 유럽으로 전파된 것은 1492년 Christopher Columbus의 신대

륙 발견 이 후로 알려져 있으며 1530년 경 스페인 사람에 의해 경제적 측면에서 재배가 시작되었다. 우리나라에 담배가 도입된 것은 17C초로 추정되고 있다.

(1) 담배의 일반론

담배 한 개피를 피울 때마다 6분씩의 생명이 단축된다고 한다. 흡연을 시작하는 가장 중요한 동기로는 가족과 친구들의 영향에 의한 것이라 한다. 부모가 흡연자인 경우 자녀가 흡연자가 될 확률은 부모가 비흡연자인 경우와 비교해 2배에 달한다. 흡연 시 발생하는 주요 유독 물질의 3 가지는 니코틴(nicotine), 일산화탄소(CO) 및 타르(tar) 이다.

(2) 니코틴(Nicotine; tobacco)

니코틴은 강한 맹독성 물질로 화학구조가 신경전달 물질인 도파민(dopamine), 아세틸콜린(acetylcholine) 및 노르아드레날린(noradrenaline) 등의 아민(amine; 질소를 함유한 유기화합물)계의 물질과 흡사하다. 인체로 흡수된 니코틴은 폐와 심장을 거쳐 뇌로 흡수되면서 노르아드레날린과 도파민처럼 일종의 각성제로 작용한다. 소량의 니코틴은 중추신경계의 활동(특히, 뇌)을 증가시켜 교감 및 부교감 신경을 자극하여 기억력 및 집중력의 향상에 도움을 주기도 하지만 극히 순간적인 현상에 불과하고 다량의 니코틴은 신경을 마비시킨다. 부교감 신경계가 마비되면 소화기 계통에 영향을 미쳐 장운동을 증가시키고 구토 및 설사를 일으키게 된다. 위산의 분비를 증가시켜 위궤양을 유발해 위 기능을 악화시키기도 한다. 니코틴은 말초혈관을 수축시키고, 심박수를 빠르게 하며 혈압을 상승시켜 심근에 무리를 일으켜 더 많은 산소를 필요로 하게 해 심장질환이 있는 환자에게 부정맥을 초래할 수 있다. 따라서 니코틴에 의한 심장마비로 인한 사망률이 2배 이상 증가하게 된다. 니코틴은 또한 LDL Cholesterol을 증가시켜 동맥경화증을 악화시키게 된다. 뿐만 아니라 내분비계 및 호흡계에도 나쁜 영향을 미치며 혈당을 높이기도 한다. 담배 한 개비에는 1mg이상의 니코틴이 함유되어 있으며 한 모금의 담배 연기를 마실 때 약 0.1~0.2 mg의 니코틴이 체내에 흡수된다고 한다. 흡연 시 혈중 니코틴 농도가 급격하게 증가하며 성인의 경우 40~60mg의 니코틴이 흡입되면 사망에 이를 수도 있다고 한다. 성인의 경우 니코틴에 의한 치사량은 체중 1kg 당 1mg으로 알려져 있다. 니코틴이 담배 연기로 흡입되어 뇌에 약리작용을 일으키는 것은 매우 빨라 4~7초면 이미 약리 작용을 발휘한다고 한다. 그러나 흡입된 니코틴이 체외로 완전히 배출되는 데에는 약 3일이 걸린다고 한다. 니코틴의 혈중 반감기는 약 40분 정도로 담배를 피운 후 40분이 지나면 초조, 불안 등 심리적 의존 증상이 나타나 또 담배를 피우게 되는 것이다.

① 담배의 성분과 체내 작용

기관계	반 응
신경계	중추 신경 흥분/마비
심혈관계	심박수↑, 혈압↑, 혈관수축현상↑, 말초순환↑, 혈청지질↑, 혈당↑
소화계	위 운동↑, 위액분비↑, 위궤양, 발생율↑
내분비계	글루카곤↑, 인슐린↑

② 타르 (Tar)

담배의 맛과 향기를 결정하는 성분으로 담배 연기를 통해 폐로 유입되며 혈액에 스며들어 신체의 세포나 장기에 피해를 일으킨다. 만성 기관지염과 폐기종의 원인으로 폐 조직과 타르의 장기간 접촉은 세포질의 변화를 일으켜 암으로 발전시키는 것으로 알려져 있다. 타르는 잇몸, 기관지 등에 직접 작용하여 표피세포를 파괴하거나 염증을 일으킨다. 담배 한 개비 당 약 10~15mg의 타르 성분이 포함되어 있어 한 갑을 피우는 경우 약 2~3cc정도가 체내에 흡수된다.

③ 일산화탄소

담배에서 배출되는 기체 성분들은 일산화탄소, 산화질소(nitric acid), 암모니아(ammonia), 수소(hydrogen), 유레탄(uretane), 나이틀로스(nitrosamine), 아민

(amine)계 물질과 포름알데하이드(formaldehyde) 그리고 아크롤레인(acrolein)계 물질 등 많은 독성 물질이 포함되어 있다. 이중 가장 일반적으로 많이 알려진 것이 일산화탄소일 것이다. 일산화탄소는 혈액의 산소 운반 능력을 감소(약 10%)시켜 만성 저산소증을 일으켜 신진대사에 장애를 유발하고 노화를 촉진시킨다. 일산화탄소는 또한 헤모글로빈과 결합하는 성질이 강하여 산소가 헤모글로빈과 결합하는 것을 방해하기도 한다. 헤모글로빈과 결합된 일산화탄소는 조직 내에서 잘 해리되지 않으므로 흡연으로 인한 만성 일산화탄소 중독증(저산소증)을 유발해 빈혈상태가 되게 하며 세포의 기능을 저하시킨다. 혈액 내 일산화탄소의 농도가 2%에 도달하면 중추신경계의 기능이 둔화되고 기억력이 감퇴되는데 담배를 많이 피우거나 담배 연기가 가득한 방에 오래 있으면 머리가 아프고 정신이 멍해지는 이유가 여기에 있다.

2) 흡연과 건강과의 관계

(1) 순환기

흡연을 할 경우 심박수의 상승을 이끌고, 혈압을 증가시키며 각종 독성물질에 의한 LDL-C양을 증가시켜 동맥경화증을 촉진시킨다. 이런 증상이 장기화될 경우 심근경색증으로 발전할 수 있는 가능성이 3배까지 높아지며, 뇌경색으로의 발전할 수 있는 가능성이 2배 증가한다고 한다.

(2) 호흡기

기관지를 자극해 염증을 유발하며 기침과 가래를 일으키게 하며 기관지 점막의 섬모 기능을 악화시켜 가래를 내뱉기 어려워지게 만든다. 기관지 벽을 두껍게 해 기관지가 좁아지며 호흡능률을 저하시키며 폐포 속의 신축성을 저하시켜 만성 폐쇄성 폐 질환을 일으킨다. 이러한 증상은 폐기종의 원인으로 작용하게 한다. 흡연자의 경우 비흡연자와 비교해 폐암으로 인한 사망률이 6~9배 높다고 한다.

(3) 암

담배의 타르 성분 속에는 20 여종 이상의 A급 발암물질이 함유되어 있다. 현재 알려진 암 중 30~40% 가량이 담배와 관련되는 것으로 알려져 있으므로 흡연을 할 경우 암의 발병율이 증가한다는 것은 당연하다 하겠다. 흡연을 할 경우 비흡연자들과 비교해 후두암 발병율이 11.5배, 구강암 발병율이 13배, 폐암 발병율이 11.3배, 식도암 발병율이 6.4배, 기관지암 발병율이 5.0배, 간암 발병율이 2.3배, 방광암 발병율이 2배, 췌장암 발병율이 1.5배, 신장암 발병율이 1.3배, 위암 발병율이 1.5배, 자궁경암 발병율이 2배에 이른다는 보고가 있다.

(4) 구강 질환

장기 흡연자의 대부분은 구강 조직이 약화되어 치주염을 많이 앓는 것으로 나타난다. 흡연자의 경우 치아가 누렇게 변색되며 검은 태가 끼고 치주의 손실이 커 치아 마모율과 결손율이 비흡연자에 비해 높게 나타난다. 흡연자의 경우 입 냄새가 심하고 맛과 냄새를 맡는 기능이 저하된다고 알려져 있다.

(5) 직접 흡연과 간접흡연

흡연을 하더라도 직접 흡연을 하느냐 혹은 간접흡연을 하느냐에 따라 신체가 받게 되는 영향은 달라진다. 직접 흡연은 담배를 직접 흡입하는 것으로 능동적 흡연(active smoking)이라고도 한다. 간접흡연은 수동적 흡연(passive smoking)이라고도 하는 것으로 담배를 피우는 사람들에 의해 담배 연기를 어쩔 수 없이 들여 마시게 되는 것을 의미한다. 간접흡연을 비자발적 흡연(involuntary smoking) 혹은 환경 흡연(environmental smoking)이라고도 한다. 간접 흡연자의 경우 담배 연기에 의해 눈, 코, 목 등에 자극을 받아 감기, 두통, 근육통 등을 초래하게 되며 일반적으로 증상이 흡연자보다 더 민감하게 나타난다. 주위의 담배 연기에 장기간 노출될 경우 폐의 악성 종양 및 심장 혈관계통의 질병 발병율이 증가한다고 알려져 있으며 폐 기능의 저하를 가져온다.

간접흡연은 직접 흡연과 비교해 약 1/2에 해당하는 피해를 받으며 전체 폐암 사망자 중 간접흡연에 의한 것이 전체의 3위를 차지하는 것으로 보고되고 있다. 특히 여성이 간접흡연을 많이 하는 경우 유방암의 발병율이 높아진다고 한다. 가족 중 한 사람이 하루에 20개피 이상을 피우게 되면 가족들의 폐암 발병율이 흡연자가 없는 가정에 비해 두 배 가량 높다고 하는 통계를 통해서도 쉽게 알 수 있다.

간접흡연을 하는 경우에도 어떻게 연기를 흡입하느냐에 따라 주류연과 비주류연으로 구분한다. 주류연이란 흡연자가 직접 흡입한 담배 연기를 일단 흡연자의 폐 속에서 여과한 후 밖으로 내뿜어내는 연기를 의미하며, 비주류연이란 담배 자체가 스스로 타들어 가면서 발생하는 생 연기를 의미한다. 간접 흡연자의 경우 주류연에 비하여 비주류연의 흡입이 인체에 훨씬 해롭다. 흡연 공간내의 실내 공기는 주류연과 비주류연이 섞여 있게 된다. 주류연의 경우 연기를 빨아들이는 동안 담배 속을 거치고, filter를 지나 흡연자의 폐 속을 통해 나오는 동안 대부분의 해로운 물질들이 걸러져 비교적 독성이 약하지만 비주류연의 경우, 담배 속의 모든 독성물질, 발암물질, 그리고 담배의 주성분인 니코틴이 전혀 여과되지 않고 그대로 공기에 확산되므로 매우 독하다. 실제적으로 비주류연은 주류연에 비해 훨씬 더 자극적이며 눈에도 더 따갑고 코를 더 맵게 한다. 비주류연에는 주류연보다 타르 3배, 니코틴 2~3배, 질소 4배, 벤조피렌(benzopyrene) 4~5배, 일산화타소 4.5배, 암모니아 4.6배가 포함되어 있다.

(6) 여성과 흡연

여성의 흡연은 남성과 비교해 더 많은 종류의 건강상의 문제를 일으킬 뿐만 아니라 심각한 가족 건강의 문제도 야기하고 있다. 여성이 흡연을 하는 경우 각종 여성 암 발병율(특히, 유방암, 자궁암)이 높아진다. 또한 폐암을 포함한 각종 암성 질환, 심장 혈관질환, 뇌혈관 질환 등의 발병 또한 높게 나타나게 된다. 또한 여성이 흡연을 하는 경우 임신 기능이 저하된다. 흡연은 내분비계에 영향을 미쳐 호르몬의 기능을 저하시켜 월경 불순, 임신 중 합병증, 조산율 및 자궁외 임신을 증가시키는 것으로 나타나고 있으며 조기 폐경을 초래하기도 하고 기형아의 출산율을 높이기도 한다. 여성의 흡연은 조기 노화를 촉진해 조기 폐경을 일으키고 신체 각 장기로의 혈액 순환 장애와 산소 공급에 지장을 초래해 피부 노화를 촉진한다. 여성이 흡연을 하는 경우 무엇보다도 심각한 문제는 임신 중 태아에게 치명적인 악영향을 미친다는 것이다. 흡연을 통해 흡입한 일산화탄소는 체내에서 산소의 운반 기능을 방해해 산모에게 저산소증을 초래하고 이때 태아는 모체로부터 영양분과 산소를 공급 받으며 성장하므로 모체에 산소가 부족하면 태아는 산소의 공급이 부족하게 되므로 세포의 분화가 정상적으로 이루어지지 않게 되므로 지능 발달에 저해를 일으키게 된다. 이와 같이 임신 중의 흡연은 태아의 성장을 방해해 기형아 출산율을 2배로 증가시킬 뿐만 아니라 자연 유산율을 2배로 증가시키기도 한다. 또한 임신 중 흡연은 저체중아(<2.9kg)의 출산율을 증가시키게 된다고 한다. 이렇게 태아에게 미치는 흡연의 영향은 흡연시 혈액으로 녹아 들어간 니코틴이 태아에게 공급됨으로써 태아도 산모와 같은 흡연의 피해를 받게 되고, 또한 태아의 경우 모든 세포조직이 극히 미숙하므로 소량의 독성 물질로도 모체에 비해 더 많은 피해를 입게 된다. 초음파 촬영을 통해 관찰한 결과, 어머니가 흡연 2~3분 후 태아의 움직임이 갑자기 정지되었다는 보고도 있다.

3) 금연의 시도

(1) 감연법

서서히 흡연량을 줄이면서 담배를 끊는 법으로 시도가 쉽고 이상적인 방법으로 보이나 성공률은 그다지 높지 않은 것으로 보인다. 금연의 성공을 위해서는 담배를 갖고 다니지 않는다거나 담배 대신에 무과당 껌이나 은단 등을 사용해 보거나 하루 중 첫 담배를 늦추어 피우고 마지막 담배를 앞당겨 피우며 잠자리에 일찍 드는 방법을 사용하는 것이 좋으며, 공공장소, 교통수단 그리고 금연지역에서는 절대 금연을 반드시 실행한다. 또한 식사 후 즉시 양치질을 하거나 담배 생각이 날 때마다 심호흡을 하고 냉수를 많이 마시는 방법도 좋다고 할 수 있다. 담배를 피우는 사람이나 장소를 피하고 적당한 여가

활동이나 운동을 통해 담배와 멀게 될 수 있는 환경을 만드는 것도 매우 중요하다.

(2) 단연법

담배를 한 번에 딱 끊는 방법이다. 가장 담배 맛이 없어졌을 때, 혹은 일정 기간의 여유로운 시간을 갖게 되었을 때 등 특정한 시기를 선택해서 단번에 금연을 시도한다. 실패할 경우 허탈감을 느끼기 쉬우므로 마음을 굳게 먹고 가능한 한 편안한 마음으로 실천하는 것이 중요하다. 감연법에 비해 성공을 거두는 경우가 많다.

(3) 약물을 이용한 방법

니코틴 껌 혹은 니코틴 patch(연기 없는 담배)가 주로 사용되고 있으나 약물만으로 금연에 성공하는 경우는 많지 않다고 한다. 금단 현상을 방지해 줄 수 있는 이점이 있으나 약물에 대한 의존성이 생기므로 장기간 이용하기 어렵다는 단점이 있다.

(4) 금연과 금단

금연 후 혈중 니코틴 양이 줄어들면서 자율신경 및 내분비 계통의 부조화 때문에 금단 증상이 일어난다. 정서 불안, 어지러움, 두통, 구역질, 갈증, 소화장애, 변비, 설사, 불면증, 수면상태 변화, 강렬한 꿈, 근육통, 식은땀, 떨림증 등이 수반되며, 금단 증상으로부터 해방된 후에도 무의식적으로 담배가 피우고 싶은 시기가 있다. 금연 후 3일, 3주, 3개월, 6개월째에 다시 흡연을 시작하는 경우가 자주 있으며, 1년 정도 지나면 일단은 금연에 성공한 것으로 생각해도 좋다. 결코 금연 후에 담배를 가지고 장난하지 말 것이며, 친구들의 장난이나 권유로 다시 시도하지 말아야 한다.

참 고 문 헌

강수균(2000). 고령화사회에 있어서 노인의 삶의 질에 관한 연구. 한국동서정신과학회지, 3(1), 113-137.

곽현, 김상범(2007). 노화와 근육감소증. 노인병, 11(2), 55-59.

국민생활체육 전국게이트볼연합회(2007). 게이트볼의 기초. 국민생활체육 전국게이트볼연합회

국민생활체육협의회(2008). 볼컬링 노인생활체육 프로그램. 국민생활체육협의회.

권욱동, 윤여탁(1994). 여가개념의 변천과 스포츠의 실적 요소 적용. 연세대학교 체육연구소, 1(1), 59-69.

김건우(2005). 노인 게이트볼 동호인 하위문화의 특성과 기능. 미간행 석사학위논문, 경북대학교 대학원.

김광득(1997). 한국인의 놀이의식과 여가문화. 서울 : 집문당.

김기봉(2003). 치료레크리에이션 프로그램이 노인의 여가인식에 미치는 영향. 노인복지연구, 제20권, pp.117-138.

김명배, 최만준, 노덕선(1997). 노인여가교육 필요성에 관한 연구. 여가 레크리에이션연구, 14, 165-178.

김수경, 이희성(2000). 레크리에이션 바로보기. 서울.

김영곤(2000). 인간은 어떻게 늙어갈까. 서울 : 아카데미서적.

김은미(2004). 댄스스포츠 참가가 삶의 질에 미치는 영향. 미간행 박사학위논문, 대구대학교 대학원.

김익기, 조성남(1999). 노인의 주거 및 삶의 질 향상을 위한 정책모형 개발. KRF 연구결과 논문, 1-19.

김인경(2005). 생활체육 참여에 따른 노인의 자아존중감에 관한 연구. 미간행 석사학위논문, 계명대학교 교육대학원.

김창우, 권욱동, 임재구(1999). 현대 여가 스포츠활동의 변화경향에 관한 고찰. 한국스포츠 무용철학회지, 17(2). 287-299.

김창우, 권욱동, 임재구(1999). 현대여가 스포츠 활동의 변화 경향에 관한 고찰. 한국체육철학회지, 7(2), 287-299.

나항진(2004). 삶의 질 향상을 위한 노인 여가의 역할에 관한 연구. 한국노년학회지, 24(1), 53-70.

남기민(2003). 현대 노인 교육론. 서울 : 현학사.

노용구(2000). 노인여가 교육 프로그램이 여가 태도와 여가만족에 미치는 효과. 한국사회체육학회지, 13, 351-361.

박계순(1997). 한국 댄스스포츠의 발전과제, 한국댄스스포츠연맹. 인천대연구소.

박병선(1997). 스포츠 댄싱의 활동영역별에 관한 조사 연구. 미간행 석사학위논문, 동국대학교 교육대학원.

박용범, 김학신(2003). 노인 여가 활동의 발전방안. 한국사회체육학회지, 20(1), 695-706.

박인환, 김철(1999). 노인의 생활체육참여와 여가만족 및 생활만족과의 관계. 한국사회체육학회지, 12, 357-369.

박창열 외 (1999). 치료레크리에이션, 수화레크리에이션. 일신서적 출판사.

박철홍(2004). 노인종합복지관 참여 노인의 사회체육활동 실태 및 운영자의 인식에 관한 연구. 미간행 석사학위논문, 연세대학교 대학원.

변재관(2002). 21세기 노인복지정책의 전망과 과제. 국토연구원, 254, 5-19.

석춘희(1995). 생활체육. 서울 : 학문사.

성수광, 권오경(1995). 섬유제품소비과학. 서울 : 교문사.

송수남(1992). 창의적 무용 움직임이 언어 인지기술 발달에 미치는 영향. 한국체육학회 92국제스포츠학술대회, 535-542.

원효순(2000). 노인의 댄스스포츠 참여와 여가 만족 및 생활 만족에 관한 연구. 미간행 석사학위 논문, 한남대학교 대학원.

이상덕(2003). 노년기 생활체육참여가 삶의 질에 미치는 영향. 한국사회 체육학회지, 20, 707-718.

이순원(1998). 댄스스포츠. 서울 : 도서출판 금광.

이영기(1996). 노인을 위한 치료레크리에이션 적용. 명지대학교 사회교육연구소, 2, 189-212.

이은석(2003). 노인의 게이트볼 동호회 활동 참가와 여가만족 및 생활만족의 관계. 한국스포츠리서치, 14(5), 153-162.

이종길(1992). 사회체육활동과 생활만족과의 관계. 미간행 박사학위논문, 서울대학교 대학원.

이혁(2006). 게이트볼 참여정도가 노인의 자아개념에 미치는 영향. 한국스포츠리서치, 17(5), 27-36.

임금옥(2002). 생활무용 참여자의 참여동기와 참여만족도에 관한연구. 미간행 석사학위논문, 한양대학교 교육대학원.

임석원, 유희창, 이승현(2002). 피부노화의 이해와 치료. 한국피부장벽학회지, 4(1), 71-80.

임재구(1999). 여가스포츠 기능의 대중화 과정에 관한 고찰. New Millennium and sport Vision PROCEEDINGS1, 255-263.

임춘식(1995). 현대사회와 노인문제. 서울 : 유풍출판사.

임춘식(1999). 노인 여가활동 활성화 방안. 한남대학교, 사회과학연구, 9.

임혜자, 마정순, 이희선, 정숙희, 신용숙(1999). 댄스스포츠. 서울 : 도서출판 한학문화.

조광석(2001). 시설 노인의 신체적·심리적 장애유형에 따른 레크리에이션 프로그램 적용에 관한 연구. 요양원 입소 노인을 중심으로. 미간행 석사학위논문, 광주대학교 대학원.

조영복, 최수형(2004). 시니어비즈니스와 고령인력 활성화 방안. 한국인적자원관리학회 인적자원관리연구, 8, 41-60.

차광석, 김은희, 김재호, 김창규, 선상규, 송종일, 윤재량, 이원재, 이종각, 정동식, 조성계, 진영수, 황수관, 현우영(2000). 전문가를 위한 최신 운동처방론. 서울 : 21세기교육사.

차혜진(2007). 게이트볼 참여정도가 노인의 여가 및 생활만족도에 미치는 영향. 미간행 석사학위논문, 서강대학교 교육대학원.

채준안, 이복희(1997). 치료레크리에이션의 이해. 서울 : 홍익제.

최영희(2000). 노인과 건강. 서울 : 현문사.

통계청(2008). 2008년 고령자통계 보도자료. 통계청.

통계청(2008). 2008년 사회통계결과. 통계청.

한국게이트볼협회(1999). 게이트볼 안내서. 서울 : 한국게이트볼협회.

한국보건사회연구원(2005). 2004년도 전국 노인 생활 실태 및 복지 욕구 조사. 보건복지부.

한국해부생리학교수협의회 (2005). 생리학. 서울 : 정담미디어.

한이석, 김병주(2003). 노인의 생활체육 참가와 노후적응의 관계. 한국스포츠리서치, 14(5), 105-176.

한혜원, 이유한(2001). 노년기 여가 참여 형태와 삶의 질 인지와의 관계. 한국체육학회지, 40(3), 309-319.

홍성희(2000). 중 노년기 여가 프로그램 개발을 위한 기초연구. 대한가정학회지, 38(5), 121-136.

Beaver, M. L. (1983). Human service practice with the elderly, Englewood Cliffs, N. J. Prentice-Hall.

Bologer, N. & Eckenrode, J. (1991). Social relationships,. personality, and anxiety during a major stressful event. Journal of Personality and Social Psychology, 61.

Bologer, N., & Eckenrode, J. (1991). Social relationships,. personality, and anxiety during a major stressful event. Journal of Personality and Social Psychology, 61.

Coleman, D. & Iso-Ahola, S. E. (1993). Leisure and Health: The role of social support and self-determination. Journal of Leisure Research, 25, 111-128.

Colling, J., & Park, D. (1983). Home safe home. J Am Geriatr Soc, 42(7), 774-778.

Flanagan, J. C. (1978). A research approach to improving our quality of life. American Psychologist, 33, 138-147.

Hagemann, D. (1997). IDSF strategic issues for the IOC. Paris: IDSF General Meeting.

Hong, M. H. (1983). The elder and health, J. of the Korea. Assembly, 20(1), 65-70.

Iso-Ahola, S. E. (1980). The social psychology of leisure and recreation. Springfield, IL: Charles C. Thomas.

Kang, K. H., Jeong, H. C., & Jeon, M. Y. (1999). A survey study on fall-realted fracture in hospitalized elderly patient. Journal of Keukdong College, 251-264.

Kraus, R. (2001). Recreation and leisure in Modern society(6th edition), Jones and Barlett Publishers. Sudbury: Massachusetts.

Leitner, M. J. & Leitner, S. F. (1985). Leisure in Later Life. New York : The Haworth Press.

Leitner, M J & Leitner S. F. (1996). Leisure in later life. Binghamton. N. Y. Haworth Press.

Liem, N., Dean, A., & Ensel, W. M. (1986). Socal support, life events end depression. Florida: Academic press, Inc.

Lord, S. R., Clark, R. D., & Webster, I. W. (1991). Physical factors associated with falls in an elderly population. J.A.G.S., 39, 1194-1200.

Morgan, W. P., & Goldston, S. N. (1987). Exercise and Mental Health Washington. D. C. Hemisphere Publishing.

Nickens, H. (1985). Intrinsic factors in falling among the elderly. Arch Intern Med, 145, 1089-1093.

Pender, N. J. (1987). Health promotion in mursing practice. 2nd ed, Norwalk, Conn, Appleton and Lange.

Peterson. C. A. & Gunn. S. L. (1984). Therapeutic recreation program design: Englewood Cliffs. NJ : Prentice-Hall lnc.

Regheb M. G. & Griffith. C. A. (1982). The contribution of leisure participation and leisure satisfaction to life satisfaction of older person. Journal of Leisure Research, 14(4), 295-306.

Richard, K. (2001). Recreation and leisure in modern society / Richard kraus. 6th ed.

Rikli, R. E., & Jones, C. J. (1999). Development and validation of a functional fitness test for community-residing older adults. J. Aig and Physi Activ, 7, 129-161.

Runge, J. W. (1993). The cost of injury. Emerg Med Clin North Am, 11(1), 241.

Speechley, M., & Tinetti, M. (1991). Falls and injuries in frail and vigorous community elderly persons. J Am Geriatr Soc, 39(1), 46-52.

Tideiksaar, R. (1997). Falling in old age: Its prevention and treatment. 2nd ed. New York, Springer.

Walker, S. N., Sechrist, K. R., Pender, N. J. (1987). The health promoting lifestyle profile: Development and psychometric characteristics, Nursing Research, 136(2), 76-81.